우리 몸의

기생충

적인가 친구인가

한국과학기술한림원

- 과학기술에 전문적 경륜과 식견을 가진 석학들을 회원으로 엄선, 각 부문별 전문성을 효율적으로 활용함으로써 국가 과학기술의 진흥과 창달에 기여하기 위해 1994년에 설립되었습니다.
- 2005년 기초과학연구진흥법 제11조(한국과학기술한림원의 설립 등)에 의거 법정기구화되었습니다.
- 독립성, 자율성 및 전문성을 바탕으로 하는 순수 민간 과학아카데미로, 편견 없는 대정부 정책자문을 통해 올바른 과학기술정책의 수립을 유도하고 있으며, 범부처적 국가 과학기술정책에 대한 자문과 건의를 통한 과학기술발전의 장기적 비전을 제시하고 있습니다.
- 우리나라의 과학기술 선진국 진입을 위한 기초 과학기술 진흥사업을 수행하고 있으며, 외국 한림원 및 과학기술 국제기구 등과의 학술교류를 통해 과학기술 민간외교의 중심체 역할을 담당하고 있습니다.

우리 몸의 기생충 - 적인가 친구인가

1판 1쇄 찍음 | 2015년 11월 30일
1판 1쇄 펴냄 | 2015년 12월 5일

지은이 | 채종일
발행인 | 주정희
발행처 | 자유아카데미
등록 | 제 406-2003-017호, 1980. 7. 12

주소 | 경기도 파주시 회동길 37-42 파주출판도시
전화 | 031-955-1321
팩스 | 031-955-1322
홈페이지 | www.freeaca.com
전자우편 | main@freeaca.com(대표)
editor@freeaca.com(편집)
crm@freeaca.com(영업)

ISBN 979-11-5808-051-8 93510

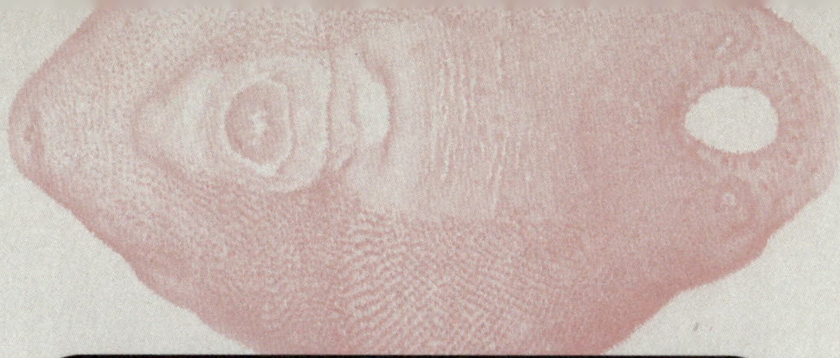

한국과학기술한림원
『석학, 과학기술을 말하다』 시리즈 ㉑

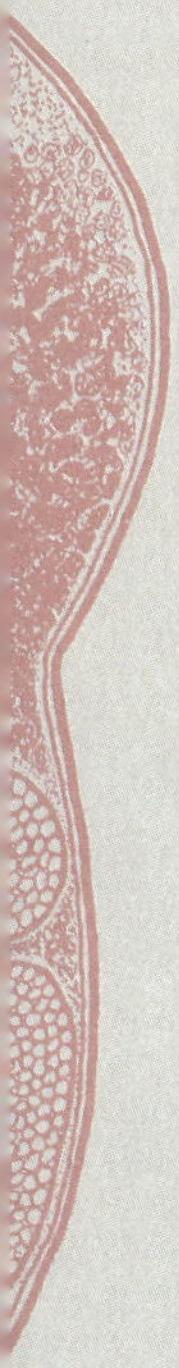

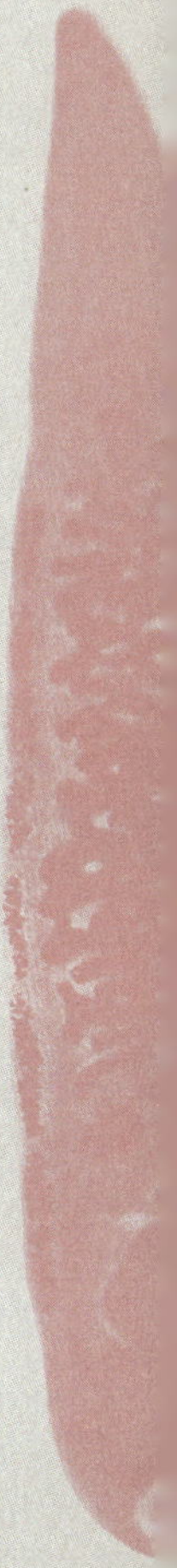

우리 몸의 기생충 적인가 친구인가

• 채종일 지음 •

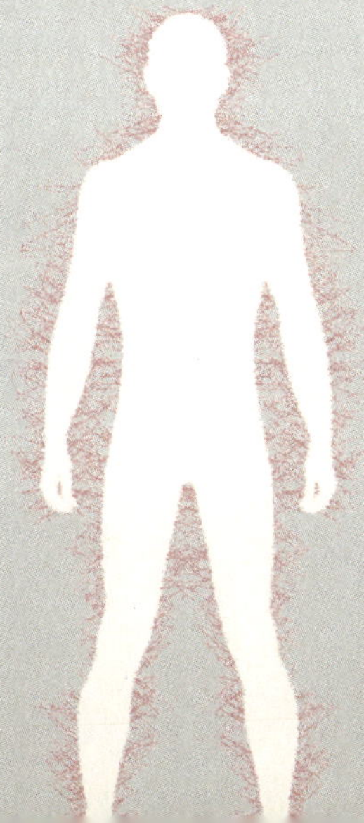

자유아카데미

머리말

우리나라 사람들은 기생충에 대해 다소 편견을 갖고 있는 것 같다. 기생충이라고 하면 우선 사람에 기생하는 몇 가지 종류만을 떠올리기 때문이다. 기생충에는 강아지, 돼지, 소, 말에 기생하는 것도 있고, 개구리, 올챙이를 숙주로 하거나, 소나무 잎이나 줄기, 인삼 뿌리 등에 기생하는 것에 이르기까지 매우 다양한 종류가 있지만 굳이 관심을 기울이려 하지 않는 것 같다.

이렇게 된 가장 중요한 원인 중 하나는 역설적이게도 우리나라가 해방 후인 1945년부터 1970년대까지 '기생충 왕국'이라고 불릴 만큼 기생충 감염률이 극도로 높았기 때문이다. 당시 서양 학자나 국내 학자들에 의해 조사된 기생충 감염률은 60~90%에 달했고, 한 사람이 두 가지 이상의 기생충을 가진 경우도 많아 누적 감염률은 120~130%에 이르렀다. 이때는 주로 회충, 편충, 구충, 동양

모양선충 등 흙을 통해 전파되는 토양매개성 기생충이 대부분이었다. 상황의 심각성을 인식한 정부는 기생충 퇴치를 슬로건으로 내걸고 대대적인 기생충 박멸사업을 진행했다. 그 결과 장내 기생충 감염률은 2012년에 실시한 전 국민 표본조사에서 2.6%로 나타나 기생충 퇴치를 성공적으로 달성했다는 평가가 나오게 되었다.

이런 과정 중에 국민들은 '기생충 질환'의 치료와 예방에 대해 끈질기고도 지속적인 보건교육을 받았다. 그러면서 몇 가지 편견도 생겨났는데 우선 '기생충' 하면 회충, 편충, 구충(십이지장충) 정도가 대표 격이라는 생각이었고, 급기야는 이들이 기생충의 모든 것이라고 여기는 수준에 이르렀다. 그래서인지 최근 매스컴에 등장하는 아메바, 편모충, 말라리아원충, 와포자충(*Cryptosporidium*)과 같은 원충(또는 원생동물)들이 기생충의 종류 중 하나라는 사실을 아는 국민은 그리 많지 않은 것 같다. 또한 최근에 본격적으로 문제가 되고 있는 간흡충, 장흡충, 고래회충, 개회충, 고양이회충, 선모충, 동해긴촌충 등에 대한 인식도 부족하다.

또 하나의 문제점은 기생충이 마치 사람에게만 있는 것 같은 착각에 빠져서 무조건 퇴치해야만 하는 해로운 존재인 것처럼 생각하게 되었다는 점이다. 기생충과 숙주의 다양한 상호관계에 대한 이해와 생물체 간의 흥미로운 생태학에 대한 관심도 부족하다. 이런 부분에 대한 이해의 부족으로 궤양성 대장염 환자에게 돼지편충을 인공 감염시키는 절묘한 치료법(미국, 영국에서 시행 중임)을 우리는 미처 생각해 내지 못한 것이다. 기생충 왕국으로 불렸던 우리나라로서는 아쉬움이 남는 부분이다. 기관지천식 환자에게 개의 십이지장충인 개구충을 인공 감염시키는 방법도 이와 비슷한 맥락의 치료법으로 볼 수 있다.

사람이나 동물의 기생충을 다른 질환(궤양성 대장염, 기관지천식, 피부 알레르기 등) 환자의 치료에 활용하는 방법은 오래전부터 시도되어 온 것이었다. 예를 들어 뇌매독으로 정신질환이 생긴 환자에게 말라리아원충을 인공 접종하여 고열이 나게 하면 뇌에 있는 매독 균을 죽일 수 있다는 가설을 세운 후 이를 많은 환자의 치료에 적용한 정신과 의사가 노벨 생리의학상을 받은 사실도 재조명할 필요가 있다.

이 책을 쓰는 궁극적인 목적은 기생충과 숙주의 다양하고도 오묘한 상호관계를 예시와 함께 가급적 쉽게 풀어 설명함으로써 일반 국민은 물론, 중학생과 고등학생들이 기생충에 대한 이해를 넓히는 데 도움을 주고자 하는 것이다. 또한 기생충의 해로운 측면만을 볼 것이 아니라, 질병 치료나 첨단 의학연구에 기생충을 이로운 방향으로 이용할 수 있는 지혜를 가질 수 있도록 관련된 최신 정보를 제공하고자 하는 것이 또 다른 목적이다. 그래서 책 제목에 기생충을 적으로만 볼 것인지, 친구로도 볼 수 있는지 라는 문구를 넣은 것이다.

기생충학이 워낙 인지도가 낮은 분야이기 때문에 이 책에서는 관심과 흥미를 돋우기 위해 딱딱한 형태학이나 생활사, 면역학, 분자생물학, 유전학 등에 관한 내용은 가급적 피하고 분류학(흥미로운 부분만 발췌하여), 생태학, 역학, 증상, 관리 등에 초점을 맞추어 기생충과 기생충학에 대해 설명하였다. 제1장에서 기생충에 대한 일반적인 사항을 소개할 때는 되도록이면 과학적인 내용을 전달하려고 노력하였고, 2장과 3장의 한국의 기생충과 4장과 5장의 세계의 기생충을 소개할 때는 과학적인 내용을 일부 담으면서 필자가 직접 겪은 경험과 에피소드를 곁들여 재미있게 기술하고자 노력하였다. 6장 친구로서의 기생충과 7장 기생충들의 흥미로운 생활상에서는 객관적 사실과 발표된 논문의 내용에 근거를 두고 기술하였다.

이 책을 구성하고 있는 내용 중 상당수는 필자가 직접 경험한 사실들을 수필 형태로 담아 '의계신문'과 '의사신문'에 연재했던 것들 중에서 발췌하였으며, 부분적으로 첨삭한 후에 이 책에 다시 실었음을 밝혀두고자 한다. 또한 의사동인 박달회 수필집에 게재된 본인의 글 중에서 일부를 옮겨오기도 하였다. 그러나 수필 형태라고는 하지만 내용만은 과학적인 근거와 사실에 바탕을 두고자 노력하였다는 점을 첨언한다.

이 책이 현재 과학을 전공하고 있는 독자들(의대생 포함)이나 과학을 전공하려고 준비하는 중학교, 고등학교 학생들에게 의학과 생물학이 적절히 접목된 학문 분야가 이런 것이구나 하는 생각과 개념을 조금이나마 심어줄 수 있었으면 하는 바람이다.

2015년 11월

차례

머리말 / 4

1장 · 기생충

기생충이란 어떤 존재인가? / 15

기생충의 종류 / 22

기생충 이름 짓기 / 29

숙주의 종류와 숙주-기생충 상호관계 / 34

소외 열대질환(NTD)과 기생충에 관한 국민의 인식 / 39

2장 · 한국인의 기생충(1부)

기생충 왕국 / 47

다시 찾아온 말라리아 / 50

모기 이야기 / 57

공해와 기생충 질환 / 61

식중독과 근육염의 원인-선모충증 / 64

와포자충과 AIDS 환자의 죽음 / 69

항문 주위 피부염의 주범-요충 / 75

눈썹에 붙은 사면발이 / 80

참굴큰입흡충 이야기 / 83

고고기생충학 / 89

기생충의 인체 실험 / 93

서울주걱흡충 이야기 / 98

3장 · 한국인의 기생충(2부)

생선회와 고래회충 / 107

아시아조충 이야기 / 111

톡소포자충 연구와 실험실 사고 / 116

숭어와 동해긴촌충 / 119

상피병과 사상충 / 123

장모세선충과 기생충검사실 / 130

탁구공 크기만큼 자라는 포충 이야기 / 134

'기생충학' 이름에 얽힌 이야기 / 138

명교수 명강의 / 141

기생충 공포증 / 144

메르스 유행으로 얻은 교훈 / 147

4장 · 세계의 기생충(1부)

말라리아와 인류 문명의 흥망성쇠 / 157
미국의 톡소포자충증 유행과 두비 박사 / 162
성 접촉에 의해 전파되는 질편모충 / 166
캐나다 한국 교민들의 북미담낭흡충 집단감염 / 170
멕시코의 악구충증 / 175
유럽 국가들의 간질 감염 유행 / 179
중국 광시성 묘족 마을의 무구조충 유행 / 184
중국 장시성 마을의 회충 고도 유행 / 189
일본의 기생충질환과 연구동향 / 193
동남아시아 열대의학의 메카, 태국 / 199
면역타협 환자의 심장병과 아프리카 교수 / 204
베트남의 새로운 인체 기생 장흡충 / 207
맨발에 잘 걸리는 구충 감염 / 212

5장 · 세계의 기생충(2부)

라오스에 진출한 기생충학자 / 221
메콩주혈흡충증 / 226
라오스에서 극구흡충 유행의 발견 / 230
라오스에 만연하는 *Haplorchis* 흡충 / 235
캄보디아에서 타이간흡충 인체감염의 발견 / 238
캄보디아의 인체 기생충 분포 / 242
미얀마 한국 교민들의 유극악구충 집단감염 / 246
한 · 미얀마 기생충관리 국제협력사업의 시작 / 251
아프리카 수면병 이야기 / 256

한 · 탄자니아 주혈흡충 관리 협력사업 / 261
중동에서 건너 온 이형이형흡충 / 265
메디나충과 의료 지팡이 / 268

6장 · 친구로서의 기생충
기생충으로 다이어트를 / 275
기생충을 이용한 알레르기병 치료 / 278
톡소포자충을 이용한 알츠하이머병 치료가 가능할까? / 282
기생충을 이용한 암 치료가 가능할까? / 286
기생충에서 성장-촉진 호르몬 생산 / 290
예쁜꼬마선충을 이용한 생리-의학 연구 / 294

7장 · 기생충들의 흥미로운 생활상
회충의 가족계획 / 301
회충 암컷의 실수 / 304
사람과 돼지는 사촌 간 / 307
주혈흡충 부부의 헌신적인 사랑 / 310
기생충, 변신술의 천재 / 313
숙주 정신세계를 교란시키는 톡소포자충 / 316
숙주 행동을 조절하는 여러 기생충들 / 319

맺는 말 / 324
참고문헌 / 326
찾아보기 / 334

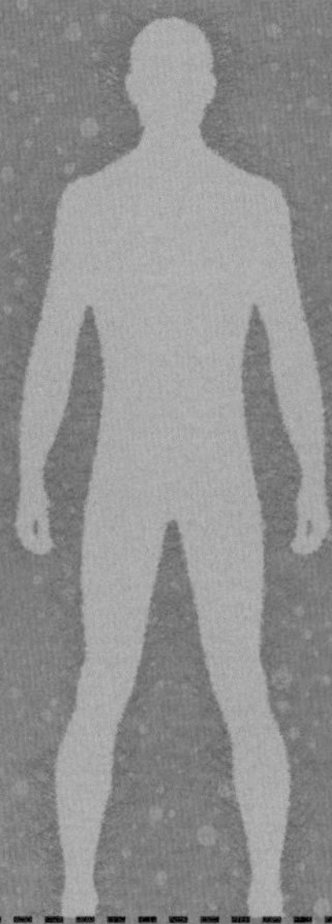

1장

기생충

P a r a s i t e

기생충이란 어떤 존재인가?

기생충(parasite)이라고 하면 언뜻 '징그러운 것', '더러운 것' 등의 부정적인 느낌만 드는 것이 사실이다. 이는 여러 면에서 당연한 일이기도 하다. 다양한 종류의 기생충들이 사람에 감염되어 영양분을 빼앗고 소화불량이나 각종 염증-드물게는 암-과 같은 병을 일으키기도 하여 나쁜 이미지가 강하게 부각되어 있기 때문이다. 그러나 기생충 중에는 인간의 삶에 도움이 되고, 이용가치가 있는 것들도 많이 있다. 그렇기에 인간의 입장에서 보면 기생충은 적이기도 하면서 동시에 친구나 동지라고 할 수 있는 존재인 것이다.

기생충은 한 종 한 종, 또 각 개체마다 엄연한 생물체이다. 길이가 10 미터나 되어 멀리서 보기만 해도 징그러운 종류가 있는가 하면(그림 1), 모양이 예쁘고 보기 좋은 것들도 있고(그림 2), 전자현미경으로 봐야 될 정도로 아주 작은 것들도 있다(그림 3). 매우 작은 놈들 중에는 세균(bacteria)이나 진균(곰팡이, fungus)처럼 보이는 것들도 있다.

기생충이라 부르는 생물들은 혼자서는 살아갈 수 없고 반드시 도와주는 다른 생물체-이를 숙주(host)라고 부른다-를 필요로 한다. 그래서 기생충은 숙주 피부에 붙어살거나 아예 숙주 몸속으로 들어가 생활하게 된다. 흥미로운 점은 이 기

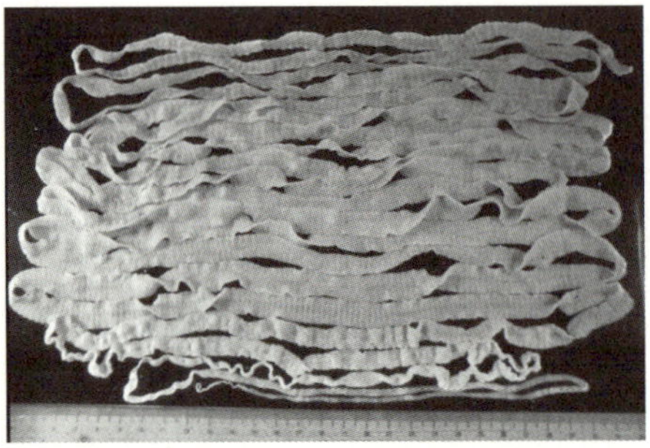

[그림 1] 인체 기생충 중에서 가장 긴 종류인 동해긴촌충 성충의 모습. Lee et al.[2] Korean J Parasitol 1983; 21: 150–156에서 인용(승인).

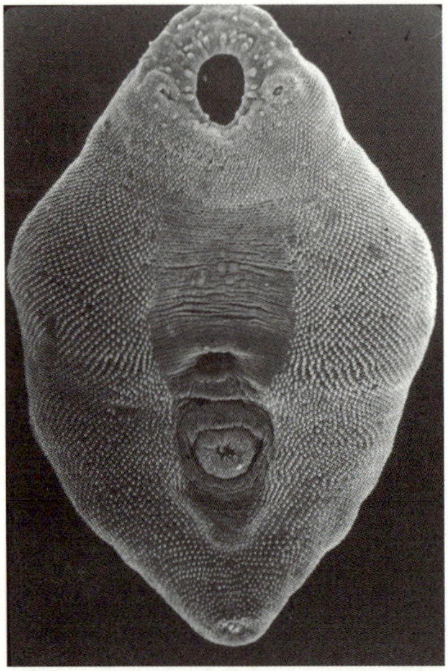

[그림 2] 모양이 예쁜 기생충에 속하는 참굴큰입흡충의 성충. Choi et al.[3] Korean J Parasitol 1995; 33: 289–296에서 인용(승인).

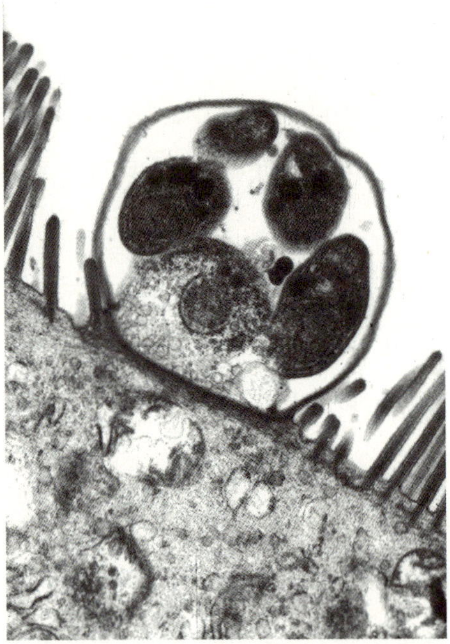

[그림 3] 전자현미경 관찰이 필요한 작은와포자충의 투과 전자현미경 소견.

생충의 몸에 기생하는 다른 생물체(슈퍼기생충)가 또 있다는 점이다. 즉 기생충의 몸에 기생하는 더 작은 기생충도 있고, 더 작은 기생충의 몸에 기생하는 더더욱 작은 기생충도 있어 마치 뛰는 놈 위에 나는 놈이 있는 격이다.

기생충의 종류는 숙주의 종류에 따라서 매우 다양하다. 다양한 동물과 식물이 숙주가 될 수 있다. 개구리에 기생하는 기생충이 있는가 하면 물고기, 이구아나, 참새, 개, 고양이에 기생하는 것들도 있고, 소나 말, 양, 원숭이, 사람에 기생하는 종류도 있다. 인삼 뿌리에 기생하는 기생충이 있는가 하면 소나무 잎과 줄기에 기생하는 것에 이르기까지 기생충의 종류는 셀 수 없을 만큼 많고 다양하다.

기생충이라고 부르려면 생물학적으로 두 가지 뚜렷한 특성을 지녀야 한다. 첫째는 반드시 숙주에게서 적절한 기생장소(habitat)를 빌려야 한다는 점이다. 가령 사람이 숙주가 될 경우에는 사람의 피부와 몸속 어디든지 기생충이 살아갈 장소가 마련되어야 한다. 그런데 그 장소는 사람이 마련해 주는 것이 아니고 기생충 자신이 스스로 알아서 선택한다. 장관(소화관)인지 장벽(소화관벽)인지, 간 조직인지 간 담도인지, 근육세포 내인지 근육 조직인지, 혈관인지 적혈구 내인지 등 매우 구체적이고 다양하다.

예를 들어 회충(*Ascaris lumbricoides*)은 사람 몸의 소장(작은창자) 내에 찾아가 기생하며, 간흡충(*Clonorchis sinensis*)은 동물이나 사람의 간 담도나 담낭(쓸개주머니)에 들어가 기생한다. 어떤 기생충은 뇌 조직 속에 기어드는 것들도 있고, 폐 실질조직에 들어가 더부살이를 하는 것들도 있다. 기생충들은 이러한 자기 자신의 고유한 기생장소를 찾아가는 데 탁월한 능력을 갖추고 있다. 그리고 자신의 고유한 기생장소를 쉽사리 바꾸지 않는다. 극히 예외적인 경우를 제외하면 장내에 기생하는 기생충이 갑작스럽게 폐로 갔다가 피부로 갔다가 하는 일은 결코 있을 수 없는 것이다.

이(louse), 빈대(bed bug) 등은 체표의 털이나 피부에 기생하는데 이들도 피부 아무 곳에나 기생하는 것이 아니라 철저히 자신의 고유한 기생부위를 찾아 기생한다. 특히 머릿니(head louse)는 머리카락에만 기생하며, 몸이(body louse)는 몸의 피부와 털 또는 내의(속옷) 안쪽에, 그리고 사면발이(crab louse)는 음모(陰毛)에만 기생한다. 머릿니와 몸이는 색깔의 차이를 제외하면 형태가 똑같아 구별이 어려운데 어떤 학자가 실험을 하느라 몸이를 잡아 머리카락에 붙여 두었는데 하루가 지나자 모두 몸 쪽으로 도로 내려와 있었고, 머릿니를 잡아 속옷 상의의 아래쪽에 붙여 두고 잠을 자고 나니 모두 머리카락으로 도로 이동한 것을 확인했다고 한다.

둘째는 숙주로부터 영양물도 빌려야 한다는 점이다. 엄밀히 말하면 빌리는 것이 아니라 빼앗는 것인데 바로 이 점이 기생충들이 문제를 일으키게 되는 근본적인 원인이 된다. 숙주가 내다 버리는 영양물만 얻어먹는 경우에는 숙주와 싸울 필요가 없고 오히려 사이좋게 지낼 수도 있다. 그렇지만 숙주가 필요해서 음식물을 섭취했는데 기생충이 뱃속에서 날름날름 다 먹어치운다면, 이는 숙주의 생존에 커다란 위협이 될 수 있다. 특히 다양한 영양분을 필요로 하는 어린이들의 경우에는 뱃속에 기생충이 많으면 신체 성장과 발육에 심각한 악영향을 미치게 된다. 그래서 숙주 몸에는 이에 대응하려는 본능이 발동하게 되는데 그 결과 나타나는 것이 바로 숙주의 면역반응이다. 이렇게 싸움이 시작되면 숙주의 몸은 온통 전쟁터가 되고, 기생충이 있는 곳 주변은 물론 다른 부위까지도 상처투성이가 된다. 이 때문에 숙주는 질병이라는 원치 않는 상황으로 빠져들게 되는 것이다.

숙주로부터 영양물을 빼앗아 가는 장면을 좀 더 실감나게 상상해 보기로 하자. 모기를 한 예로 들어 보자. 모기라는 기생충은 1~2초라는 매우 짧은 시간 동안 숙주(사람이나 가축) 피부에 붙어 숙주 의지와는 아무 상관없이 '피'라는 영양물을 주둥이로 쭉 빨아서 가져간다. 모기 한 마리가 한 번에 뽑아가는 피의 양은 미미할 수도 있다. 그러나 모기 수만 마리가 돼지 아랫배나 등에 동시에 달라붙어 피를 한꺼번에 뽑아 간다고 상상해 보자. 그것도 몇 차례에 걸쳐서, 또한 며칠 동안 계속해서 피를 뽑아 가면 아무리 덩치가 큰 돼지라도 곧 빈혈에 빠지게 될 것이다. 모기 대신 구충(hookworm; 십이지장충)을 대입해 보면 더욱 확연해진다. 구충은 사람의 소장(작은창자) 벽에 붙어 하루 0.2~0.5cc 정도의 피를 뽑아간다. 구충 1,000마리가 기생하고 있다고 가정하면 매일 하루 한 번씩 헌혈차에 누워 헌혈을 하는 것과 같이 계속해서 피를 뽑히게 된다. 미처 우리 몸이 혈액을 다시 만들어 보충하기도 전에 뽑히는 혈액이 더 많게 되면서 심각한 빈혈이 오게 되는 것이다.

이러한 두 가지 요건, 즉 숙주로부터 기생장소를 제공받고 동시에 영양물을 빼앗는 습성을 모두 갖춘 생물체를 기생충 또는 기생체라고 하며, 이와 같은 생활양식을 기생생활(parasitism)이라고 한다. 그런데 기생장소만을 제공받고 영양물은 탈취하지 않는 경우가 있다. 즉 숙주가 내다 버리는 영양물만 얻어먹고 사는 경우도 있는데 이를 기거생활(commensalism)이라 한다. 기거생활은 숙주에게는 거의 해가 없다. 우리 몸의 대장균(*Escherichia coli*)이나 대장아메바(*Entamoeba coli*) 같은 종류는 기거생활을 하는 기거체(commensal)의 대표적인 예이다. 다만, '대장균 0157'과 같이 유전자 변이를 일으켜 사람을 공격하는 병원체로 탈바꿈한 것도 있으므로 주의해야 한다.

기거생활에서 나아가 서로 도움이 되는 관계로까지 발전, 진화했을 때는 공생(symbiosis) 또는 공서생활이라고 한다(표 1). 생물학에서 말하는 악어와 악어새의 관계, 개미와 진딧물과의 관계가 바로 공생의 좋은 예이다. 사람의 기생충 중에도 아무런 병을 일으키지 않는 기거생활 단계를 지나 공생의 방향으로 진화하고 있는 듯한 종류들을 많이 발견할 수 있다. 기생충의 궁극적 목표는 숙주와 싸우지 않고 공생하는 것이기 때문이다. 이렇게 진화하고 있는 기생충들은 오히려 사람이 천식 발작을 일으키는 것을 완화해 준다든가 피부 아토피 발병을 억제해 주는 등 우리에게 도움이 되는 생물체로 변신하게 된다. 즉 기생충을 다른 질병의 치료에 응용하는 시대가 열리고 있는 것이다.

사실 기생충을 다른 질병 치료에 응용한 예로서 말라리아를 이용한 뇌매독(지금의 AIDS처럼 당시에는 불치의 병이었음)의 치료, 즉 발열요법이 이미 오래전에 시행된 적이 있었다. 스위스의 정신의학자 바그너야우레크(Julius Wagner-Jauregg) 박사는 1887년부터 뇌매독에 의한 전신불완전마비 환자에게 말라리아를 인공 접종하면 열을 발생하게 하여 매독 균을 죽일 수 있을 것이라는 가설을 가지고 30년 동안 치밀하게 준비한 끝에 드디어 1917년 말라리아에 걸린 병사 1명에게서 혈액을 뽑아 전신불완전마비를 앓고 있던 정신과 환자 9명에게 접종한 후 경과를 관

표 1. 생물체(A–B) 간의 다양한 생활양식

생활양식	생물체 A	생물체 B	예
기생생활(parasitism)	기생체(기생충)	숙주	회충, 간흡충
기거생활(commensalism)	기거체	숙주	대장아메바, 대장균
공서생활 또는 공생 (symbiosis)	공생체	공생체	개미와 진딧물, 악어와 악어새

찰했다[1]. 그 결과 놀랍게도 9명 중 6명에서 증상이 크게 호전됨을 확인했다. 그는 나아가 더 많은 환자에게 이 요법을 적용하여 많은 환자들이 호전됨을 확인하였고, 1926년까지 수천 명의 환자를 치료했다. 이 요법은 1950년대 초반까지 (매독 균을 죽이는 항생제가 개발되어 널리 사용될 때까지) 유럽 여러 나라에 전파되어 수많은 뇌매독 환자의 생명을 구하는 데 일익을 담당했다. 이 공로로 바그너야우레크 박사는 1927년 노벨 생리의학상을 받았던 것이다.

그런데 노벨상 심사에서 심사위원 중 몇 명이 시상을 반대하기도 했는데 그 중 한 위원은 아무리 뇌매독 치료를 위한 것이지만 환자에게 말라리아를 접종한 것은 일종의 범죄라는 생각이 들어 반대했다고 한다. 그렇지만 말라리아 치료제는 당시에도 있었기 때문에 말라리아 치료는 손쉽게 가능했다. 또 다른 위원은 이 요법이 뇌매독을 완치시키는 것이 아니라 매독 균을 단기간 억제할 뿐인 것 같다고 하며 그 가치와 공로를 폄하하기도 했다. 그러나 유럽의 많은 정신의학자들은 생명을 위협하는 뇌매독으로부터 극히 간단한 방법으로 환자의 생명을 구한 야우레크 박사의 공로를 높이 평가하고 있다.

이렇듯 기생충은 사람의 건강과 복지를 위협하는 적이기도 하지만 다른 한편으로는 사람의 생활과 건강을 지켜줄 수도 있는 양면성을 지닌 생물체임을 알 수 있다. 앞으로 기생충을 이용한 좋은 일들이 많이 일어나기를 기대한다.

기생충의 종류

어떤 생물체를 엄밀한 의미의 기생충(또는 기생체)이라고 부르려면 우선 동물에 속해야 한다. 즉 운동성을 가진 생물체여야 하며, 서로 다른 종류(종)인 다른 생물체(숙주)의 체표(피부 등) 또는 체내에 일시적 또는 영구적으로 서식하면서 이들로부터 필요한 영양물질을 탈취하는 생활양식을 가져야 한다. 이때 이러한 생활양식을 기생생활(영어로는 parasitism)이라고 한다. 약간의 추가 조건은 기생충이 숙주보다 몸체가 작아야 한다는 점이다. 기생충이 숙주보다 몸체가 더 큰 경우는 숙주가 기생충에게 통째로 먹혀 버려서 죽게 되므로 몸체가 큰 생물은 결국 천적이 되고 작은 생물은 먹이가 되기 때문이다.

기생충은 대략 3가지의 커다란 부류로 구분할 수 있다.[4] 즉 원충(원생동물), 연충 및 절지동물이 3가지 상위 분류이며 각 분류 아래에 수많은 종들을 포함하고 있다(표 2). 원충은 크기가 매우 작아 현미경으로 관찰해야만 볼 수 있으며 한 개의 세포로만 구성되어 있어(단세포동물) 세균이나 바이러스와 비슷하나 핵을 가지고 있다는 점이 미생물과 구별된다. 연충은 비교적 크기가 크고 여러 세포로 구성되어 있어(다세포동물) 원충과는 여러모로 다르다. 육안으로 보일 정도로 매우 큰 연충도 많은 반면 작은 것들은 현미경 관찰이 필요한 경우도 있다. 절지동물

표 2. 기생충(기생체; parasite)의 종류

대분류	중분류	소분류(종의 예)
원충(protozoa)		
	아메바류	이질아메바(*Entamoeba histolytica*) 잇몸아메바(*Entamoeba gingivalis*) 파울러자유아메바(*Naegleria fowleri*)
	편모충류	람블편모충(*Giardia lamblia*), 질편모충(*Trichomonas vaginalis*) 파동편모충류(*Trypanosoma* spp.) 리슈만편모충류(*Leishmania* spp.)
	섬모충류	대장섬모충(*Balantidium coli*)
	포자충류*	말라리아원충류(*Plasmodium* spp.) 톡소포자충(*Toxoplasma gondii*) 와포자충류(*Cryptosporidium* spp.) 미포자충류(microsporidia)
연충(helminth)		
	선충류	회충(*Ascaris lumbricoides*), 구충(hookworm), 편충(*Trichuris trichiura*), 분선충(*Strongyloides stercoralis*), 요충(*Enterobius vermicularis*), 사상충류(filaria), 동양안충(*Thelazia callipaeda*)
	흡충류*	주혈흡충류(*Schistosoma* spp.) 간흡충류(liver flukes), 폐흡충류(lung flukes) 장흡충류(intestinal flukes)
	조충류*	동해긴촌충(*Diphyllobothrium nihonkaiense*) 스파르가눔(sparganum) 유무구아시아조충(*Taenia* spp.) 단방조충(*Echinococcus granulosus*) 다방조충(*Echinococcus multilocularis*)
	말총벌레류 (일명 연가시)**	*Gordius robustus*
절지동물(arthropod)		
	다족류	노래기, 지네
	곤충류	모기, 파리(흡혈성), 빈대, 벼룩, 머릿니(*Pediculus humanus* var. *capitis*), 몸이(*Pediculus humanus* var. *corporis*) 사면발이(*Phthrus pubis*)
	거미류	거미, 전갈, 참진드기(tick), 좀진드기(mite)
	오구충류*	*Armillifer armillatus*

* 여기에 속하는 종들은 거의 예외 없이 기생생활을 한다(흡충류는 복식흡충류인 경우).

** 유충은 곤충 체내에 기생하며, 선충은 물속에서 자유생활을 한다.

은 크게 굽혀지는 다리를 가진 생물체들로서 여러 세포로 구성되어 있고(다세포동물) 육안으로 볼 수 있을 정도로 큰 것들이 대다수이지만 현미경 사용이 꼭 필요할 만큼 매우 작은 것들도 있다(좀진드기, mite 등).

원충은 사람이나 동물에서 기생생활을 하는 종류가 있는가 하면 이들과 아무런 관계도 맺지 않고 시궁창, 시냇가, 갯벌 등에서 자유롭게 생활하는 종류도 매우 많다. 기생 원충에는 허족(가짜 다리라는 뜻; pseudopodia)을 가지고 있는 아메바류, 편모를 가지고 있는 편모충류, 섬모를 가진 섬모충류, 포자를 생산하는 포자충류와 미포자충류(microsporidia) 등이 있다.

아메바류에는 설사를 일으키는 이질아메바(그림 4), 잇몸에 기생하여 구취(입냄새)의 원인이 되는 잇몸아메바, 뇌를 침범하는 파울러자유아메바 등이 포함된다. 편모충류에는 설사의 원인인 람블편모충, 질염을 일으키는 질편모충, 수면병(실제로는 잠자는 것이 아니라 혼수상태에 빠진 것임)의 병원체인 감비아파동편모충, 피부 및 내장 리슈만편모충증을 일으키는 열대리슈만편모충과 내장리슈만편모충이 있다. 섬모충류에는 설사를 일으키는 대장섬모충이 알려져 있다. 포자충류에는 말라리아의 병원체인 삼일열원충, 열대열원충을 비롯하여 망막염과 뇌염의 원인이 되는 톡소포자충, 심한 물설사의 원인인 작은와포자충과 사람와포자충 등이 있다.

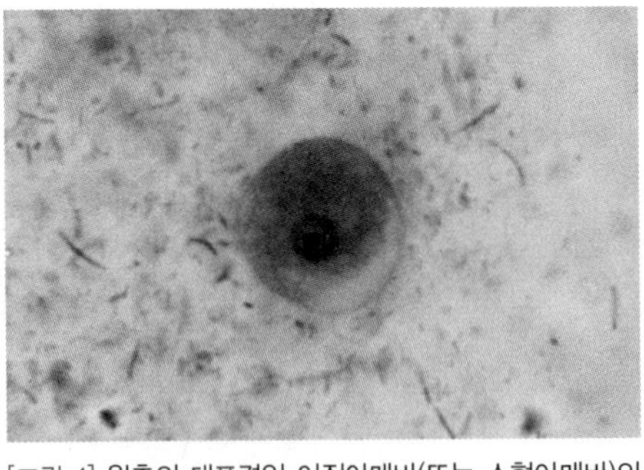

[그림 4] 원충의 대표격인 이질아메바(또는 소형아메바)의 모습.

연충에는 선충류, 흡충류, 조충류, 말총벌레류(nematomorpha; 연가시류) 등이 있다. 흡충류와 조충류는 예외 없이 기생생활을 하는 데 반해 선충류는 알려진 약 50만 종 중에서 불과 50종 정도가 사람에 감염을 일으키는 것으로 알려져 있다. 자유생활 선충들은 흙이나 물, 갯벌 등에 서식하는데 그 중 하나인 예쁜꼬마선충(*Caenorhabditis elegans*)은 숙주를 필요로 하지 않고, 발육기간이 매우 짧으며, 실험실 내에서 우무평판을 이용해 쉽게 배양할 수 있는 장점 때문에 세포학, 유전학, 면역학, 분자생물학 등의 연구에 많이 사용되고 있다.

선충류에는 흙을 통해 전파되며 복통, 소화불량, 빈혈 등을 일으키는 회충(그림 5), 구충, 편충, 분선충을 비롯하여 항문 가려움증의 원인인 요충, 다리를 붓게 하고 상피병(象皮病; elephantiasis)을 일으키는 말레이사상충, 눈을 침범하는 동양안충 등이 있다. 흡충류에는 혈관에 기생하여 간에까지 병변을 일으키는 일본주혈흡충, 간담도(담즙이 나오는 통로)를 침범하여 담도염, 담도암 등의 원인이 되는 간흡충(그림 6)과 타이간흡충, 폐 조직에 낭종을 만들거나 다른 조직에도 감염을 일으키는 폐흡충, 소장에 기생하여 복통과 설사 등을 일으키는 요코가와흡충, 유해이형흡충, 호르텐스극구흡충, 서울주걱흡충, 참굴큰입흡충 등이 포함된다. 조충류에는 연어 등을 통해 전파되는 동해긴촌충, 뱀이나 개구리를 통해 옮겨지는 스파르가눔(고충), 돼지고기를 덜 익혀 먹을 때 감염되는 유구조충과 아시아조충(그림 7), 쇠고기를 통해 감염되는 무구조충, 개의 분변에 들어 있는 충란을 먹어서 감염되는 단방조충과 다방조충 등이 포함된다.

절지동물에는 자유생활을 하는 것들을 비롯하여 무수히 많은 종류가 포함되나 의학적으로 중요한 것들은 대략 다음 5가지 부류에 속한다. 갑각류, 다족류/순각류, 곤충류, 거미류, 오구충류(pentastomes)가 그들인데, 갑각류 중 일부(예:

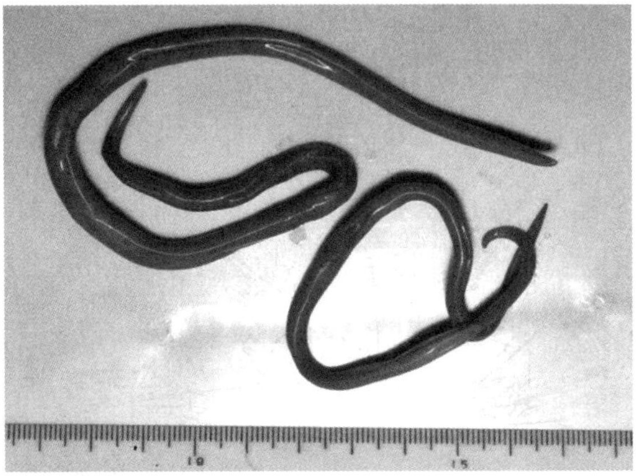

[그림 5] 회충의 성충(암수).

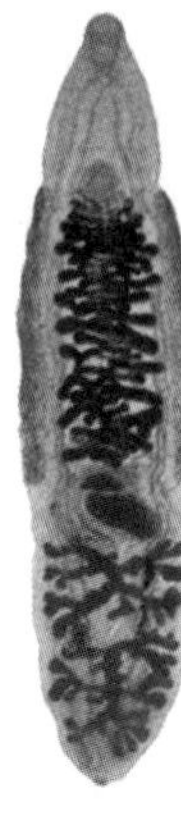

[그림 6] 간흡충의 성충. Park et al.[5] Korean J Parasitol 2004; 42: 41–44에서 인용(승인).

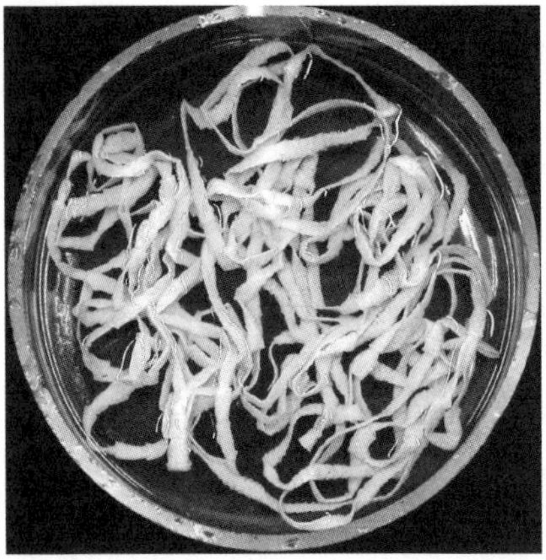

[그림 7] 아시아조충. Chai JY.[6] Korean J Parasitol 2013; 51: 9–17에서 인용(승인).

whale lice –'고래이'라고 쓰지만 실제로는 곤충이 아니고 갑각류임), 곤충류 중 일부(이, 벼룩 등), 거미류의 일부(특히 진드기류), 오구충류의 전부가 기생생활을 하는 것으로 알려져 있다. 다족류/순각류(지네 등)는 몇 가지 종이 사람의 장내에서 검출되었다는 보고가 있으나 진정한 의미의 기생생활을 한 것으로 보기는 어렵고, 독을 갖고 있어 사람을 물었을 경우 피부병 등을 일으키므로 의학적으로는 중요한 종류이다.

절지동물 중에는 곤충류와 거미류가 기생생활을 하는 경우가 가장 흔하다. 사람이나 동물의 피부나 머리카락 등에 아예 자리를 잡고 장기간 기생하는 머릿니(그림 8), 몸이, 사면발이, 피부나 장내에 구더기증을 일으키는 파리류 등이 있는가 하면 1~2초 정도 짧은 시간 동안 사람이나 동물의 피부에 붙어 피를 빨거나 상피조직을 뜯어 먹는 모기, 파리류(sandfly, blackfly, tsetse fly 등 흡혈파리), 빈대, 벼룩 등이 있으며, 이들은 성충이 다리를 6개 가지고 있어 모두 곤충류에 속한다. 한편 육안으로 볼 수 있을 정도로 크고 피부나 체표에 주둥이를 꽂고 장시간 흡혈하며 마비를 일으키기도 하는 참진드기류(예: 일본참진드기 *Ixodes nipponensis*), 현미경으로 보아야 할 정도로 작은 좀진드기류(예: 옴진드기 *Sarcoptes scabiei*, 모낭진드기 *Demodex folliculorum*, 빨간털진드기 *Trombicula akamushi*) 등은 성충이 다리를 8개 가지고 있어 거미류에 속한다. 전갈은 거미류에 속하지만 기생생활은 하지 않으며 꼬리에 독을 갖고 있어 어린이들을 공격하기도 한다. 오구충류는 파충류, 조류 및 포유류를 종숙주로 하며 이들의 호흡기나 체강에 기생한다. 사람 또는 여러 동물에서 오구충의 유충이 발견될 수 있다. 그러나 사람의 감염 예는 매우 드물다.

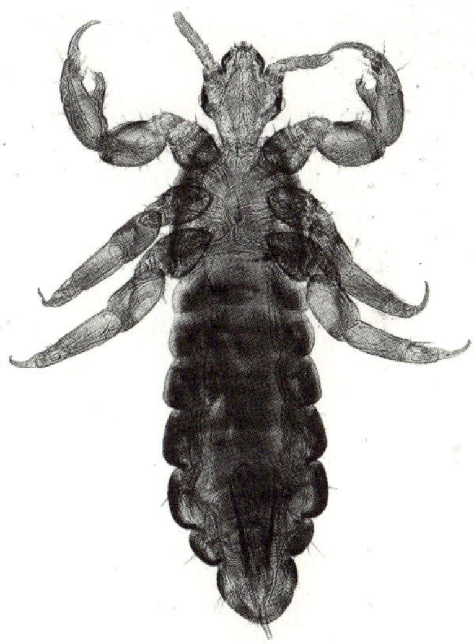

[그림 8] 머릿니 성충의 모습. 채종일 외 4 임상 기생충학 교과서. 2011. 서울대학교 출판문화원에서 인용(승인).

이와 같이 기생충의 종류가 다양하고 복잡한 분류 체계를 가지고 있다는 사실은 전문가가 아니고는 알기가 매우 어렵다. 설혹 전문가라 하더라도 원충, 연충 및 절지동물의 3가지 부류를 두루 통달하고 있는 학자는 세계적으로도 거의 없다. 그래서 어떤 학자가 아메바와 편모충류를 주로 연구할 경우 그를 원충학자라 부르며, 선충과 흡충, 조충을 주로 연구한다면 연충학자, 진드기와 모기를 연구한다면 절지동물학자라고 한다. 그러나 이 용어들도 너무나 넓은 학문 범위를 포함하므로 좀 더 미세한 전공분야에 따라 아메바학자, 말라리아학자, 선충학자, 흡충학자, 곤충학자, 거미학자 등으로 세분하기도 한다. 그러므로 기생충학자라고 부르려면 그 학자는 아마도 위의 모든 세부분야를 포함한 매우 큰 학문 분야를 다루는 사람이 된다.

한편 기생충의 종류를 숙주에 끼치는 위해의 정도에 따라 구분하는 경우도 있다. 즉 거의 피해를 주지 않는 온순한 놈에서부터 아예 공존하자고 꼬여드는 영악한 놈, 끈질기게 조금씩 조금씩 숙주에게 피해를 주는 놈, 그리고 짧은 시간에 큰 피해를 주는 포악한 놈까지 두루두루 있다. 온순한 종류는 연약한 놈들인데 사람 몸에 침입한 후 어쩔 줄 몰라 우왕좌왕하는 사이에 사람 면역세포의 호된 공격을 받아 쉽게 나가떨어지는 놈들이다. 영악한 놈들은 사람에게 거의 해를 끼치지는 않고 약간의 음식물만 얻어먹으면서 버티는데 만일 염증을 일으키거나 독성물질을 분비하면 사람의 방어 기전이 즉시 발동하여 공격하기 때문에 이를 피해가며 오래 살 수 있는 지혜를 지닌 놈들이다. 이런 놈들은 사람과 거의 기거생활이나 공생 단계에까지 가 있다. 만성적으로 조금씩 조금씩 피해를 주는 놈들은 매우 영악하여 사람의 방어 기전과 싸워 결코 지지는 않으면서 그렇다고 쉽사리 공격하지도 않고 오랜 기간 살면서 만성적으로 조금씩 피해를 준다. 포악한 놈들은 빠른 속도로 분열 증식하면서 장기를 파괴하고 뇌 등에 침입하여 짧은 시간에 생명을 위협할 수 있는 종류들이다.

기생충은 크기도 매우 다양하다. 고배율 현미경으로도 보기 힘들 정도로 매우 작은 기생충이 있는가 하면 길이가 몇 밀리미터, 또는 몇 센티미터에서 10미터에 이르기까지 큰 놈들도 있다. 기생충의 세계에서도 "작은 고추가 맵다."라는 말은 대체로 맞는 말이다. 즉 현미경으로 봐야만 잘 보이는 작은 놈들은 사람 몸 안에서 쉽게 두 개, 네 개, 여덟 개로 계속 쪼개져 기하급수적으로 분열 증식하기 때문에 우리 몸 여러 장기의 공간을 크게 차지하고 파괴하면서 온갖 해를 입힌다. 이와는 반대로 큰 놈들은 우리 몸 안에서 쪼개지는 일이 드물고 한 마리가 감염되면 끝까지 한 마리인 상태로 살다가 수명이 다하면 죽어 쫓겨나게 되므로 피해가 적은 경우가 많다.

기생충 이름 짓기

기생충이나 동물의 과학적인 이름(학명)은 국제동물학명명법(International Code of Zoological Nomenclature)에 따라 짓는다. 사람을 *Homo sapiens*라고 부르는 것이 그 예이다. 각 나라에서 자기 나라말로 표현하는 속명(俗名; common name)이 따로 있으나 국제적으로는 이것을 사용할 수 없다. 예를 들어 회충을 말할 때 한국에서는 '회충', 중국에서는 '蛔蟲', 미국에서는 'roundworm', 독일에서는 'rundwürm' 하는 식으로 모두가 다르기 때문에 통일된 표현이 필요하기 때문이다.

기생충은 생물체의 분류체계인 계(界)-문(門)-강(綱)-목(目)-과(科)-속(屬)-종(種)에서 원생동물아계(subkingdom Protozoa; 원충류 포함)와 후생동물아계(subkingdom Eumetazoa; 연충류와 절지동물 포함)에서 시작되어 각 종까지 넓게 분화되어 있다. 계통을 정리하는 방법을 보면 사람의 회충(그냥 '회충'으로 표현함; *Ascaris lumbricoides*)과 돼지회충(*Ascaris suum*)을 같은 속(屬)에 묶고, 이웃 속인 말회충속(말회충; *Parascaris equorum*)과 사자회충속(사자회충; *Toxascaris leonina*)을 받아들여 한 단계 위인 회충과(Ascaridae)를 구성한다. 이런 식으로 개회충과(Toxocaridae)는 개회충(*Toxocara canis*), 고양이회충(*Toxocara cati*), 쇠회충(*Toxocara vitulorum*)을, 고래회충과(Anisakidae)는 고래회충(*Anisakis simplex*), 향유고래회충(*Anisakis physeteris*), 물개회충(*Pseudoterranova decipiens*) 등을 각각 포함한다. 나아가 회충과와 개회충과, 고래회충과를 포함한 7개 이상의 과가 모두 합쳐져 회충목(order Ascaridida)이 된다.

회충목은 또 다른 여러 목들과 합쳐져 단기충강(class Phasmidia)이 되며, 단기충강은 쌍기충강(class Aphasmidia)과 합쳐져 선충문(phylum Nematoda)이 된다. 선충문은 편형동물문(phylum Platyhelminthes; 흡충류와 조충류가 포함됨), 절지동물문(phylum Arthropoda; 모기, 진드기 등 포함), 구두충문(phylum Acanthocephala), 환형동물문(phylum Annelida; 거머리, 지렁이 등 포함)과 합쳐져 드디어 기생충으로서는 가장 높은 분류체계인 후생동물아계를 구성하게 되는 것이다.

기생충의 학명은 세계 최초로 그 기생충을 발견한 사람이 붙여서 발표하는 것이 보통이다. 동물이나 식물, 세균, 바이러스의 경우에도 동일하다. 동물에 대한 학명의 표현 방법은 국제동물학명명법에 따라 이명법(二名法: binomial nomenclature)을 사용한다. 이명법이란 예를 들어 회충의 경우 *Ascaris* 라는 속명과 *lumbricoides* 라는 종명 두 가지를 붙이는 것을 말한다. 이 방법을 사용하면 복잡하고도 다양한 유사종들을 모두 표현할 수 있을 뿐만 아니라 종 아래에 이름 한 개를 더 붙여 변종, 아종(亞種)까지도 표현할 수 있어 편리하다.

학명을 사용할 경우 속, 종에는 지금은 어느 나라에서도 쓰고 있지 않은 '라틴어'를 사용하기로 국제적인 약속이 되어 있다. 그래서 학명이라고 하면 대체로 철자가 매우 생소하고 어렵다. 라틴어에 정통한 사람이 아니라면 그 뜻을 이해하기가 어렵고, 기억하기도 힘들다. 의과대학 학생들도 기생충 학명을 외우기 힘들어 시험 때마다 한바탕 곤욕을 치른다.

필자가 기생충학을 처음 전공했을 무렵, 거의 모든 인체 기생충의 학명이 외국 학자들에 의해 이미 지어진 것들이라는 사실을 인식하고는 의기소침했던 일이 있었다. 그 중에는 일본주혈흡충(*Schistosoma japonicum*), 요코가와흡충(*Metagonimus yokogawai*) 등과 같이 일본 학자들이 지은 학명도 상당수 있었다. 동물 기생충 중에는 일본 학자들이 지은 이름이 매우 많았다. 일본이 메이지유신을 통해 서양 문물에 개방적이었고, 그 결과 의학, 생물학 등에 일찍 눈을 떴기 때문임은 두말할 필요도 없다. 그들이 조사하여 새로 찾아낸 것들은 모두 세계 최초이고, 신종(新種)이었기 때문이다. 한 번 이름이 지어진 기생충은 다른 사람이 다른 곳에서 발견하여 새 이름을 붙인다 해도 '선취권'에 저촉된다. 그러니 후발 주자인 한국의 학자가 새로운 기생충의 학명을 짓는다는 것은 당시로서는 거의 불가능한 일로 생각되었다.

그러나 다행히 많은 분들이 노력하여 인체나 동물 기생충 중 우리나라 학자들이 처음 충체를 발견하여 학명을 지은 것들이 몇 가지 있다(표 3). 아시아조충, 참굴큰입흡충, 서울주걱흡충(그림 9), 인산주걱흡충, 보령주걱흡충, 채씨작은흡충(필자의 성을 딴 이름임) 등이 그것인데 이미 세계 학계가 이들을 모두 인정하고 있다. 이름에서도 'seo (서), lee (이), chai (채)'라는 한국인의 성씨와, 'seoul' 과 'asia' 라는 지역 명을 볼 수 있어 무척 흐뭇하다. 인명이나 지명 외에도 충체의 형태학적 특성 등 다른 용어를 쓸 수도 있으나 그 선택은 작명하는 사람의 마음이다.

다른 한 종류의 이름은 속명(俗名)인데 속명 짓기도 그리 간단하지 않다. 회충, 편충, 요충 등의 이름은 일본인들이 한자로 붙인 것을 우리말로 번역하여 그대로 쓰고 있으므로 별 문제가 없다. 그러나 최근에 인체 기생충 여러 종류가 국내에서 최초로 발견, 기록되면서 우리말 속명이 없어 무척 불편하였다. 다행히 몇 해 전에 대한기생충학·열대의학회가 용어통일 사업을 하면서 많은 속명을 정비하였다.

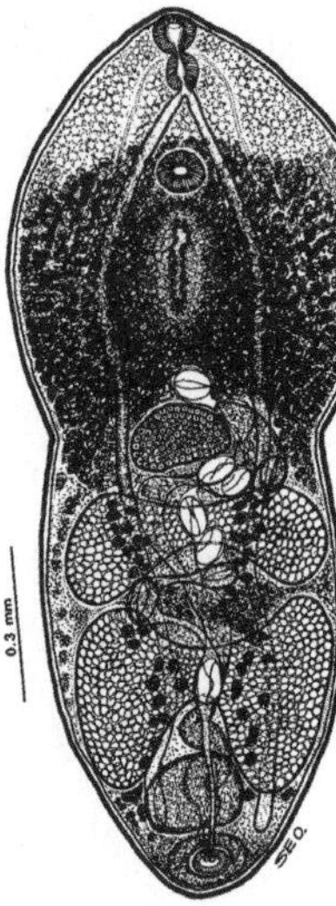

[그림 9] 서울주걱흡충 성충의 모습(그림: 고 서병설 교수). Seo BS.[7] Seoul J Med 1990; 31: 61–96에서 인용.

그 와중에 재미있는 이야기들도 많았다. 예를 들어 *Pygidiopsis summa*라는 장내 흡충의 이름은 어원(語源)대로라면 'pyg-'가 엉덩이(항문)라는 뜻이므로 '엉덩모양흡충'으로 해야 한다는 주장도 나왔으나 폭소만 자아내었고, 결국 '표주박이

표 3. 한국 학자들이 세계 최초로 이름 붙인 인체나 동물 기생충의 예

연도	이름	저자 및 참고문헌
1964	서울주걱흡충(*Neodiplostomum seoulense*) 쥐를 종숙주로 하는 장흡충으로 1982년 인체 감염례가 처음 발견됨. 뱀이 감염원으로 밝혀짐.	서병설, 임한종, 이찬웅[21]
1993	아시아조충(*Taenia asiatica*) 아시아 여러 나라에 분포하는 인체 기생 장내 조충으로 돼지가 매개함.	엄기선, 임한종[25]
1993	참굴큰입흡충(*Gymnophalloides seoi*) 참굴이 매개하는 인체 기생 장흡충으로 전남 신안군 일대에 유행지가 있음.	이순형, 채종일, 홍성태[17]
1997	미야타흡충(*Metagonimus miyatai*) 피라미, 갈겨니 등이 매개하는 인체 기생 장흡충으로 우리나라, 일본 등지에 분포함.	Saito S, 채종일, 김기홍, 이순형, 임한종[57]
2002	인산주걱흡충(*Neodiplostomum leei*) 조류를 종숙주로, 뱀을 중간숙주로 하는 주걱흡충으로 마우스나 쥐에서는 간으로 이행하고 성충으로 자라지 않음.	채종일, 신은희[23]
2003	고양이이형흡충(*Acanthotrema felis*) 반염수어가 매개하는 장흡충으로 고양이의 장에서 검출됨.	손운목, 한은택, 채종일[58]
2007	채씨큰입흡충(*Parvatrema chaii*) 반지락이나 아기반지락이 매개하는 큰입흡충류로서 조류가 자연계 종숙주일 것으로 추측됨.	손운목, 나병국, 양용석, Ching HL, 이순형[59]
2008	보령주걱흡충(*Neodiplostomum boryongense*) 조류를 종숙주로, 뱀을 중간숙주로 하는 주걱흡충으로 마우스나 쥐에는 감염되지 않음.	신은희, 김재립, 채종일[24]
2015	캄보디아표주박이형흡충(*Pygidiopsis cambodiensis*) 캄보디아에서 반염수어인 숭어를 중간숙주로 하는 장흡충으로 자연계 종숙주는 아직 밝혀지지 않았음.	손운목, 김덕규, 정봉광, 조재은, 채종일[60]

형흡충'으로 결정되었다. 표주박이 엉덩이 모양과 비슷하다는 이유에서였다. 타카하시흡충(*Metagonimus takahashii*)은 큰 두 고환이 비스듬히 존재하므로 '큰고환삐뚠흡충'으로 하자는 의견도 있었으나 논란 끝에 발견한 일본인의 이름을 그대로 살려서 '타카하시흡충'으로 결정되었다.

무언가의 이름을 짓는다는 것은 무척 흐뭇하고도 즐거운 일인가 보다. 젊은 기생충학자들이 신바람 나게 활발한 의견을 도출하였고, 그 결과 우리나라 기생충에 대한 훌륭한 용어집이 탄생할 수 있었다.

숙주의 종류와 숙주-기생충 상호관계

기생충이 매우 다양한 생물체들의 집합이듯 숙주에도 여러 가지 다양한 종류가 있다(표 4). 우선 몇 가지 기본적인 용어를 살펴보자.

숙주는 크게 종숙주와 중간숙주로 나눈다. 생활사의 중간에 있는 숙주를 중간숙주라고 할 수도 있겠으나 엄격한 생물학적 의미로 볼 때는 조금 다르다. 즉 중간숙주 체내에서는 무성생식이 일어나거나(원충의 경우), 유충(애벌레; larva) 단계를 갖고 있어야 한다(연충의 경우). 이와는 반대로 종숙주 체내에서는 유성생식이 일어나거나(원충의 경우), 또는 성충을 갖고 있어야 한다(연충의 경우).

많은 기생충들이 한 가지 숙주만을 가지고 있기도 하다. 이런 경우에는 그냥 숙주라고만 해도 무방하다. 그런데 자연계에는 숙주를 세 가지나 필요로 하는 기생충들도 많다(표 5). 특히 흡충류(복식흡충류)와 일부 조충류(의엽조충류)는 중간숙주를 순서대로 두 가지 가지고 있는데 앞의 것을 제1중간숙주, 뒤의 것을 제2중

표 4. 숙주의 종류

종류	특징
종숙주 (definitive host, final host)	성충 시기를 가지고 있는 숙주(연충의 경우) 유성생식을 하는 숙주(원충이나 연충의 경우)
중간숙주 (intermediate host)	유충 시기를 가지고 있는 숙주(연충의 경우) 무성생식을 하는 숙주(원충이나 연충의 경우)

표 5. 숙주 3가지(3단계)를 거치는 기생충의 예

종류	특징
흡충류(복식흡충류)	• 제1중간숙주는 예외 없이 우렁이(패류; snail) 종류임. 유미유충(cercaria)이 배출됨. • 제2중간숙주는 패류, 갑각류, 어류, 양서류, 파충류, 조류, 포유류 중 하나임. • 피낭유충(metacercaria)이나 무낭유충(mesocercaria)을 가지고 있음. • 종숙주도 패류, 갑각류, 어류, 양서류, 파충류, 조류, 포유류 중 하나임. • 성충을 가지고 있음.
조충류(의엽조충류) (intermediate host)	• 제1중간숙주는 예외 없이 물벼룩(cyclops) 종류임. 원미충(procercoid)을 가짐. • 제2중간숙주는 패류, 갑각류, 어류, 양서류, 파충류, 조류, 포유류 중 하나임. • 충미충(plerocercoid)을 가지고 있음. • 종숙주도 패류, 갑각류, 어류, 양서류, 파충류, 조류, 포유류 중 하나임. • 성충을 가지고 있음.

간숙주라 하고, 마지막 숙주를 종숙주라고 한다. 흡충류의 제1중간숙주는 다양한 종류의 패류이며, 의엽조충류의 제1중간숙주는 대부분의 경우 물벼룩이다. 이들의 제2중간숙주는 패류, 갑각류, 어류, 양서류, 파충류, 조류, 포유류 등으로 매우 다양하며, 종숙주도 이와 마찬가지로 다양하다.

숙주에 대한 다른 용어로 운반숙주, 연장숙주 또는 지연숙주(paratenic host), 보유숙주, 매개숙주 또는 매개체(vector) 등도 있다. 운반숙주란 자기 몸속에 기생충을 갖고 있으면서 종숙주에게 전달(운반)하는 숙주를 말한다. 생물학적으로 보면 운반숙주란 기생충이 무성생식이나 유성생식을 전혀 하지 않거나(원충의 경우), 유충기를 갖고는 있지만 피포(껍질에 둘러싸여 있는 것) 또는 피낭(주머니에 둘러싸여 있는 것) 상태로 있다가(연충의 경우) 종숙주에게 그대로 전달만 하는 숙주를 말한다. 연장숙주 또는 지연숙주는 운반숙주와 비슷한 개념이지만 특히 중간숙주와 종숙주 사이에 직접 연결이 어려운 생태학적인 간격이 존재하는 경우 이를 연결해 주는 숙주를 말한다. 가령, 넓은 강 건너에 중간숙주가 있고 강 이쪽 편에 종숙주(예, 호랑이)가 있어 생활사 연결이 잘 안 되는 상황일 때 새가 날아가 강 건너의 중간숙주를 섭취한 다음 강 이쪽으로 넘어와 쉬고 있는 중 호랑이가 이 새를 잡아먹어 생활사가 연결될 경우 새는 연장숙주에 해당된다. 보유숙주는 척추동물(새, 소, 말, 돼지, 개, 고양이 등)로서 사람에 잘 감염되는 기생충을 가지고 있으면서 사람에 대한 감염원 노릇을 하는 숙주를 말한다. 매개숙주 또는 매개체는 전염병(기생충병을 포함하여)을 사람이나 동물에 전파하는 절지동물(예를 들면 모기, 파리, 진드기 등)을 지칭한다. 이때 그 절지동물은 종숙주든 중간숙주든 아무런 상관이 없다.

종숙주가 패류, 갑각류, 어류, 양서류, 파충류, 조류 및 포유류까지 다양하다는 점은 이들 각 생물체들이 각자 자기 자신의 고유한 기생충을 갖고 있다는 것을 의미하기도 한다. 즉, 어류를 종숙주로 하는 기생충이 따로 있고(어종별로도 기생충의 종류가 다르다), 조류를 종숙주로 하는 기생충이 따로 있으며, 포유류의 경우도 따로 있다. 생물체의 종별로 각자 자기 자신과 특별한 생물학적 관계를 맺고 있는 고유의 기생충들을 갖고 있다는 뜻이다. 사람은 사람 고유의 기생충들을, 돼지는 돼지 고유의 기생충들을, 까치는 까치 고유의 기생충들을, 고래는 고래 고유의 기생충들을 각자 자기 몸속에 갖고 있는 것이다.

다만, 사람의 기생충인데 돼지에도 감염되는 것들이 종종 있으며 돼지의 기생충이 사람에게 오는 경우도 있다. 그러나 닭이나 독수리의 기생충이 사람에 오는 경우는 드물다. 이는 숙주끼리의 진화학적 근연관계가 사람-돼지는 매우 가까운데 비해 사람-닭, 사람-독수리는 비교적 멀기 때문이다. 이와 같이 숙주간의 진화학적 근연관계를 정하기 위해 숙주 장내에 있는 기생충끼리의 근연관계 분석이 도움이 된다는 가설이 제시되기도 했는데 이를 파렌홀츠(Farenholze)의 법칙이라고 부른다. 이와는 약간 다른 개념으로 어떤 숙주의 진화학적 연대 또는 진화정도를 알아내기 위해 그 숙주의 장내에 서식하는 기생충들의 진화학적 정도를 분석하면 도움이 된다는 가설도 있는데 이를 지다트(Szidat)의 법칙이라고 한다.

숙주가 자신의 고유한 기생충을 갖는다는 것은, 반대로 말하면 기생충이 유독 그 숙주에 특이하게 감염을 잘 일으킨다는 뜻이다. 예를 들어 사람의 회충(*Ascaris lumbricoides*)은 사람에만 감염을 잘 일으키고 소나 말에는 잘 감염되지 않는다. 반대로 말의 기생충은 말에는 잘 감염되지만 사람에게는 감염되지 않고 충란이 사람 몸에 들어와도 곧 소화되어 사람의 영양분이 된다. 닭회충(*Ascaridia galli*)의 충란은 닭에는 잘 감염되지만 사람의 위액에 의해서는 쉽게 파괴되거나 사멸하여 감염을 일으키지 않는다. 이런 매우 흥미로운 자연 현상을 기생충의 숙주 특이성이라고 한다. 그리고 회충이나 닭회충은 사람과 닭에 대해 각각 숙주 특이성이 강하다고 말한다.

이와는 반대로 간흡충은 사람의 기생충이지만 토끼에도 실험적으로 감염시키면 잘 감염된다. 자연계에서는 개, 고양이들도 흔히 감염되어 있다. 이들의 분변이 강물에 흘러 들어가면 패류(제1중간숙주)를 감염시키고, 패류에서 나온 유충이 어류(제2중간숙주)를 감염시키며, 이렇게 감염된 어류를 통해 결국 사람에 다시 전파될 수 있다. 따라서 역학계에서는 개, 고양이를 사람 이외에 간흡충의 주요 감염원으로 취급하고 있다. 이런 경우 간흡충의 숙주 특이성은 매우 낮다고 말할 수 있다.

기생충의 숙주 특이성과는 다소 다른 개념으로 숙주의 기생충 감염에 대한 감수성이라는 용어가 있다. 이는 숙주가 주체가 되는 개념으로 사람이 회충(*A. lumbricoides*)에 대해서는 감염이 잘 되나 닭회충(*A. galli*)에 대해서는 감염이 안 될 경우 사람은 회충 감염에 대한 감수성이 높지만(강하지만) 닭회충에 대한 감수성은 낮다(약하다)라고 말한다.

파렌홀츠의 법칙과 지다트의 법칙은 기생충의 숙주 특이성과 숙주의 기생충 감염에 대한 감수성을 바탕으로 제시한 두 가지 학설인 것이다. 이 두 가지 학설에 힘입어 숙주-기생충 상호관계 연구는 오랜 기간 계속되어 많은 진전을 이루었다. 특히 최근에는 분자생물학적 및 유전학적 기법들이 총동원되어 형태학적 분석만으로는 한계에 도달했던 기생충 간의 진화학적 근연관계를 빠른 속도로 밝혀내고 있다.

소외열대질환(NTD)과 기생충에 관한 국민의 인식

우리나라 사람들은 '기생충'이라고 하면 곧바로 '회충'만을 연상하는 경향이 강하다. 좀 많이 아는 사람이라 해도 '편충, 구충, 요충, 간흡충, 폐흡충, 촌충'을 떠올리는 정도일 것이다. 그러나 눈을 들어 바깥세상을 보면 기생충 종류에 있어서도 전혀 다른 광경이 펼쳐져 있음을 알게 된다. 세계보건기구(WHO)가 오래전에 선정한 6대 열대 감염 질환은 말라리아, 주혈흡충증, 파동편모충증, 사상충증, 리슈만편모충증과 나병인데 이 중에서 나병을 뺀 나머지 다섯 가지가 기생충에 의한 질환이다.

그런데 세계보건기구는 2007년 7월 그동안 말라리아를 제외한 나머지 다섯 가지 열대질환에 대한 관리가 소홀했다는 점을 스스로 인정하고, 다섯 가지에 새로운 일곱 종류의 열대질환을 추가하여 소외열대질환(neglected tropical disease; NTD)이라고 부르기 시작했고, 향후 이들을 중점 관리대상으로 삼는다고 공포했다. 당시 NTD에 포함되었던 12개 질환은 주혈흡충증, 파동편모충증, 리슈만편모충증, 회선사상충증, 림프관사상충증, 메디나충증, 토양매개성 선충 질환과 요오스(yaws), 부룰리 궤양(Buruli ulcer), 콜레라, 뎅기열, 나병 등이었다. 그러나 지금은 식품-매개 기생충질환 등을 포함하여 NTD 종류가 늘어나 17종류에 달하며, 기생충은 그 중 절반이 넘는다(표 6).

외국에서는 기생충학자 또는 열대의학자라고 하면 먼저 말라리아나 주혈흡충증 같이 세계적으로 중요한 질환을 연구하는 사람쯤으로 알고 있다. 또한, 리슈만편모충증, 파동편모충증, 사상충증 같은 질병을 연구하는 학자들도 무척 많다. 우리나라에는 다행히 주혈흡충증이 분포하지 않으며 리슈만편모충증과 파동편모충증도 존재하지 않는다. 사상충증은 오랜 기간 유행했으나 지금은 박멸된 상태이다. 말라리아만 지금 국내에 존재하는 열대질환 겸 기생충 질환이다.

표 6. WHO가 정한 소외열대질환(NTD) 종류의 증가

2007년 (12종류)	기생충 질환 (7종)	주혈흡충증, 파동편모충증, 리슈만편모충증, 회선사상충증, 림프관사상충증, 메디나충증, 토양매개성 선충 질환
	미생물 질환 (5종)	요오스, 부룰리궤양, 콜레라, 뎅기열, 나병
2015년 (17종류)	기생충 질환 (10종)	주혈흡충증, 파동편모충증, 리슈만편모충증, 회선사상충증, 림프관사상충증, 메디나충증, 토양매개성 선충 질환, 포충증(추가), 샤가스병(추가), 식품-매개성 흡충 질환(추가)
	미생물 질환 (7종)	요오스, 부룰리궤양, 콜레라, 뎅기열, 나병, 트라코마(추가), 광견병(추가)

우리나라에 크게 창궐했던 '회충'도 아직 세계 인구의 25% 정도가 감염되어 있어 매우 중요한 기생충임에는 틀림없으나 기생충학자나 열대의학자들의 관심을 끌지는 못하고 있다. 세계 도처에는 시급히 연구를 필요로 하는 더 중요한 기생충들이 많기 때문이다.

일본에서 열린 국제기생충학회에 참석했을 때, 일본 천황(자신이 생물학자임)이 인사말을 하면서 "우리 일본의 기생충학자들이 주혈흡충을 세계 최초로 발견하였고, 사상충의 갖가지 특성을 연구하는 등 세계 기생충학 및 열대의학에 이바지한 공로가 매우 크다."라며 자랑하는 것을 들었을 때 내심 무척 놀랐다. 그리고 하시모토 전 총리가 G7 정상회담 자리에서 말라리아, 주혈흡충 등 지구 상의 기생충질환 퇴치를 위해 앞장서겠다는 일본 정부의 야심에 찬 기획 자료를 배포하고는 이를 순식간에 통과시켜 선취권(이를 Hashimoto Initiative라고 함)을 따냈다는 뉴스를 전해 들었을 때 참으로 부러운 마음이 들었다.

그러나 지금은 우리나라도 한국국제협력단(KOICA)과 여러 NGO 단체들의 노력에 힘입어 아시아, 아프리카, 남미 여러 나라의 기생충 관리 사업을 도와주고 있으며 점차 사업을 확대해 나가고 있어 매우 흐뭇한 상황이다.

우리나라 사람의 기생충 종류에 대한 지식 수준이 '회충' 외 몇 가지 정도로 단순화하여 굳어지게 된 점은 중대한 문제점이다. 그렇게 된 주된 이유는 서론에서도 언급했지만 과거 1960~1970년대 우리 국민의 '회충' 감염률이 너무나 높았고 비슷한 종류인 '편충'과 '구충' 등을 합할 경우에는 국민의 100% 이상이(두 종류 이상 감염자가 많아 흔히 120%를 초과하였음) 감염되어 있어 우리나라가 '기생충 왕국'으로 불린 일이 있었기 때문이다. 기생충 문제를 해결하기 위하여 한국기생충박멸협회(현 한국건강관리협회)가 설립되었는데, 1964년 설립 당시 목표로 내건 기생충 박멸이란 곧 '회충' 박멸을 뜻하는 것이었다.

매스컴을 통한 홍보에서 "채소나 야채는 흐르는 물에 3~4번 잘 씻어서 먹읍시다!"라든가, "OO일부터 OO일까지는 기생충 예방 강조주간입니다. 구충제(회충 치료제)를 반드시 복용합시다" 등 '회충' 예방과 박멸에 모든 초점이 맞춰져 있었다. 급기야는 '기생충'과 '회충'이라는 두 용어를 혼동하여 사용하게 되었고, '기생충 = 회충'이라는 잘못된 관념이 무의식중에 자리 잡는 계기가 되었던 것이다.

병원에서는 '회충'의 충란 검출을 위한 '분변검사'가 '기생충 검사'라는 너무 넓은 제목으로 잘못 인쇄된 채 그대로 사용되어 왔고(분변검사는 여러 기생충 검사법 중 한 가지일 뿐이다), 제약회사의 약품 광고에서는 '회충'이나 '구충'을 죽이는 약을 가지고 "새로운 구충제 한 알로 기생충을 말끔히!"라며, 모든 기생충에 듣는다는 식의 잘못되고 과장된 광고를 내보내고 있었던 것이다.

이렇다 보니 최근 우리 국민의 '회충' 감염률이 0.1% 이하로 감소되면서 마치 모든 기생충이 박멸된 것으로 잘못 이해하는 경향마저 생겨나게 되었다. 지역에 따라 다르긴 해도 기생충(요코가와흡충이나 참굴큰입흡충, 와포자충 등 새로 알려진 기생충 종류를 포함하여) 감염률이 40~50%를 상회하는 곳들이 가끔 나타나고 있음에도 말이다. 이런 잘못된 경향 때문에 일반 국민들은 무의식중에 "기생충이란 이제 중요하지 않구나."라는 생각을 갖게 되고 말았다.

그럼에도 희망적인 징후가 계속 보이는 것은 NTD라는 용어와 개념이 점차 확산되면서 젊은층 사이에 이웃 개발도상국들의 NTD 문제와 기생충 관리문제를 돕겠다는 자원자가 줄을 잇고 있기 때문이다. 이런 점을 볼 때 우리나라 젊은 이들은 미래에 희망의 등불을 밝혀줄 귀한 존재들임이 분명하다.

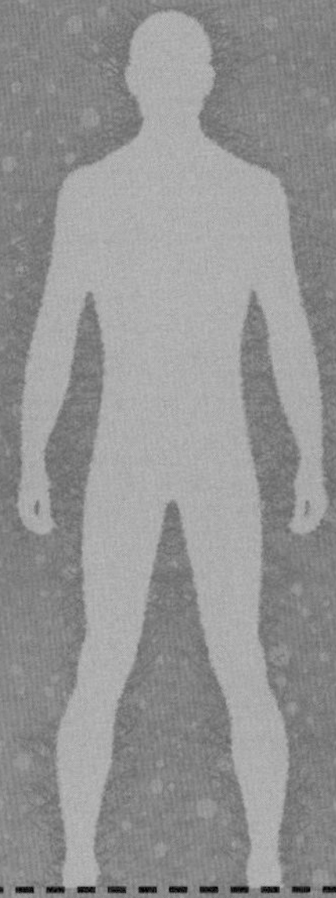

2장

한국인의 기생충(1부)

Parasites of Korean people (Part 1)

기생충 왕국

기생충 왕국, 다른 나라 이야기가 아니라 바로 우리나라(남한과 북한을 모두 포함하여) 이야기이다. 남한의 경우에는 1950년대 초부터 1960년대 말까지 약 20년 동안, 서양의 여러 학자들과 남한의 학자들이 조사하여 보고한 국민의 기생충, 특히 장내 연충류 감염률이 90~100%에 달하였다. 주요 기생충은 회충, 편충, 구충(*Ancylostoma duodenale*, *Nacator americanus*), 동양모양선충 등이었는데, 인구 100명 중 90명 이상이 한 가지 이상의 기생충에 감염되어 있었다. 그 중에서도 가장 높은 감염률(60~70%)을 나타낸 것은 회충이며, 소화불량, 영양실조, 발육부전, 외과적 문제(수술이 필요한 여러 상황) 등을 일으켜 임상적으로도 매우 중요한 종류여서 '기생충'이라고 하면 '회충'이라고 했을 만큼 회충은 모든 기생충의 대명사로 불리곤 했다.[8]

그랬던 회충이었지만 2012년 현재 남한 국민의 회충 감염률은 0.03%로 줄어들었다(그림 10). 국민보건상 거의 문제가 없음을 의미하는 낮은 수치이다. 장내 연충류 전체의 양성율은 아직 2.6%를 보이고 있는데, 그 중 간흡충이 1.9%로 가장 높고, 편충이 0.41%, 요코가와흡충이 0.26%이다.

그런데 여기에 참 흥미로운 부분이 있다. 국민의 회충 감염률이 60~70%에 달하다가 0.03%까지 떨어진 나라는 동서양을 막론하고 거의 우리나라, 특히 남

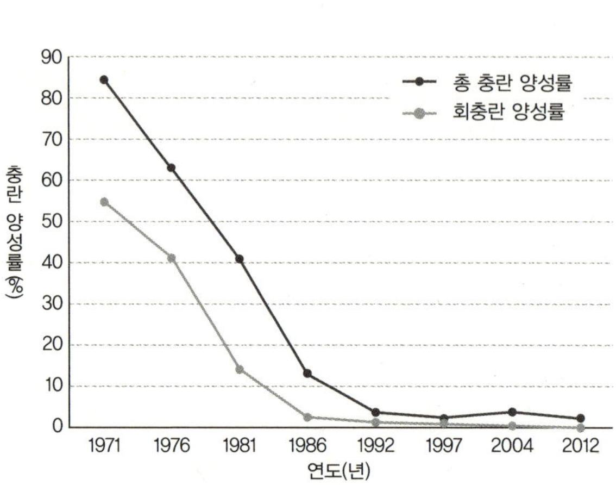

[그림 10] 우리나라 국민의 회충 감염률 감소 추세(1971~2012). 정부와 한국건강관리협회가 5년마다 시행해 온 전국 장내 기생충 감염률 조사 자료에 의거.

한 밖에 없다는 점이다. 일본은 패전 후(1946~1949년 경) 회충 감염률이 63%까지 상승하였으나 1960년대 이후 3% 이하로 떨어졌고, 현재는 우리나라와 비슷한 수준을 보이는 것으로 알려져 있다. 그 외에는 거의 모든 나라들이 수십 년간 비슷한 감염률을 그대로 유지하고 있다. 다만, 베트남이나 캄보디아처럼 WHO 등 국제기구들에 의해 집단 구충사업이 적극적으로 이루어지고 있는 경우에는 다소간의 감소가 눈에 띄고 있다.

그러나 사실상 북한의 기생충 문제는 상당 부분 베일에 싸여 있다. 1990년대 초반부터 경기 북부 휴전선 지역을 중심으로 확산된 후 지금까지 지속되고 있는 말라리아 문제만 해도 북한에서는 공식적인 발표나 자료가 거의 없다. 다만, 비공식적인 루트를 통해 2000~2001년도에 연간 20~30만 명의 말라리아 환자가 발생하였으며, 그 후 감소하고 있다는 내용이 알려져 있기는 하다.

북한의 기생충 감염 상황은 1960년대까지는 당시의 남한 상황에 비해 결코 나쁘지 않았던 것으로 보인다. 미국 국회도서관에서 발견된 북한의 한 문헌(1960년대 논문)을 보면 제목이 "회충과의 투쟁문제를 가지고"라고 되어 있고, "피페라진(piperazine; 당시 남한에서도 사용했던 회충약)을 사용하여 1년에 2~3회 집단 투여하면 회충에 대항해 이길 수 있다."라고 되어 있다. 북한 주민의 감염률이 얼마인지는 나와 있지 않았으나 이 정도로 회충 관리에 관심을 기울이고 있었다는 사실은 결코 최근의 동남아나 아프리카처럼 높은 감염률을 그대로 방치해 두고 있지는 않았을 것임을 짐작하게 해 준다.

그러나 지금은 상황이 크게 악화된 것으로 보인다. 특히 최근의 식량난 등으로 기생충 관리에 힘을 쓸 여력이 거의 없었을 것이다. 실제로 북한에 다녀온 어떤 이는 "북한 주민에게 기생충이 많이 있는데 그 사람들(관리들)이 자존심 문제로 이를 전혀 바깥에 노출하지 못하고 있는 것 같더라."는 이야기를 필자에게 전해 주었다. 또한 중국 연변 지역에서 탈북 주민에 대한 조사를 일부 했다는 기생충학자는 감염률이 거의 100%에 달하더라는 놀라운 사실을 필자에게 전해 주기도 하였다. 이와 더불어 2007~2008년경 북한 금강산 특구 마을에 거주하는 학생과 주민의 장내 기생충 감염률이 거의 90%에 달했다는 이야기도 있었다.

복잡한 정치 문제는 둘째 치고라도 어쨌든 이를 계기로 남북통일이 앞당겨지기만 한다면 이는 분명 신바람 나는 일일 것이다. 우리 남한의 기생충학자들도 이를 대환영할 것임이 분명하다. 앞으로 북한에서 해야 할 일들이 무척 많을 것이기 때문이다. 북한에는 기생충학을 전공한 학자가 극소수인 것으로 알려져 있다.

최근 남한의 기생충학자들은 앞다투어 아시아, 아프리카 등 개발도상국의 기생충 문제를 돕기 위한 국제 협력 사업에 열심히 참여하고 있다. 기생충 왕국의 국민이 이제 다른 이웃나라의 기생충 문제를 돕기 위해 나선 것이다. 중국, 라오스, 캄보디아, 탄자니아, 수단의 어린이 기생충 감염 문제를 상당 부분 도왔으며 지금은 미얀마, 인도네시아, 우즈베키스탄, 피지, 동티모르 등에 진출하여 협력 사업을 벌이고 있다.

다시 찾아온 말라리아

우리나라에서는 오래전부터 삼일열 말라리아가 유행해 왔다. 가장 오래된 문헌으로는 고려 의종 시절이던 1152년 학질(瘧疾; 말라리아)이 크게 유행했다는 기록이 있고, 고려 충렬왕 시절인 1278년에도 이와 비슷한 유행 기록이 있다. 조선 세종 시절인 1420년에는 왕의 어머니인 대비마마와 왕의 형인 양녕대군이 학질에 심하게 걸려 죽을 고비를 몇 차례 넘겼다는 기록이 남아 있다. 조선 선조 시절인 1526년에는 경상도(지금의 경상북도)에서 학질이 크게 창궐했다는 기록을 찾아볼 수 있다.

1913년에는 일본인 학자 하세가와에 의해 말라리아 환자 1,343명(한국인 1,201

명, 일본인 142명)에 대한 이모저모가 보고된 일이 있었고, 1950년 한국전쟁이 발발할 때까지 삼일열 말라리아는 유행도의 상승과 하강을 반복하면서 일정 수의 환자를 계속 발생시켰다. 그러던 말라리아는 한국전쟁 후 폭발적으로 유행하기 시작했으며 1953년 군인에서만 해도 8,855명의 환자가 발생했음이 보고된 바 있다. 아마도 민간인까지 합하면 1960년까지 매년 4~5만 명 이상의 환자가 발생했을 것으로 추정된다.

그럼에도 우리 국민은 말라리아에 대한 경각심이 매우 낮은 편이다. 그 이유 중 하나는 한국전쟁 이후 1960년대까지 크게 창궐했던 삼일열 말라리아(토착형이라 부름)가 1970년대 후반부터 신속히 소멸했고, 1980년대에 들어서는 거의 환자를 찾아보기 어렵게 되었기 때문이다. 해외여행자 중에서 수입(또는 해외유입) 말라리아 증례가 종종 보고된 일이 있었으나 토착형 말라리아는 1992년까지 전혀 발생하지 않았다. 환자 수가 적으므로 보건당국에서도 말라리아의 중요성에 대해 완전히 잊어버릴 정도였다. 국내 어느 기생충학자는 말라리아가 세계적으로 매우 중요한 질환이므로 백신개발 등 국내 학자들도 세계적인 선진 연구에 동참해야 한다고 역설한 일이 있다. 그러나 연구계획서를 제출할 때마다 "우리나라에 발생하지도 않는 말라리아 연구는 왜 하느냐?"는 심의의견과 함께 낙방하기 일쑤였다.

그러던 중 1993년 여름, 휴전선을 지키던 한 병사가 고열과 무력증 등으로 도저히 근무를 계속할 수 없어 군의무실로 입실했고, 정밀 진단을 위해 헬기를 타고 국군수도통합병원으로 후송되었다. 후송 후 만들어진 혈액도말 표본에서는 삼일열원충(*Plasmodium vivax*)의 영양형 단계가 확인되었다(그림 11). 말라리아가 국

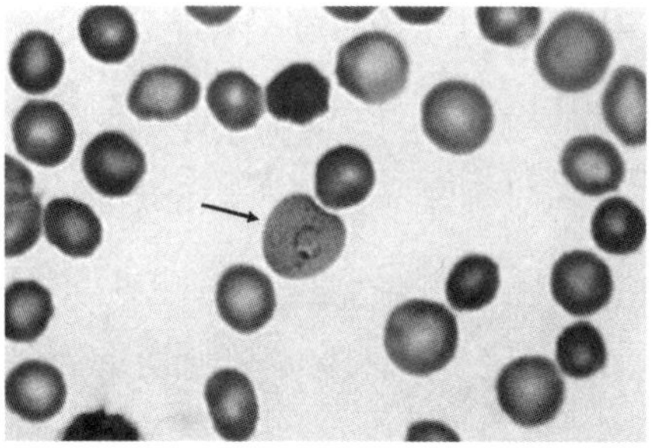

[그림 11] 재유행 말라리아 첫 환자에서 얻은 말초혈액 도말표본. 말라리아원충의 영양형(화살표)이 관찰된다.

내에서 사라진 지 벌써 13~15년은 되었는데 말이다. 치료를 시작한 후 환자의 증세는 신속히 호전되었고, 이 증례는 곧 논문으로 발표되었다.[9] 이 증례보고 논문은 지금까지 국내 학술논문 인용빈도에 있어 가장 많이 인용된 논문 중 하나가 되었다.

환자는 바다 건너 제주도에도 간 일이 없었고, 늘 국내에만 있었다고 하여 말라리아에 걸릴 가능성이 전혀 없는 상황이어서 의문은 계속 증폭되었다. 환자 발생 당시 담당 군의관(현 채인호 분당서울대병원 내과 교수)으로부터 전화를 받은 필자는 전혀 이해가 되지 않았고(소멸된 지 10년이 넘은 말라리아이기 때문에) 혹시 잘못 본 것은 아닐까 해서 혈액 표본을 좀 보여 달라고 했더니 곧바로 필자에게 가져왔다. 현미경에 놓고 보는 순간 필자는 눈을 의심했다. 삼일열원충이 틀림없었던 것이다. 이게 어찌된 일일까? 아무리 생각해도 영문을 알 수 없었다. 소멸되었던 말라리아가 자연 발생할리도 없고. 어쨌든 학계에 증례보고를 해 놓고는 경과를 지켜보았다. 그 이듬해인 1994년에는 22명이나 되는 환자가 발생했다. 또 이듬해인 1995년에는 107명의 환자가 발생하자 보건 당국도 서서히 긴장하기 시작했다. 흥미로운 점은 환자 대부분이 군인이었고, 특히 경기도 북부의 휴전선 부근에 근무하는 병사들이었다는 것이다.

그렇게 시작된 국내 말라리아 발생은 2000년에 4,141명으로 피크를 이루었고, 그 후부터는 다행히 점차 감소하고 있다(그림 12). 2013~2014년에 와서는 매년 700~800명 정도가 발생하고 있는데, 지금까지 20년 동안 총 누적 환자 수는 30,000명을 돌파하였다. 처음에는 군인 환자가 대부분이었으나 차츰 민간인 환자 발생이 늘어나 총 환자 30,000명 중 군인(전역 군인 포함)이 20,000명, 민간인이 10,000명 정도이다.

말라리아가 다시 나타난 후부터 자연히 이 말라리아가 어디에서 왔는지에 대해 학자들 간에 의견이 분분했다. 어떤 학자는 휴전선 비무장지대 내의 어떤 동물이 말라리아 원충을 오랫동안 보유하고 있다가 다시 사람에게 발생시킨 것은 아니겠느냐는 의견을 내었으나 말라리아는 오직 사람에만 감염되는 기생충이기에(동물 중에는 비장을 제거한 원숭이에만 감염이 가능함) 이는 전혀 설득력이 없었다. 북한에서 왔을 가능성도 제기되었지만 반대 의견도 많았다. 당시에는 북한에서 공식 발표되는 자료가 전혀 없었기 때문이다. 동남아시아에서 근로자로 우리나라에 온 사람들 중 환자가 있었을 것이라는 추측도 나왔고, 결혼 이민 가정에서 나왔

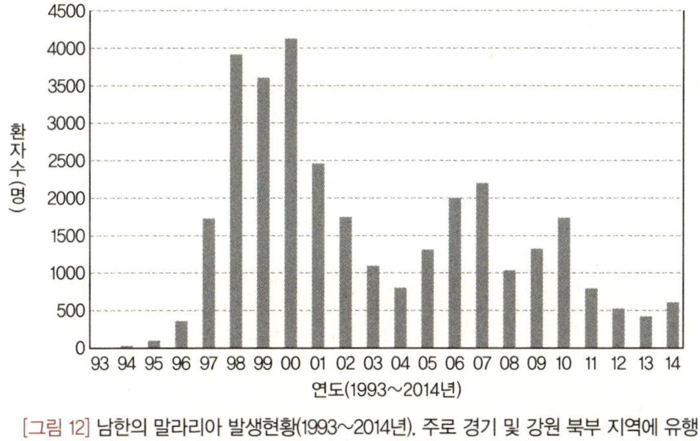

[그림 12] 남한의 말라리아 발생현황(1993~2014년). 주로 경기 및 강원 북부 지역에 유행하고 있으며, 2000년에 환자 수 4,000명을 초과한 후 점차 감소하는 추세를 보인다.

을 가능성도 제기되었다. 그러나 많은 토론과 검토 끝에 북한의 환자로부터 감염된 모기가 바람을 타고 휴전선을 넘어 남하하여 남한의 병사를 감염시킨 것으로 잠정 결론을 내릴 수 있었다.

북한에서 왔을 가능성이 제기되자 '세균전'의 가능성을 이야기하는 일본 학자가 있었지만 두 가지 간단한 이유에서 그것은 아니라고 답해 줄 수 있었다. 첫째는 세균전에 말라리아(특히 삼일열 말라리아)를 사용하기에는 그 영향력이 너무나 미미한 데 비해 방법은 매우 복잡하여 실행 가능성이 매우 낮기 때문이었다. 수많은 감염 모기를 만들어 대량으로 남한으로 날려 보내야 하는데 모기가 다시 북한 쪽으로 날아갈 가능성도 많아 조절이 결코 쉽지 않기 때문이다. 둘째는 말라리아 감염 모기를 대량 생산하려면 엄청나게 많은 경비가 소요되며 이에 필요한 기술 수준도 결코 녹록하지 않기 때문이다.

이렇게 남한의 말라리아 재유행의 원인에 대해 논쟁이 계속되던 중 엉뚱하게도 2005년 WHO 홈페이지에 북한의 말라리아 환자 발생 통계가 발표된 적이 있었다. 그 자료에 의하면 북한의 말라리아 환자 발생 수는 1999년에 9만 명, 2000년에 20만 명, 2001년에 30만 명, 2002년에 24만 명이었으나, 2003년 38,920명, 2004년에는 33,677명으로 급격한 감소추세를 보인다고 한 것이다. 2001년의 30만 명은 엄청난 숫자이며, 한반도 역사상 가장 많은 연간 환자 발생수가 아닐까 생각된다. 이 자료를 감안하면 북한이 1990년 이후 여러 천재지변과 경제적 타격을 겪었고, 특히 1990년대 중반에는 홍수로 하천이 범람해 논밭 등에 장구벌레가 서식할 수 있는 장소가 무수히 형성됨에 따라 모기 수가 기하급수적으로 증가하여 남한으로의 말라리아 전파에 부채질을 했을 것으로 추측된다.

이리하여 초기 환자의 말라리아 감염원이 북한이라는 점에 대해서는 이론이 없게 되었다. 그러나 그 후부터 지금까지 계속되고 있는 말라리아 감염은 남한에도 어느 정도 토착적인 감염원이 생겼기 때문으로 보는 것이 타당하다고 본다. 더 구체적으로 말하면 현재 남한 말라리아 감염자의 절반가량은 남한에 이미 토착화한 유행지에서 모기가 감염되어 옮기는 것으로 보이며, 나머지 절반 정도는 북한에서 감염된 모기가 감염원이 되고 있을 가능성이 크다는 뜻이다.

말라리아 감염원이 북한과 남한 양쪽에 다 있을 것이라는 가설을 좀 더 설명해 보자. 말라리아모기는 중국얼룩날개모기(학질모기: *Anopheles sinensis*)로서 남한, 북한에 모두 분포하며, 날 수 있는 거리는 보통 5 km 내외로 알려져 있다. 비무장지대가 남, 북 각각 5 km(총 10 km)에 달하므로 북한 모기가 남한까지 날아오는 동안 대부분의 모기가 도중에 지쳐서 숲 속에 곤두박질치고 말 것이다. 그렇지만 적당한 '북풍'이 불어 도와줄 경우 힘 좋은 몇 마리는 남한까지 무사히 도착할 수도 있을 것이다. 더구나 강 위를 낮게 날면 습기도 많고 쾌적하여 더욱 멀리 날 수도 있을 것이다. 그러므로 말라리아 감염 모기가 북한에서 날아올 수 있다는 것은 사실로 받아들일 수 있을 것이다. 다만, 남한의 모든 환자가 북한 모기에 의해 감염되고 있다는 것은 설득력이 떨어진다. 말라리아 유행지에서 모기 수천 마리 중 1마리 정도가 말라리아 감염모기가 될 수 있으므로 남한에서 환자 1,000명을 발생시키려면 최소한 모기 수백만 마리가 대거 '북풍'을 타고 남으로 집단이주해 와야 한다. 이 이야기가 과연 설득력이 있는가? 그래서 남한에도 토착형 말라리아 감염원이 어느 정도 형성되었다고 보는 것이다.

아무튼 지금 남한에서 재유행하고 있는 말라리아는 그 역학적 유형을 제대로 정의하기가 어렵다. '국경 말라리아(border malaria)'라고 하여 태국-미얀마나 태국-캄보디아 등 두 나라 접경지역을 사람들이 오가면서 말라리아를 전파하는 경우가 있으나 우리의 경우와는 다르다. 우리의 경우는 사람이 오가는 것이 아니라 모기만 오가는 것이므로 그 정의와는 맞지 않다. '국경 말라리아'의 정의를 조금 바꾸거나, 아니면 우리 경우에 맞는(모기만 왕래하여 전파되는 특이한 유형) 새로운 용어를 만들어 사용해야 할 것 같다.

휴전선 부근에 근무하는 우리 병사들 중에는 괴로운 말라리아 예방약을 먹느니 차라리 말라리아에 걸리기를 원하는 경우도 있다고 한다. "말라리아에 걸리면 후방 지역으로 후송되어 여자 친구를 만날 수 있을 것이고, 말라리아는 틀림없이 군의관이 잘 치료해 줄 것으로 기대하기 때문"이란다. 삼일열 말라리아가 우리나라에는 없는 열대열 말라리아에 비해 임상 경과가 순하기는 하지만 그래도 말라리아다. 고열과 두통이 동반되면서 근육통까지 오면 견디기 쉽지 않다. 더구나 삼일열 말라리아는 치료를 완전하게 하지 않으면 계속 재발된다. 말라리아에 대한 경각심을 잃지 않고 예방약을 잘 복용하고(위험지역에 근무할 경우), 모기에 물리지 않도록 해야만 한다. 이 일이 생활화되어야만 해외여행 도중에라도 열대열 말라리아에 걸려 목숨이 위태롭게 되는 일을 피할 수 있을 것이다.

모기 이야기

모기는 사람의 피를 빠는 습성 때문에 스스로도 기생충이지만 인체에 중요한 몇 가지 기생충(말라리아, 사상충)이나 바이러스(뇌염, 황열, 뎅기열)를 전파하는 매개체로서도 의학적 중요성이 매우 크다. 지구 상에 모기는 약 2,500종이 알려져 있으며, 국내에는 52종류가 분포한다. 이들을 크게 나눌 때 민가 근처에 주로 서식하는 '집모기' 종류, 숲 속의 흙에 산란하고 비온 후 우화(羽化)하는 '숲모기' 종류, 논이나 웅덩이에서 발육, 우화하는 '얼룩날개모기' 종류가 대표적이다. 말라리아를 전파하는 매개모기는 중국얼룩날개모기군(*Anopheles sinensis* complex)이며, 사상충(絲狀蟲)의 매개모기는 토고숲모기(*Aedes togoi*), 일본 뇌염의 매개모기는 작은빨간집모기(*Culex tritaeniorhynchus*)이다.

모기의 생활사는 알(egg)-유충(larva)-번데기(pupa)-성충(adult)으로 이어지는데 성충만 공기 중에 나와 육지에서 생활하고 알-유충-번데기 시기는 물속에서 보낸다(그림 13). 번데기는 '장구벌레'라 부르기도 한다. 알에서 성충으로 자라기까지의 기간은 환경조건에 따라 다르나 대략 10~16일 정도이다. 성충이 된 다음에는 열대지방의 경우 대부분 수명이 1개월을 넘지 못하며 1~3주가 보통이다. 그러나 온대지방의 경우에는 겨울 동안 월동을 할 수 있어서 총 6~8개월간 성충 상태로 생존할 수 있다. 모기의 수명은 질병 매개 능력과 밀접한 관계가 있

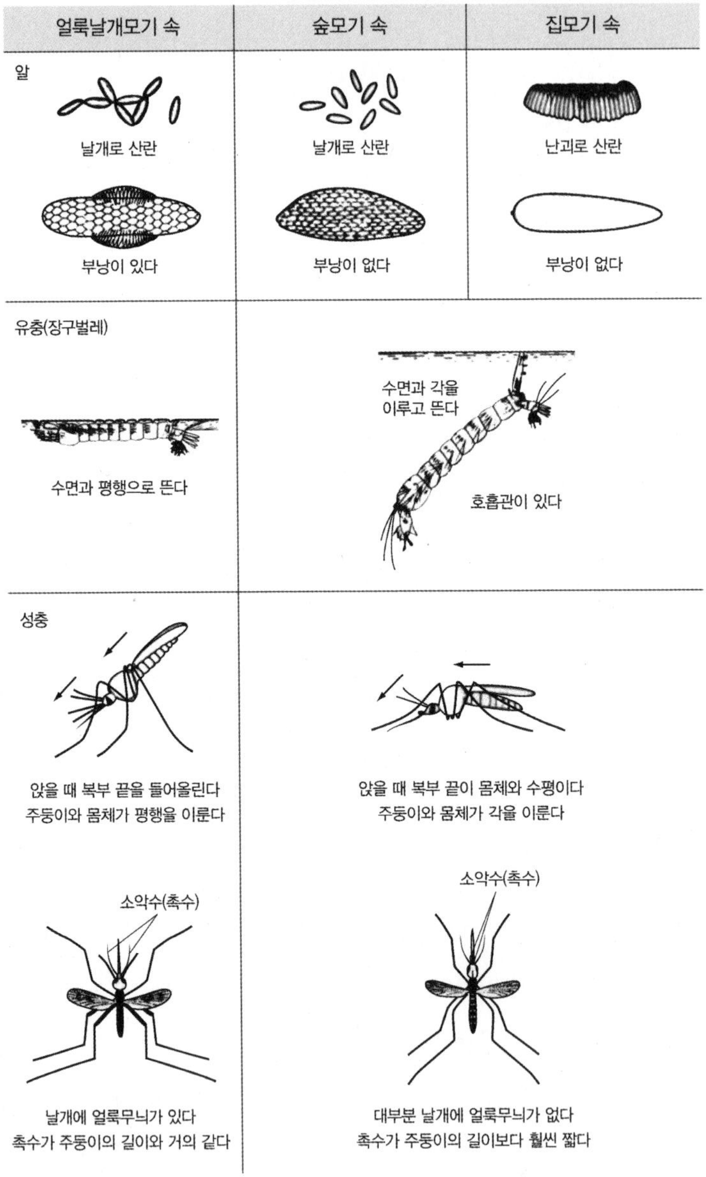

[그림 13] 모기의 발육 단계.

다. 예를 들어 말라리아의 경우 말라리아원충이 모기 체내에서 발육하는 9~12일 정도의 기간 동안 모기가 건강하게 살아 있어야만 말라리아를 전파할 수 있다. 따라서 수명이 2주 이상이 안 되는 모기는 말라리아 매개체가 되기 어렵다.

요즈음 서울 도심 속 아파트촌에도 모기가 기승을 부리는 경우가 흔히 있다. 외부에서 승강기를 타고 날아 들어온 모기도 있을 수 있으나 집 안에서 모기가 발생하는 경우도 많다. 물론 최초의 원인은 외부에서 들어온 모기 성충이 낳은 알이 될 것이다. 특히 고인 물이 남아 있는 장독대나 화분 받침 등에서 장구벌레가 자랄 수 있다. 아파트나 단독주택의 집 안에 모기가 있는 경우에는 고인 물이 있는지 잘 살펴보고 그 고인 물을 모두 제거해야만 한다.

모기는 암컷만이 사람이나 동물의 피를 빠는데, 자신의 알을 발육시키기 위해 포유동물의 혈액에 함유된 몇 가지 성분(동물성 단백질 등)이 꼭 필요하기 때문이다. 수컷은 풀이나 나무줄기에 앉아 주둥이를 꽂은 후 신선한 식물의 즙을 빨아먹고 산다. 그러므로 분명히 귓가에서 '윙윙'하고 날아다니는 데도 물지 않는다면 그 모기는 수컷일 가능성이 있다(그러나 실제로 수컷 모기는 사람 가까이에 오지 않는다). 암컷 모기들은 사람이나 동물의 피부에서 발산되는 탄산가스나 체취(아미노산이나 유산 등)에 현혹되어 순식간에 모여든다. 그래서 운동 직후나 더운 여름 땀이 많이 나면서 탄산가스를 푹푹 풍기면 모기들이 순식간에 모여들고 집중공격의 대상이 된다. 남녀가 야외에서 데이트 중일 때 여자보다는 탄산가스와 체취를 많이 풍기는 건장한 남자를 더 잘 무는 것도 이러한 모기의 습성과 관계가 있다. 만일 여자를 더 잘 문다면 분명 나름대로의 이유가 있을 것이다. 운동 후 샤워를 하고 땀과 체취를 완전히 제거한 후 얼마 동안은 모기가 잘 물지 않는다. 하지만 조금

시간이 경과하면 다시 체취와 탄산가스가 발생하면서 모기를 유인하게 된다.

모기는 대부분 저녁 무렵부터 사람이나 동물을 물기 시작하여 한밤중에 가장 요란하게 활동하며, 새벽녘까지 활동을 멈추지 않는다. 얼룩날개모기(*Anopheles* spp.), 숲모기(*Aedes* spp.), 집모기(*Culex* spp.) 종류들은 이렇게 밤에 주로 활동하는 야간활동종이 대부분이다. 그러나 숲모기 종류 중에서는 이집트숲모기(*Aedes aegypti*) 처럼 야간보다는 오히려 새벽이나 해질녘에 활동하는 모기도 있고 아예 낮에만 활동하는 종류도 있다.

모기는 피를 빨 때 일반적으로 사람의 피보다는 돼지나 소 등 동물의 피를 더욱 좋아하는 '동물혈기호성(zoophilism)'을 보인다. 그러나 드물게는 사람의 피를 선호하는 '인혈기호성(anthropophilism)'인 경우도 있다. 그러나 이 구분이 명확하지 않은 경우도 있는데, 상황에 따라 사람이 근처에 있으면 사람의 피를, 동물이 가까이 있으면 동물의 피를 빠는 식으로 적응을 잘 하는 놈들이 있다. 피를 빨고 난 모기는 배가 불룩해지고 몸이 무거워 근처 풀밭이나 볏짚 사이, 축사, 화장실 벽, 천정, 하수구 통, 동굴 등에서 쉬면서 난소 내의 알이 잘 발육되도록 기다린다. 모기의 이 같은 습성을 휴식습성이라 하며 여름에 보통 2~3일이 소요된다.

모기의 혈액 기호성 문제 때문에 우리나라 말라리아의 향후 전망과 관리대책 수립에서 학자 간에 두 가지 상반된 의견이 대립되는 경우가 있었다. 하나는 우리나라에 분포하는 중국얼룩날개모기군이 강한 동물혈기호성을 나타내므로(소, 말 등 큰 동물의 피를 선호함) 그냥 내버려두어도 남한의 말라리아는 쉽게 소멸될 것이니 크게 걱정할 일이 아니라는 주장이다. 다른 하나는 그렇다면 어떻게 연간 700~800명(남한) 또는 연간 30,000~50,000명(북한, 비공식 자료)이나 되는 환자가 계속 발생하느냐 하는 반론이 그것이다. 이에 대해 걱정 없다는 주장을 펴는 학자들은 북한에는 식량난 때문에 가축 등 동물을 모두 도축한 결과 큰 동물이 없어 모기들이 하는 수 없이 사람을 물고 있는 형편이라 말라리아 환자가 많이 발생하고 있으나 남한에는 그렇지 않다는 주장을 한다. 그러나 필자를 비롯하여 걱정을 해야 한다는 주장을 펴는 학자들은 그 가설을 쉽게 받아들이지 않고 있다.

공해와 기생충 질환

공해도, 기생충(전염병)도 모두 없는 지상 낙원이란-듣기만 해도 가슴 두근거리는 피안의 세계이지만-어차피 없는 것인지도 모른다. 실상 그렇게 되기란 쉬운 일이 아니기 때문이다.

지금 이 지구를 살펴보자. 인간의 손때가 거의 묻지 않은, 공해 문제가 전혀 없는, 그런 지역에는 각종 기생충과 풍토병, 소외열대질환(NTD)들이 창궐하고 있고, 극도로 문명이 발달한 대도시의 빌딩 숲에는 자동차 배기가스와 냉난방 연료에서 나오는 공해물질들이 온통 주변 공기를 오염시키고 있다. 자연 그대로를 잘 보존하고 있는 아프리카, 아시아, 남미 등지에서는 주혈흡충, 수면병, 리슈만편모충증, 사상충증 등 온갖 열대병들이 기승을 부리고 있고, 산업화가 잘된 선진국에서는 열대병은 적지만 오히려 공해로 몸살을 앓고 있는 형편인 것이다.

우리나라에도 맑은 물과 공기가 남아 있는 청정 지역에는 기생충병이 중요한 보건문제로 계속 남아 있고, 산업화의 주역인 공단의 주변 지역과 강 하류에는 사람도 생물도 모두 살아가기 힘들 정도로 공해와 오염이 심각한 곳이 많다. 비온 뒤 주변 공장에서 흘려보낸 폐수로 붕어와 잉어 수천, 수만 마리가 죽어 허연 배를 들어내고 물 위에 떠 있는 기막힌 장면들이 TV 뉴스에 자주 보도되고 있다. 흥미로운 점은 그런 공해 지역일수록 기생충병은 별로 문제가 되지 않는다는 사실이다.

간흡충을 예로 들어 보자. 간흡충이 유행하려면, 강물 속에 우렁이(왜우렁 또는 쇠우렁)(그림 14)와 물고기가 반드시 있어야 생활사가 돌아가도록 되어 있다. 그리고 사람의 분변이 어떤 경로로든 강물에 흘러 들어가야만 생활사가 연결된다. 이 중 하나라도 조건을 충족하지 못하면 간흡충이 유행할 수 없다. 간흡충을 전파하는 물고기인 붕어, 잉어, 몰개, 모래무지, 납지리 등은 저급수에서도 비교적 잘 생존할 수 있지만 왜우렁은 오염도가 조금만 지나쳐도 큰 타격을 받는다. 따라서 강물에 어떤 공장 폐수가 오염되어 우렁이나 물고기가 떼죽음을 당했다고 하면 그 지

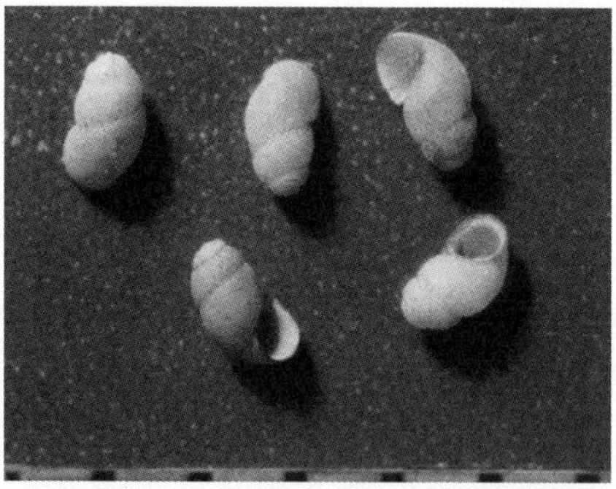

[그림 14] 간흡충의 제1중간숙주인 우렁이의 모습. 이들은 오염이 거의 없는 일급수에서만 서식한다. 채종일 외.[4] 임상 기생충학 교과서. 2011. 서울대학교 출판문화원에서 그림 인용(승인).

역에서 간흡충의 생활사는 커다란 타격을 받게 되는 것이다. 오염이 심각한 이런 지역에는 주민들의 간흡충 감염이 거의 없지만, 그렇다고 크게 좋아할 일만은 아니다. 공해로 인한 각종 중금속 중독증, 알레르기 질환, 암 등이 발생할 수 있으며, 기생충 질환 보다 훨씬 심각한 질병을 가져올 수도 있기 때문이다.

공해가 없고, 우렁이도 물고기도 행복하게 잘 살 수 있고, 철저한 보건교육을 통해 사람들이 물고기를 날로 먹지 않도록 할 수만 있다면, 그 강 유역은 공해의 도움(?)을 받지 않고서도 얼마든지 간흡충의 유행을 없앨 수 있을 것이다. 공해와 간흡충이 모두 없어진다면 맛있는 붕어, 잉어를 안심하고 날로 먹을 수 있는 날이 올 것이다. 이런 강 유역이라야 지상 낙원에 가깝지 않을까?

그런데 지금 우리나라는 어떤가? 간흡충은 그나마 비교적 오염에 강한 편이어서 국민들의 감염률이 1~2%로 유지되고 있으나, 다른 많은 기생충들은 공해 때문에 움츠러들고 있다.

공해와 기생충, 어느 쪽을 선택해야 할 것인가? 둘 다 없어야 함은 당연한 일이지만, 굳이 한 가지를 선택하라고 한다면 기생충을 선택하는 편이 낫겠다. 오염된 환경에서는 주변 모든 것들에 중독성 물질, 발암성 물질들이 포함되어 있기 때문이다. 우리의 주식인 쌀마저도 결코 안심할 수 없다. 반면에 기생충 감염은 예방수칙을 잘 지킨다면 예방이 가능하고, 약제가 있어 치료도 가능하다. 그래서 이런 경우 필자의 선택은 기생충 쪽이다.

식중독과 근육염의 원인 -선모충증

미국이나 유럽 등 선진국에도 특정 기생충병이 유행하고 있다는 사실은 그리 잘 알려져 있지 않다. 한 가지 예로 장내 선충류인 선모충(*Trichinella spiralis*)과 그 감염증, 즉 선모충증(trichinosis 또는 trichinellosis)을 소개하고자 한다. 선모충증은 전 세계에 널리 퍼져 있고, 온대 및 한대, 심지어 북극 지방에까지 발병례가 나타나고 있다. 열대지방은 상대적으로 유행도가 낮은 편이다. 미국의 경우 일반인의 부검(사망 후 시체를 검사하는 일)에서 16% 정도의 감염률을 보인 적이 있으며, 중부 및 동부 유럽에서도 이와 비슷한 감염률이 보고된 바 있다. 그러나 1980년대 이후부터는 미국, 유럽 등의 일반인 감염률이 2~5% 정도로 많이 감소되고 있다. 현재는 중국에서 가장 높은 유행을 보이고 있는데, 심한 증상을 보이는 환자만 해도 매년 10,000명 정도가 진단되고 있다.

인체 감염의 원인으로는 덜 익힌 돼지고기나 말고기를 통한 감염이 가장 많으며(특히 미국이나 유럽), 덜 익힌 쇠고기를 통한 감염도 문제가 된다(특히 중국). 선모충에 감염되면 처음에는 식중독 같은 증상을 일으켜 구토, 복통, 설사 등이 잠깐 나타나지만, 그런 후에는 대부분 무증상으로 경과한다. 무증상이지만 충체(성충)는 장 점막에 머리를 묻고 붙어서 조용히 살고 있다. 그런데 이들이 성숙하여 유충을 생산하면서부터 특이한 임상적 문제를 일으키기 시작한다.

즉, 장 점막에 기생한 성충은 수많은 유충들을 낳고 유충들이 장벽을 뚫고 근육으로 침범하여 근육세포 내에 주머니를 만들며(그림 15), 유충은 그 주머니 속에 들어 있으면서 근육염과 통증은 물론, 운동장애, 호흡장애(횡격막 침범) 등을 일으키기 때문이다. 음악의 천재 모차르트는 젊은 나이에 요절했는데, 돼지고기가 들어 있는 햄버거를 먹은 후 심한 배탈이 났고, 얼마간의 기간이 지난 후 호흡장애가 나타나 사망했다고 한다. 실은 그 병이 바로 선모충증이었을 것이라는 주장이 많은 설득력을 얻고 있다.

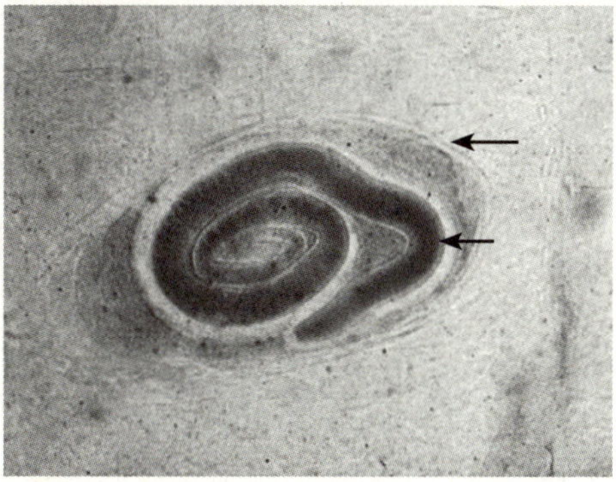

[그림 15] 선모충 유충(짧은 화살표)이 마우스 근육세포(긴 화살표) 내에 들어가 기생하고 있는 모습. 근육세포는 유충을 보호하고 영양분까지 공급해 주는 대신 숙주에게 해를 입히지 않도록 주문한다. 이 근육세포를 보호세포, 즉 'nurse cell'이라고 한다.

우리나라에서는 1997년까지 선모충증 감염증례가 전혀 보고되지 않아 이 병에 대한 관심도가 매우 낮았다. 그런 반면에 세계적인 선모충증 연구의 대가 중 한 분이 한국인이라는 사실은 매우 아이러니컬한 일이다. 그는 미국 뉴욕 주립대학의 미생물학 교수로 재직한 Charles W. Kim 박사로, 선모충증의 면역학적 연구에 많은 기여를 했고, 1981년에는 5차 국제 선모충증 학술회의에 발표된 연제들을 모아 'Trichinellosis'라는 이름의 책을 발행하기도 했다.

그가 1979년 고향인 한국을 방문했을 때였다. 대한기생충학회 명의로 선모충

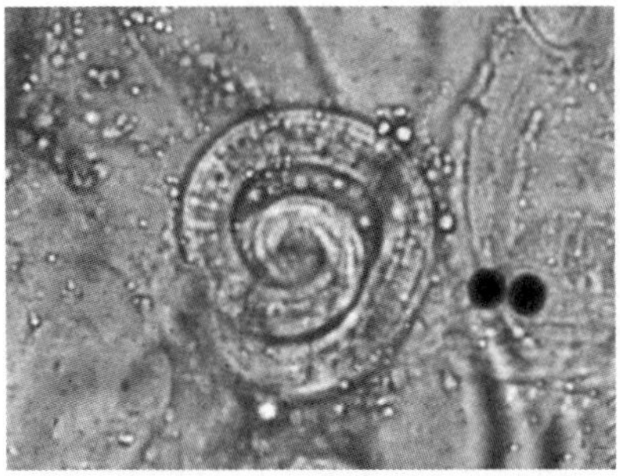

[그림 16] 국내 첫 선모충증 환자에서 분리한 근육 내 유충의 모습. Sohn et al.[10] Korean J Parasitol 2000; 38: 111–115에서 인용(승인).

증에 대한 특강을 요청했는데, 선모충증의 세계적 분포를 소개하던 그는 "선모충증은 세계적으로 없는 곳이 거의 없다. 한국에 선모충증이 발견되지 않는다는 사실은 결코 믿을 수 없다. 보라, 한국만 제외하고는 주변국인 중국, 러시아, 일본, 대만에 모두 선모충증이 분포하지 않느냐? 한국 기생충학자들이 이 병의 존재를 아직 발견하지 못했을 뿐이라고 생각한다."라고 하여 국내 기생충학자들의 자존심과 콧대를 누른 일이 있었다.

아니나 다를까? 1997년 12월 경상남도 거창군 산골에서 오소리 내장(간, 비장, 혈액 및 근육)을 날로 먹은 중년 남자 3인에서 드디어 충체가 처음으로 확인되었다.[10] 충체는 근육 내에 낭을 뒤집어쓰고 있는 유충으로(그림 16) 오소리 내장 섭취 후 34일 만에 시행한 근육 생검(환자에 대한 생체 조직검사)을 통해 확인되었다. 이로써 선모충증의 국내 분포가 한순간에 확인되고 말았다(경상의대 손운목 교수).

분리된 충체는 선모충 한국 분리주(株)로 명명한 후 실험실에서 계속 계대되고 있다. 일부 충체는 선모충증에 있어서 세계적인 대가인 Pozio 박사(이탈리아)에게 보내졌는데, 그는 지구 상에 선모충류가 5종 있다고 주장한다. 가장 오랜 기간 알려진 선모충(육식동물에 주로 기생하며, 유충이 낭에 둘러싸여 있음) 외에 위선모충(*Trichinella pseudospiralis*; 조류에 주로 감염되며, 유충 주위에 낭이 없음), 북극선모충(*Trichinella nativa*; 북극 지방에 유행하며 병원성이 매우 높음), 넬슨선모충(*Trichinella nelsoni*; 열대 아프리카에 유행하며, 병원성은 중간임) 및 브리토브선모충(*Trichinella britovi*; 온대지방에 유행하며, 병원성이 매우 낮음)의 4종이 별종으로 인정된다고 한다. Pozio 박사는 1997년의 한국 분리주가 분자생물학적 특성으로 볼 때 한국 토착형 선모충(a domestic strain of *T. spiralis*)임이 확실하다고 했다. 아무튼 1979년에 Charles W. Kim 박사에 의해 제기된 선모충의 국내 존재 가능성이 근 20년 만에 환자 발견으로 확인된 셈이다.

그 후 최근까지 강원도 산악지방을 중심으로 집단 감염(규모는 작지만)이 계속 나타나고 있다. 2014년까지 모두 8회 집단 발생했는데 감염원은 오소리(1회), 멧돼지(5회), 자라(2회)였다. 가장 흔한 감염원은 덜 익힌 멧돼지 고기임이 밝혀졌고, 잘 익혔는지 반드시 확인이 필요하다는 점이 문제점으로 제기되었다. 또한, 2012년의 6례와 2014년의 6례는 충청북도 진천과 강원도 원주에서 각각 자라회를 먹은 후 발병한 경우로서 자라회 생식으로 인한 선모충증 감염 위험성도 새로이 제기되었다(단국의대 서민 교수).

선모충은 자연계에서는 오소리, 너구리, 쥐, 곰, 여우, 들개, 들고양이, 멧돼지 등 야생동물 간에 감염이 전파된다. 따라서 사람이 전혀 관여하지 않더라도 자연계에서 저절로 생활사의 연결고리가 계속되고 있다는 뜻이다.

선모충 감염에서 숙주-기생충 상호관계는 학술적으로 매우 흥미롭다. 즉, 선모충 유충에 감염된 인체 근육세포는 흥미롭게도 유충을 서둘러 공격하거나 괴롭히지 않고 오히려 유충이 얌전히 먹고 살 수 있을 정도의 영양분을 유충에게 공급해 주는 세포로 변한다. 이렇게 변한 사람의 근육세포를 '보호세포 또는 보모세포(nurse cell)'라고 한다. 문제를 일으키지 말고 서로 공존하자는 전략인데, 이렇게 하여 선모충 유충은 사람 근육에서 31년이나 생존 가능하다고 하니 놀랄

만한 일이 아닌가? 이런 일이 사람이나 동물이 의도한다고 일어날 수 있겠는가? 저절로 이런 기전(mechanism)이 발동하게 되었다고 생각되니 이는 자연의 조화임이 분명하다.

사람 몸에 암 조직과 같은 비자가조직(자신의 조직이 아닌 타 조직)이 생겨났을 때도 이런 기전이 작동한다면 참으로 환영할 만한 일이다. 암을 굳이 파괴하려 하지 않고, 보호세포로 겹겹이 둘러싼 채 다른 조직으로의 전이를 막고 최소한의 영양 공급을 하여 공존 상태를 유지하면서 오랫동안 서서히 고사시킬 수만 있다면, 암이란 것을 크게 두려워하지 않아도 될 것이다. 암을 내 몸에 찾아온 귀한 손님쯤으로 생각하라는 건강강좌의 한 구절이 떠오른다.

인간 사회에도 이런 공존전략이 필요할 때가 많은 것 같다. 같은 부서에서 서로 잘났다고 싸우고 지내다가 어느 한 쪽이 쓰러진 후에야 그 싸움이 끝이 나고 부서의 업무는 형편없이 되는 경우를 흔히 볼 수 있다. 윈-윈 전략으로 공존의 계획을 잘 세웠더라면 그 부서의 업무 효율은 최대치를 기록했을 것이고 모두가 만족스럽게 살아갈 수 있었을 것이다. 강아지를 방 안에 가둬 놓고 갖고 놀 것을 주지 않으면 책이고 옷이고 모조리 물어뜯어 난장판이 된다. 플라스틱으로 만든 뼈다귀라도 줘야 그걸 물어뜯느라 시간을 보내게 된다. 쥐도 도망갈 길을 열어주고 쫓아야 순순히 바깥으로 나간다. 막다른 길에 갇힌 쥐는 고양이든 사람이든 오히려 공격할 태세를 보이게 되는 법이다.

와포자충과 AIDS 환자의 죽음

회충이나 편충과 같은 기생충은 소화기 증상이나 영양결핍을 일으키고 드물게 담도 같은 곳으로 침입하여 수술해야 하는 응급상황을 만들기도 하지만 가볍게 감염될 경우에는 영양분을 빼앗고 사람을 괴롭힐 뿐 사망에 이르는 경우는 흔치 않다. 이와는 대조적으로 열대열 말라리아나 내장리슈만편모충증, 파울러자유아메바증 같은 원충류의 경우에는 곧잘 환자를 사망하게 한다. 그런데 1976년에 작은와포자충(*Cryptosporidium parvum*)이라는 새로운 악동 장내 기생 원충(1912년 쥐에서 처음 발견)이 사람의 소장에도 기생한다는 사실이 처음 확인되었다. 작은와포자충은 그 후 두 가지 종으로 구분되어 오리지널 작은와포자충과 사람와포자충(*Cryptosporidium hominis*)으로 나뉘게 된다.

이 두 종은 모두 사람에 감염을 일으킬 수 있다. 다만, 사람와포자충은 주로 사람과 사람 간에 접촉성 또는 수질 오염 등을 통해 전파되고 AIDS 환자에 흔한 반면, 작은와포자충은 사람과 동물(소, 염소, 양, 개, 고양이, 쥐 등) 간에 접촉성 또는 수질 오염 등을 통해 전파된다. 전파되는 충체의 단계는 난포낭(oocyst)으로서 소장벽에서 만들어진 뒤 떨어져 나와 분변과 함께 외계로 배출되고, 비가 오면 빗물과 함께 물속으로 흘러 들어가 다음 감염의 기회를 노린다.

사람에서 와포자충 감염이 처음 확인된 1976년, 미국의 Meisel J. L. 연구팀은 극심한 설사로 사망한 AIDS 환자의 부검에서 소장 벽에 무수히 붙어 있는 충체를 전자현미경으로 확인하게 되었다.[11] 그리고 같은 시기에 미국의 다른 연구팀도 동일한 충체를 미국인에서 검출, 보고하였다.[12] 지금의 지견으로 보면 당시의 두 가지 충체는 모두 인체 와포자충(human cryptosporidiosis)이었을 가능성이 크다. 사람 감염이 2례 보고된 후 와포자충증에 관한 연구는 급물살을 타게 된다. 특히 미국이나, 유럽, 호주, 아프리카 등지에서 와포자충에 의한 인체 감염이 무수히 보고되기 시작하였다.

그런데 문제는 인체 와포자충증의 출현과 거의 때를 같이 하여 인류의 공포 질환인 AIDS(후천성면역결핍증후군)가 나타난 것이다. 이 둘 간에는 어떤 관계가 있을까?

AIDS는 성병의 하나이고 대단히 무서운 질환이지만 그 병 자체가 환자를 사망에 이르게까지 하지는 않는다. AIDS 바이러스는 숙주 면역세포를 파괴하여 면역결핍(면역기능이 낮아져 그 영향으로 각종 질병에 쉽게 걸리는 상태)을 초래할 뿐이다. 직접 환자 상태를 나쁘게 만들고 사망하게 하는 것은 기생충, 진균(곰팡이), 육종(암) 등이며, 이들이 폐염, 뇌염, 설사 및 탈수, 각 장기의 기능부전증(기능이 떨어져 병적인 상태가 되는 것)을 초래해 직접적인 사망의 원인이 된다. 그 중에서도 기생충, 특히 원충 삼총사가 가장 무섭다. 원충 삼총사는 폐포자충(*Pneumocystis carinii*), 톡소포자충(*Toxoplasma gondii*), 그리고 와포자충(*Cryptosporidium* spp.)을 말한다.

면역기능이 정상인 사람의 경우에는 와포자충에 감염되어도 1~2주일 정도의 짧은 기간 동안 설사와 복통 등을 일으킨 후 면역기전이 정상적으로 작동되면서 자연 치유가 된다. 그러나 어떤 원인에 의해서든 면역기능이 나빠진 경우에는 와포자충이 대폭 증식하여 결국 치료할 수 없는 극심한 설사와 탈수를 초래할 가능성이 있다. 면역기능이 나빠지는 것은 AIDS뿐만이 아니고 암에 걸린다든지, 혈액 질환이 생긴다든지, 스테로이드와 같은 약제를 장기 복용해야 하는 경우 등 여러 가지 이유로 그렇게 될 수 있다. 특히 AIDS 환자들은 면역기능 저하로 인해 감염을 이겨내지 못하고 극심한 설사와 치명적인 탈수로 인해 사망에 이르게 된다. 그러므로 의학계의 비상한 관심이 집중될 수밖에 없다.

이렇게 무서운 기생 원충 감염증이 수질 오염을 통해 세계적으로 엄청난 수의 집단 감염자를 발생시키고 있다. 1980년대 미국의 경우 탁아소 어린이의 와포자충 감염률이 흔히 30~60%에 달했다. 또한 1993년에는 위스콘신 주 밀워키 지역에서 식수원 오염으로 40만 3천명의 감염자를 낸 어마어마한 사건이 일어났다.[13] 그 후에도 미국에서는 크고 작은 수질 오염으로 인한 와포자충 감염이 계속 발생했는데, 오레곤 주의 풀(pool)장에서 수영 도중 집단 감염된 일, 마인 주에서 사과 주스를 통해 집단 감염된 일, 워싱턴 주에서 우물이 오염되어 우물물을 통해 집단 감염이 일어난 일 등이 그 예이다. 일본에서도 1996년 수질 오염으로 사이타마 현 오고세 지역에서 와포자충증 환자 9,140명이 집단 발생하여 일본 사회와 의학계가 떠들썩했던 일이 있었다. 그 후 미국이나 일본에서는 상수도 수질관리에 와포자충 검사를 의무화하고 있으며, 철저하게 감시하고 있다.

국내에서는 1990년 필자의 연구실에서 실험용 마우스의 소장으로부터 충체를 처음 증명하는 데에 성공하였다(현 건국의대 유재란 교수). 필자가 1986~1987년 미국 농무성 기생충병연구소를 방문했을 때 연구소 소장이던 Fayer R. 박사의 와포자충증 연구에 대해 알게 된 것이 좋은 계기가 되었다. Fayer 박사는 포자충류 연구에 특출한 성과를 많이 남겼는데 젊었을 때는 근육포자충(*Sarcocystis*)에 대한 연구로 여러 가지 상을 수상하기도 하였고, 중년 이후에는 와포자충에 대한 연구를 많이 수행하였고, 몇 권의 책을 저술하기도 했다. Fayer 박사와 처음 만나서 인사할 때 필자가 멋모르고 "닥터 파이어!"라고 불렀더니 웃으며 "나 아직 열심히 일하고 있으니 '닥터 파이어!'가 아니고 '닥터 페이어!'라고 불러 달라."고 하여 폭소를 터뜨렸던 기억이 난다.

국내 와포자충의 인체 감염에 대해서는 1993년 세브란스병원 설사 환자에서 원인 중 하나로 처음 지목된 후, 1996년에는 필자와 연구진이 서울과 전라남도 주민의 감염 상황을 조사하여, 난포낭 양성율이 서울 0.5%, 전라남도 10.6%로 전라남도가 크게 높았으며, 농촌 주민이 14.0%로서 도시 주민의 3.7%보다 월등히 높았음을 보고한 일이 있다. 농촌 중에서도 특히 전라남도 화순군의 한 마을은 난포낭 양성율 40.0%라는 믿기 어려울 정도의 높은 유행을 보이고 있었다(서울의대 고 국상미 박사).

화순군 마을의 높은 감염률이 사실인지 재확인하고자 모두 12차례의 추가 현지조사를 수행했다. 그 결과, 이 마을은 와포자충 감염률이 타 지역에 비해 월등히 높음을 확인할 수 있었다. 그리고 특히 노인 연령층에서 감염률이 높다는 사실을 알게 되었다. 감염원은 마을 언덕 위에 위치한 저수지의 물이고, 물을 오염시킨 것은 집집마다 키우고 있는 소(그림 17)와 염소일 것으로 추정되었다. 또한 필자의 연구실에서는 이 지역에 유행하고 있는 와포자충의 종을 유전자 검사법으로 조사하였는데, 그 결과 사람와포자충과 작은와포자충이 혼재하고 있으며,

사람와포자충이 우점종(월등히 많은 종류)이라는 사실을 파악하게 되었다(서울의대 고 박재환 박사). 화순군과 인접한 곡성군에서도 1,962명에 대한 검사에서 136명(6.9%)이 양성으로 나타나,[14] 전남 농촌지역의 와포자충 양성율이 다른 지역보다 월등히 높음을 나타냈었다.

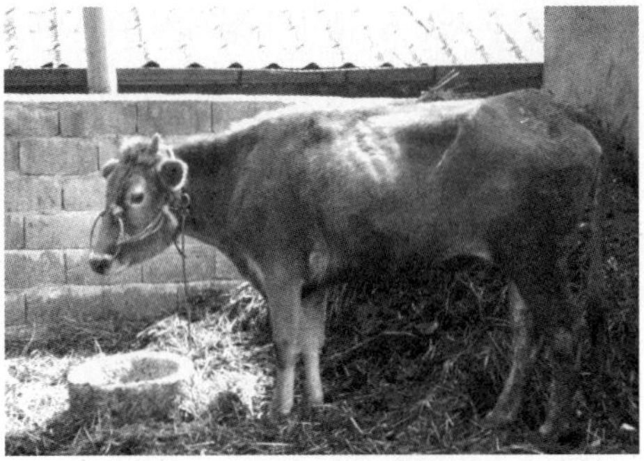

[그림 17] 전남 화순군 마을의 민가에서 키우는 소의 모습. 작은와포자충의 보유숙주임이 확인되었다.

최근 수질 관리에 대한 사람들의 기대치가 매우 높아졌다. 그래서 환경부를 비롯한 정부기관이나 수자원공사 등은 선진국에서 하고 있는 첨단 수돗물 검사법을 도입하여 와포자충을 포함한 원생동물(원충) 검사를 열심히 시행하고 있는데 이는 무척 잘하는 일이다. 미국 밀워키나 일본 사이타마 현의 경우처럼 와포자충의 집단 감염이 일어날 가능성을 결코 가볍게 넘길 수는 없기 때문이다. 혹시 화순군 외에 집단 감염이 발생했는데도 그것을 명확히 잡아내지 못했던 것은 아닐까 하는 생각도 든다.

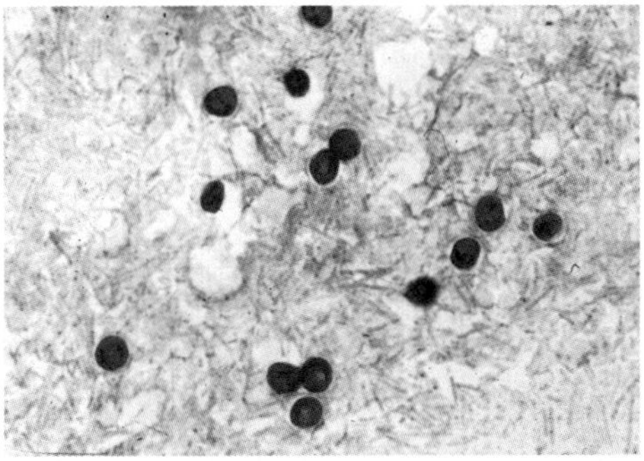

[그림 18] 국내 AIDS 환자의 분변에서 검출된 사람와포자충 난포낭의 모습. 진하게 염색된 것들이 난포낭이다. 1,000배율. 채종일 외.[4] 임상 기생충학 교과서. 2011. 서울대학교 출판문화원에서 인용(승인).

그러나 무엇보다도 와포자충증의 위험성은 AIDS 환자에게 직접적인 문제가 된다. 얼마 전 필자의 실험실로 AIDS 환자 한 분과 그 부인이 찾아왔다. 환자는 외항 선원이었다. 설사가 심하게 나는데 어떤 약을 먹어도 멎지 않아 진단이 무엇인지, 또 무슨 방도가 없겠는지, 감염내과에서 필자를 한 번 찾아가 보라는 말을 들었다고 하였다. 분변표본을 받아 특수염색법인 acid-fast 염색을 한 후 사람 와포자충 감염이 설사의 원인이라는 진단은 확실히 할 수 있었으나(그림 18) 필자인들 뾰족한 치료 방법이 있을 리 없었다. 세계적으로 아직 성공적인 치료약이 개발되지 않았기 때문이다. 전 세계 문헌을 다 뒤져 보아도 시험 중인 몇 가지를 빼고는 나와 있는 약이 없었다. 실험실의 나이 든 의료기사 양반이 안타까워하며 어쩔 줄을 몰라 했다. 환자가 가끔씩 실험실에 검사하러 들를 때마다 부쩍 수척해지고 탈수가 심해지는 것이 뚜렷이 눈에 보였기 때문이다. 분변 내에 사람 와포자충의 난포낭(oocyst) 수는 점점 증가하기만 하였다.

얼마 후부터는 아예 환자가 오지 않았다. 감염내과에 물어보니 환자가 사망했다고 하는 것이 아닌가? 우리 실험실의 모든 연구원들은 참으로 안타까운 마음을 금치 못했다. 와포자충 연구를 하고 있는 입장에서 치료약 하나를 개발하지 못하는가 하는 아쉬움과 함께.

와포자충에 감염되지 않으려면 물을 조심하고 소(牛), 염소, 양 등을 멀리하는 것이 좋다. 이들의 분변으로부터 감염될 수도 있기 때문이다. 고양이, 개 등 애완동물도 너무 가까이 하지 않는 편이 좋다. 물도 꼭 끓여서 먹어야 한다. 수돗물이라도 끓이지 않은 것이라면 안심할 수 없다. 이렇게 예방이 매우 어려우므로 치료제를 꼭 개발해야 하는데 이는 빠른 시간에 해결해야 할 제1순위 과제이다.

항문 주위 피부염의 주범 - 요충

미국 기생충학회지 1947년도 판에 발표된 Stoll N. R. 박사의 논문 'This wormy world'는 지금도 지구 상에 얼마나 많은 기생충(특히 연충; helminth 또는 worm)이 있는지 추산하는 데 큰 도움이 된다. 두 가지 이상의 중복 감염도 많았기 때문에 당시 세계 인구 21억 7천만 명 중 누적 감염자 수(한 가지 이상 감염된 사람 때문에 100%를 초과함)는 22억 6천만 명이었으며, 누적 감염률은 104.2%에 달했다고 한다. 여기에 말라리아, 톡소포자충과 같은 원충은 포함되지 않았다. 그가 나열한 연충은 모두 30종 정도였는데, 그 중 회충(6억4천만 명), 구충(4억 6천만 명), 편충(3억 6천만 명) 등 토양매개성 연충이 가장 많은 감염자를 가지고 있었고, 그 다음이 접촉-감염성 연충인 요충(2억 1천만 명)이 4위를 차지하였다. 그런데 요충은 회충, 구충에 비해 이런저런 이유로 보건당국의 관심을 거의 끌지 못하고 있다.

요충을 잘 이해하기 위해 잠시 그 생활사를 살펴보기로 하자. 요충은 성충(암컷)의 길이가 1 cm 정도 되는 선충류로서(수컷은 절반 이하로 매우 작음)(그림 19), 손가락, 먼지 등에 묻은 충란이 입을 통해 체내로 들어간다. 소장(작은창자)에서 부화하고 대장(큰창자)으로 내려온 유충은 약 50일간 대장에 머물며 성장-발육한다. 수컷은 암컷과 교미하여 정자를 제공한 후에는 자연적으로 바깥으로 배출되며(배출되어 죽게 됨), 암컷은 계속 장내에 머물지만 충란을 낳지는 않고 자궁 내에 모으기만 한다. 충란이 11,000~16,000개 정도로 자궁을 가득 채웠을 때 비로소 암컷은 대장 아래쪽으로 이동하며, 항문을 통해 바깥으로 기어 나온다. 항문 밖으로 나온 암컷은 꼬리 부분의 날카로운 핀을 항문 주위 피부에 꽂고는 있는 힘을 다해 요동치면서 충란 10,000여 개를 모두 배출한다. 감염된 어린이에서 항문 가려움증이 나타나는 것은 이때 항문 주위에 생긴 상처와 피부염 때문이다. 충란을 모두 배출한 충체(암컷)는 기진맥진하여 죽는다. 항문 주위에 산란된 충란은 내의, 침구, 손가락 등을 통해 외계로 전파되어 다른 사람에게 감염된다.

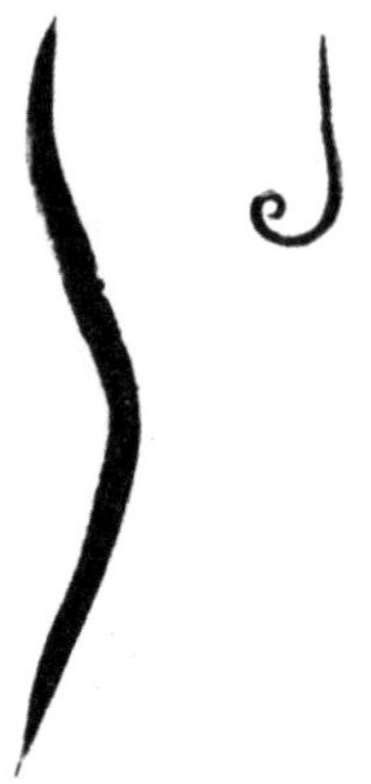

[그림 19] 요충 성충의 암컷(왼쪽 길이 8~13 mm 정도)과 수컷(오른쪽: 길이 2~5 mm 정도)의 모습. 암컷의 꼬리 부분은 핀처럼 날카롭게 끝나 있으며, 수컷은 끝이 말려 있다.

요충 감염자에서 나타나는 증상은 매우 다양하다. 가장 뚜렷한 것은 심한 항문 주위 가려움증이다. 또 가려워 긁을 경우 세균 감염이 동반되면서 심한 염증으로 발전하거나 곪기도 하는데 이렇게 되면 심한 통증과 불쾌감을 동반한다. 항문이 가렵고, 불쾌하면 신경이 곤두서게 되어 불면증, 경련, 소변을 지리는 야뇨증 등을 초래하기도 한다. 여자 어린이의 경우에는 질염이나 생식기 염증을 일으키기도 한다. 더욱 문제가 되는 것은 요충 암컷이 대장에서 충수돌기로 이동하여 충수돌기염(맹장염)을 일으킬 수도 있다는 점이다. 학업 성적이 뚜렷이 낮아진다는 보고도 있다. 이런 점에서 요충 감염은 결코 가벼이 보아서는 안 될 기생충 감염이며, 정확한 진단과 적극적인 치료가 필요한 질환이다.

그러나 요충 감염의 진단은 결코 쉽지 않다. 요충 감염의 실상이 거의 알려져 있지 않고, 과소평가되고 있는 중요한 이유도 여기에 있다. 요충 감염의 진단이 어려운 이유는 보통 시행하는 분변검사로는 충란이 검출되지 않기 때문이다. 분변검사 대신 항문 주위에 끈적끈적한 테이프를 붙였다가 떼는 항문주위도말법(테이프에 충란이 묻어 나온다)(그림 20)으로 충란을 검출해야 한다. 그러나 설령 이 방법으로 충란이 검출된다고 해도 정확한 진단에는 다소의 한계점이 있다. 충란이 검출된다는 것은 감염이 종료된(암컷이 충란을 모두 낳고는 죽은) 경우를 찾아내는 것이므로 실제 대장(큰창자) 안에 현재 요충이 남아 있는지 없는지를 단정할 수는 없기 때문이다.

이런 점을 감안할 때 현재 지구 상에서 요충의 실제 감염률이 회충, 구충, 편충보다 훨씬 높을 것으로 보는 견해도 있다. 필자와 연구진은 오래전에 요충증의 진단에 관한 연구를 한 적이 있었다(현 가천의대 조승열 교수, 중앙의대 고 강신영 교수, 서울의대 홍성태 교수). 그 결과, 항문주위도말법으로 충란이 검출되면 대장 내에도 요충이 감염되어 있을 확률이 높기는 하지만, 충란이 음성으로 나온다 해도 실제로는 대장 내에 요충이 있을 가능성이 상당히 남아 있다는 사실을 발표한 적이 있다. 그리고 경우에 따라 실제 대장 내 감염률은 항문주위도말법에 의한 충란양성률의 2~3배가 되기도 한다는 사실을 밝히기도 했다.

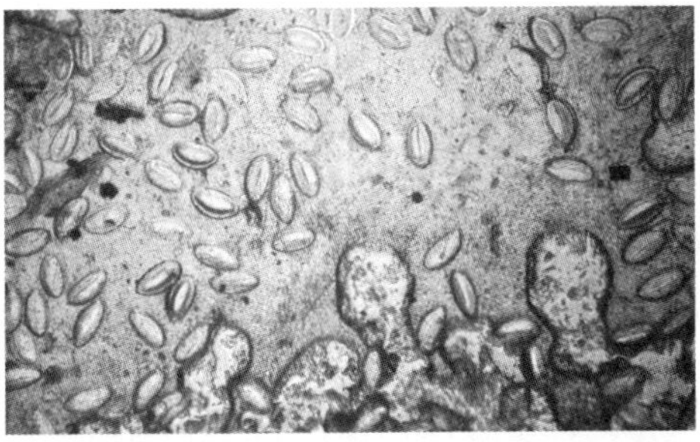

[그림 20] 항문주위도말법에 의한 요충란 검출법. 수많은 요충란이 보인다.

요충은 인구가 밀집된 지역의 열악한 생활환경에서 생활하는 어린이, 탁아소나 어린이집, 초등학교 등에 많다. 감염된 어린이의 가족 전체(어른들도 감염이 잘 된다)가 감염되는 경우도 흔하다. 전쟁을 겪은 나라들은 예외 없이 요충 감염률이 높다. 샤워나 목욕을 하는 횟수와도 관계가 있는데, 물을 가까이 하게 마련인 열대나 아열대 지역보다는 온대나 한대 지역의 감염률이 더 높다. 에스키모인들에서는 감염률이 매우 높다. 또한 개발도상국이나 선진국, OECD 국가나 별 차이 없이 여러 지역, 여러 사회계층에서 감염이 만연하고 있다. 요충은 어린이, 어른 모두 잘 감염되지만 어른들은 항문 주위를 긁는 일이 드물고, 손을 잘 씻으며, 샤워를 자주 하는 등 위생상태가 양호하므로 상대적으로 감염률이 낮은 편이다.

얼마 전 미국 노스캐롤라이나 의대 피부과와 오하이오 의대 내과에서 공동으로 발표한 논문은 놀라운 사실을 담고 있다.[15] 요충은 미국과 서유럽 국가들에 유행하는 연충 중 가장 감염률이 높은 종이며, 지역과 계층에 따라 다소 차이는 있으나 어린이에서 보통 30~50%의 감염률을 보이고 있다고 하였다. 또한 이 논문은 충수돌기절제술(맹장 수술)을 받은 환자의 25% 이상에서 조직병리 검사상 요충이 발견되었다는 내용도 담고 있다. 그리고 미국 전체에 요충 감염자가 4,200만 명 있을 것으로 추산하였다. 무척 놀라운 수치이다. 또한 특정 집단 어린이의 경우 영국 50%, 인도 61%, 태국 39%, 스웨덴 37%, 덴마크 29%의 높은 요충 감염률을 보인다는 다른 참고문헌들을 인용하고 있다.

최근(2013~2015년) 한국건강관리협회와 필자 등이 수행하고 있는 한·미얀마 초등학생 건강관리 국제협력사업에서 수도 양곤 부근 초등학교 학생들의 항문 주위도말법에 의한 요충란 양성률은 40~60%로 나타나고 있다. 특이한 점은 경제 수준이 다소 낮은 사우스 다곤(South Dagon) 지역이 경제 수준이 비교적 높은 노스 다곤(North Dagon) 지역에 비해 충란 양성률이 유의하게 높게 나타나고 있다는 점이다.

우리나라도 예외가 아니다. 필자와 연구진은 2005년 서해안 및 남해안 도서 지방 어린이 1,661명을 검사했는데 그 중 18.5%가 충란 양성자였다(서울의대 고 박재환 박사). 이 어린이들에서 실제 요충 감염률은 30%를 넘을 것으로 추정된다. 2003년 서울 근교 어린이집의 어린이 1,191명에 대한 검사에서도 충란 양성율이 9.5%로 나타났고(서울의대 최민호 교수), 실제 감염률은 20%에 육박할 것으로 보인다. 그 외에도 국소적인 조사 자료가 있으나 전국적인 상황 판단을 위해서는 충분하지 않으며, 향후 전국 어린이들에 대한 대대적인 조사가 필요하다.

요충 검사를 할 때의 순서는 대체로 이렇다. 의자에 앉은 검사자 앞에 어린이가 와서 선다. 어린이의 이름, 나이를 확인한 후 "뒤로 돌아!"하고 주문한 후 "엎드려!"와 "바지 내려!"를 계속 주문한다. 항문을 노출시키고 끈적끈적한 테이프를 정확히 항문에 붙였다 떼어낸 다음 슬라이드 위에 붙인다. 그런 다음 슬라이드를 현미경에 놓고 도말 테이프에 충란이 묻어 나왔는지 검사하는 것이다.

남자아이들은 대개 엉덩이를 잘 내민다. 항문에 따끔하고 뭔가 붙었다 떨어진 느낌이 있은 후에는 얼른 바지를 올리면서, 재미있다는 표정을 하며 뛰어 자기 자리로 돌아간다. 그러나 여자아이들의 경우에는 초등학교 2학년만 되어도 "엎드려!"와 "바지 내려!"를 듣는 순간 그냥 달아나 버리고 마는 경우가 있다. 담임교사나 보모가 뒤따라가 손을 잡고 끌어와도 또다시 달아난다. 초등학교 3학년 이상 되는 여학생들은 항문도말검사가 아예 불가능하다. 그리고 이런 연령은 해마다 조금씩 더 낮아지고 있다.

필자와 여러 한국 기생충학자들은 미안마는 물론, 중국 및 라오스에서도 초등학교 학생들의 요충 감염에 대해 항문도말검사를 한 경험이 많다. 마스크를 쓰면 요충 감염으로부터는 안전하지만 학생들이 거부감을 느껴 검사에 응하지 않는 경우도 있고, 안경에 김이 서려 앞이 잘 안 보여 불편하기도 하여 아예 마스크를 벗어 던져버렸다. 그러고는 현지 통역인에게 부탁하여 "뒤로 돌아", "엎드려"와 "바지 내려"를 말하게 한 후 항문을 벌리고, 항문주위도말검사를 시행하였다. 어린이들이 바지와 내의를 펄럭이며 내리는 중 발생하는 먼지에 충란이 섞여 있을 가능성은 매우 크다. 그러나 아랑곳 하지 않고 검사를 다 마쳤다. 그런데 이를 어쩌나? 귀국 두 달 후 필자는 문득 항문 주변이 가렵고 거북하다는 사실을 느끼기 시작했다.

눈썹에 붙은 사면발이

사람에 기생하는 이는 머릿니, 몸이, 사면발이의 3가지가 있다. 그중 머릿니와 몸이는 과거 우리나라에 크게 창궐했고, 특히 한국전쟁 직후에는 감염률이 정점에 달했을 것으로 추정된다. 전쟁 당시 피난민들의 머리카락과 옷을 들추어 디디티 살충제를 뿌려주던 광경을 TV나 여러 매체에서 종종 보았던 기억이 난다. 그러나 개인위생이 급격히 향상되고 생활수준도 점차 높아짐에 따라 머릿니와 몸이는 1970년 이후 거의 자취를 감추었다. 그러다가 1984년 초등학교 학생들에서 머릿니 유행이 다시 보고되기 시작했고, 그 후 보육원 원아, 정신과 병동 환자 등에서 계속 머릿니와 몸이의 유행이 보고되어 왔다.[16] 특히 머릿니는 일부 초등학교 학생들에서 지금까지도 유행이 지속되고 있다.

머릿니와 몸이에 비해 사면발이(*Phthirus pubis*)는 일반인들에게 잘 알려져 있지 않다. 왜냐하면 사면발이 감염은 성병의 하나로 성 접촉을 통해 감염되며, 전국적으로 유행도가 그리 높지 않기 때문이다.

사면발이(그림 21)는 길이 1.0~1.5 mm로 게(crab)의 축소판 같이 생겨 있고, 남자나 여자의 음모(陰毛)에 주로 기생한다. 두 집게 발가락으로 음모 한 개씩을 꼭 움켜쥐고 버티고 있으면서 피부의 상피세포 등을 뜯어 먹고 산다. 그러니 참을 수 없이 가렵고 따끔거린다. 암수가 교미한 후에 알을 낳으며, 알을 음모 뿌리 근처에 단단히 휘감아 매달아 둔다. 그러면 1주일 정도 뒤에 부화하여 어린 충체가 된다. 따라서 날이 갈수록 충체 수는 계속 늘어난다. 전염은 주로 성행위

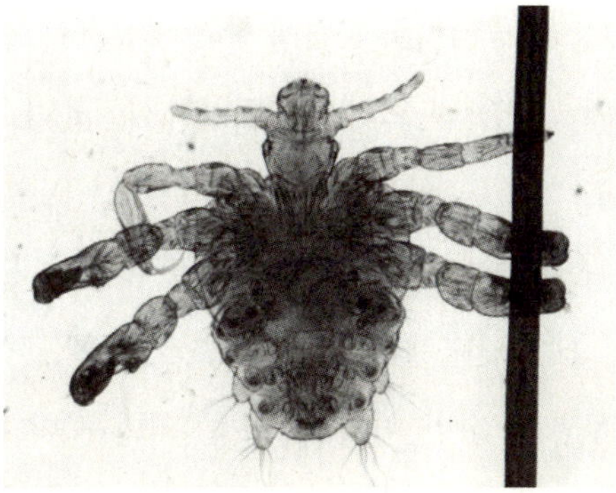

[그림 21] 사면발이 성충의 모습. 음모를 단단히 잡고 있다. 채종일 외.[4] 임상 기생충학 교과서. 2011. 서울대학교 출판문화원에서 인용(승인).

를 할 때 일어나므로 성병의 하나이며, 드물게는 수건, 내의(공동 탈의실) 등을 통해 옮을 수도 있다고 하나 그 가능성은 매우 낮다.

필자는 얼마 전 사면발이 백여 마리를 확보하고는 크게 좋아한 일이 있었다. 교통사고로 의식을 잃은지 3개월이 된 한 남자 환자에게서 채집한 것이었다. 그 환자는 여자관계가 매우 복잡했다고 하며, 평소에도 복부 아래쪽이 가려워 심하게 긁어 피부가 많이 손상되어 있었다고 했다. 환자 동생이 이를 알고 있었는데, 의사와 함께 환자의 배 아래쪽 내의를 열어 보던 중 음모 군데군데에 하얀 반점 같은 것이 무수히 붙어 있어 깜짝 놀라 필자에게 진단을 의뢰했던 것이다. 환자의 의식이 없는 상태에서 3개월간 마음껏 번식한 수백 마리의 사면발이가 환자의 음모에 붙어 있었던 것이다. 환자의 의식이 제대로 있었더라면 결코 그 가려움증을 몇 개월간 참아내지는 못했을 것이다.

사면발이는 미국이나 유럽의 슬럼가 같은 곳에서도 곧잘 유행한다. 미국의 유명한 개그맨들의 비공개적인 유머 중에는 사면발이를 주제로 한 것들이 많이 있다. 그 중에서도 눈썹에 붙은 사면발이 이야기는 폭소를 자아내게 한다. "어쩌다가 그 쪽으로 도망가게 되었니?", "몰라. 옆에 있는 기둥을 잡았는데 그만…" 하는 식으로 개그맨 두 사람이 각각 사면발이가 되어 주고받는 대화는 정말 우습다. 그런데 눈썹에 붙은 사면발이의 에피소드를 필자도 직접 겪은 적이 있다.

1980년대 초 군의관으로 군병원에 근무하던 때였다. 어느 날 옆방에 있던 피부과 과장이 "어이! 이리 좀 와봐"하며 필자를 슬며시 부르는 게 아닌가? 무슨 일인가 가 보았더니 한 젊은 병사의 음모에서 사면발이를 여러 마리 발견하고는 필자에게 같이 좀 잡아보자고 하는 것이 아닌가? 자그마한 핀셋을 들고 둘이서 몇 마리 잡아보려 했으나 워낙 충체가 다리로 음모를 꽉 잡고 있어 부서지면 부서졌지 좀처럼 떨어지지 않았다. 의과대학 학생 실습 표본으로 쓰면 참 좋겠다고 생각하던 중 묘안이 생각났다. 치료법으로 약물 도포도 중요하지만 음모를 다 깎아 제거하면 될 일이었다. 음모 제거는 재발 방지(약물을 사용하면 남아 있던 알이 약에 저항하여 후에 재발한다)를 위해서도 매우 효과적인 방법이었다.

학생 실습에 쓸 충분한 충체를 확보했다고 좋아하고 있는데, 그런 사면발이가 이번에는 다른 병사의 눈썹 한쪽에서 또 한 번 발견되었다. 이번에는 안과였다. 눈썹에 하얀 반점 같은 것이 몇 개 붙어 있고, 가려워 얼마나 긁었는지 눈까지 온통 심하게 충혈되어 있었다. 어렵게 뽑아낸 눈썹 몇 개의 뿌리 근처에는 현미경을 쓰지 않고도 익히 알 수 있는 사면발이가 한두 마리씩 붙어 있는 것이 보였다. 안과 군의관이 그 병사에게 묻기 시작한다. "자네 이게 어찌된 일이지? 이게 뭔지 알아?", "아랫도리도 내려 봐! 눈썹에만 있을 리 없어."

참굴큰입흡충 이야기

우리나라에서 세계 최초로 발견한 인체 기생충이 몇 가지 있다. 우리 연구진이 세계에 자랑하는 참굴큰입흡충(*Gymnophalloides seoi*)은 그 중 하나이다(서울의대 이순형 명예교수 등이 1993년 신종으로 발표).[17] 이 흡충은 우리나라에만 그 존재가 알려져 있음에도 미국, 영국, 중국, 일본 등지에서 발행하는 인체 기생충학 교과서에 두루 올라와 있을 뿐만 아니라 미국에서 발행하는 의학사전에까지 등재되어 있다. 이 흡충 감염원이 이름에서 보다시피 온 세계 사람들이 날로 먹는 참굴(식탁에서 흔히 볼 수 있는 보통의 굴)이어서 그만큼 관심이 높기 때문이다. 또 하나의 이유는 이 흡충에 관한 논문 여러 편이 국제적으로 유명한 이른바 SCI 학술지(미국의 Thomson Reuter 사가 논문 인용빈도를 바탕으로 우수한 학술지들을 모아놓은 데이터베이스를 SCI라고 한다)에 게재되어 세계적으로 널리 알려졌기 때문이기도 하다.

참굴큰입흡충을 사람에서 발견하고 신종(新種)으로 발표하기까지 우여곡절이 많았다. 그 중에서도 특히 캐나다의 Ching H. 박사 이야기를 빼놓을 수 없다. 처음에는 서울대학교병원에 입원한 60대 췌장염 환자(여자)에서 충체 900여 마리를 분리했을 때 도무지 맞아떨어지는 종이 없어서 진단을 붙일 수 없었다. 환자는 성공적으로 잘 치료하고 퇴원했지만 충체(그림 22)에 대한 진단은 꼭 붙여져야 했다. 그래야 향후 이 흡충의 인체 감염에 대한 전모를 파악하고 예방대책까지 세울 수 있기 때문이다.

이미 발표된 관련 문헌들을 모두 찾아봐도 이 충체와 동일한 형태의 흡충이 기록된 논문은 전혀 찾아볼 수 없었다. 충체의 속명(屬名; genus)이 *Gymnophalloides* 라는 것까지는 알 수 있는 문헌이 있었는데 그 논문의 저자가 바로 Ching H. 박사였다. Ching 박사는 해산 패류가 옮기는 나경흡충과(裸莖吸蟲科; Gymnophallidae) 흡충 연구에 있어서 캐나다는 물론 세계 여러 지역에서도 많은 연구를 한 대가

이며, 우리가 발견한 새로운 흡충에 대해서도 중요한 의견을 제시해 줄 수 있는 거의 독보적인 분이었다.

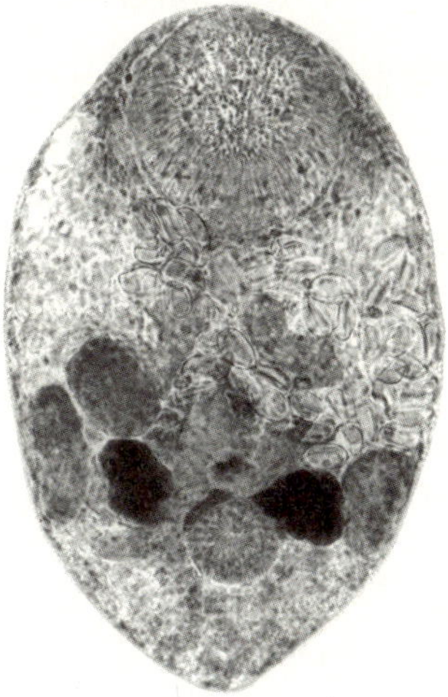

[그림 22] 참굴큰입흡충 성충의 모습. 충체 길이 0.4 mm.

편지로 자세한 내용을 알리고 충체 몇 마리를 동봉하여 보낸 얼마 후 답이 왔는데 Ching 박사는 너무 기뻐서 많이 흥분된 어투였다. 자신이 젊은 시절(1972년) 일본 동경만에서 채집한 굴에서 유충을 검출하여 상세히 기록했던 동경큰입흡충(*Gymnophalloides tokiensis*)이 있었는데 바로 그 종의 성충에 의한 인체감염이 드디어 발견되었다고 하면서 기뻐했던 것이다. 기생충학자들은 자신이 처음 발견, 기록한 기생충이 후에 인체 감염을 일으키는 종류로 밝혀지게 되면 자신이 그 인체 기생충을 세계 최초로 발견한 셈이 되므로 매우 영광스럽고 기쁘게 생각한다. 그러나 몇 년 간의 검토 끝에 우리가 인체에서 검출한 충체는 동경큰입흡충의 성충이 아닌 새로운 종이었고, 결국은 *Gymnophalloides seoi*(참굴큰입흡충)라는 새로운 이름이 붙게 되었다.[17]

우선 우리 연구진이 볼 때 Ching 박사의 논리에는 중대한 모순이 있었다. 그것은 Ching 박사가 발견했던 것은 완전히 자라지 않은 유충 상태였고 성충이 어떤 것인지에 대해서는 전혀 알려지지 않았다는 점이었다. 그런 상황에서 우리가 환자에서 분리한 성충을 기본 구조가 비슷하다고 하여 동경큰입흡충의 성충이라 속단할 수는 없는 일이었다. 다만, 두 종이 실제로 같은 종일 가능성은 조금

남아 있다. 만일 Ching 박사의 동경큰입흡충 유충을 동경만의 굴에서 얻어 동물 실험을 통해 성충을 얻는다면 그 충체를 우리가 사람에서 얻은 충체와 비교하여 동종 여부에 대한 판별이 가능하다. 그러나 안타깝게도 이미 동경만에는 오염이 심해 더 이상 굴이 나지 않는다고 하니 지금은 어떻게 해볼 도리가 없다.

이런 논리적 문제점에 대해 반박하는 내용을 기록하여 Ching 박사에게 보낸 후 답을 받았는데 역시 그 분은 훌륭한 과학자라는 생각을 하게 되었다. 우리의 논리와 의견을 최대한 수용하고 동의했음은 물론, 자기가 보관하고 있던 동경큰입흡충의 유충(피낭유충) 표본 몇 마리와 귀중한 문헌들을 보내오면서 우리 쪽 연구의 진행에 많은 관심을 보여 주었다. 이때까지만 해도 Ching 박사의 인적 사항에 대해서는 캐나다의 브리티쉬 콜롬비아 대학(밴쿠버 소재)의 동물학과 교수를 지낸 후 Hydra Enterprises라는 사설 연구소에 근무하고 있는 학자라는 점 이외에 별로 아는 것이 없었다. 성이 Ching이고, 이름이 Hilda이므로 여자 분일 것으로 짐작할 수는 있었으나 어떻게 생긴 분인지, 어떤 피부 색깔인지 궁금하기도 했다.

필자가 Ching 박사의 젊은 시절 사진을 우연히 보게 된 것은 매우 의외의 장소에서였다. 참굴큰입흡충을 신종으로 정하기 전에 동경의 메구로기생충관을 꼭 방문할 필요가 있었는데 그 주된 이유는 1939년 한국산 청동오리에서 검출, 기록된 마크로스톰큰입흡충(*Gymnophallus macrostoma*) 성충과의 동종 여부를 확인할 필요가 있었고, 그 표본이 동경의 메구로기생충관에 보관되어 있었기 때문이었다. Ching 박사도 이 메구로기생충관에 보관된 충체를 관찰하기 위해 오래전 동경에 온 일이 있었는데 그 때 사진을 찍어둔 게 보관되어 있었던 것이다. Ching

박사의 사진을 보니 비교적 젊었는데 모습이 마치 동양인처럼 보였다.

몇 년 후 필자와 연구진이 직접 캐나다를 방문하여 Ching 박사를 만난 후 비로소 알게 되었는데 그 분은 냉철하면서도 지성적인 모습의 동양계 얼굴을 가진 여성이었으며, 캐나다가 자랑하는 위대한 생물학자였다. 그 분은 2002년 8월 세계기생충학회(ICOPA)를 캐나다 밴쿠버에 유치하였고 학회 진행 책임자로서 많은 활약을 하기도 했다. 그 분의 아들이 미국기생충학회에서 발행하는 소식지에 자기 어머니에 관한 시(詩)를 쓴 것을 읽은 적이 있었다. Ching 박사가 젊은 시절 하루 종일 현미경만 붙들고 앉아 있어 어린 아들의 눈으로 볼 때 뭐가 그렇게 재미있어 저러실까 생각했는데 그게 바로 학문의 꽃을 피우느라 그러셨던 거구나 생각하면서 감회에 젖었으며, 엄마로서만이 아니고 과학자로서도 엄마를 존경한다는 내용이었다.

그런 인연으로 Ching 박사를 알게 된 다음부터는 나경흡충과 흡충 연구와 관련된 일에 대해서 계속 연락을 주고받고 있다. 국내에서 연이어 발견된 다른 나경흡충과 흡충으로 *Meiogymnophallus* 속의 신종 1종, *Parvatrema* 속의 2~3종이 있는데, 이들은 모두 반염수산 패류들이 매개하며 서해안 및 남해안 일대에서 발견되었고, 인체 감염 여부에 대해서는 지금도 연구가 진행 중이다.

참굴큰입흡충을 발견한 후 국제 학회에 몇 차례 소개한 일이 있었다. 그런데 외국인 학자 중 하나가 "아니, 그 정도로 유행도가 높은 기생충인데 왜 지금에서야 발견하게 되었느냐?"고 물었다. 그에 대한 답은 그리 간단하지만은 않았다. 한 가지 명확한 사실은 참굴큰입흡충이 한정된 지역에 꼭꼭 숨어서 살아왔고, 우리는 이 기생충에게 감쪽같이 속아 그 존재조차 모르는 채로 살아왔다는 사실이었다. 이것은 분명 기생충의 몇 가지 생존전략 때문이라고 생각된다.

참굴큰입흡충은 수많은 흡충류 중 가장 작은 크기의 충란을 생산한다. 이것이 참굴큰입흡충의 생존 전략 중 첫 번째로 중요한 것이다. 한국인에 대한 분변검사가 수십 년 동안 시행되어 왔지만 현미경에서 이 충란을 보면서 기생충의 충란이라고 진단할 수 있었던 사람이 단 한 사람도 없었던 것이 결코 우연만은 아니었다. 교과서에 나오는 어떤 기생충란보다도 작고, 모양도 달라서 식물의 꽃가루이거나, 식품 진드기의 알(卵) 정도로 알고 속을 수밖에 없었기 때문이었다.

두 번째 생존 전략은 이 기생충이 좁은 지역에 국한되어 살고 있다는 점이다. 병원도 의사도 별로 없는 여러 섬의 해안 마을, 이곳에 사는 주민들이 병원을 찾아 분변검사를 해볼 기회는 드물 수밖에 없다. 참굴큰입흡충은 그동안 그런 곳에서 꼭꼭 숨어 살아왔던 것이다. 넓은 육지에 나가서 유행을 일으켰다가는 누군가의 눈에 띄어 각종 약물의 공격을 받을 것이고, 그러다가는 멸종의 위기가 닥쳐왔을지도 모르는 일이기 때문이다.

생존 전략의 세 번째는 감염된 주민을 죽게 하거나 요란하게 괴롭히지는 않는다는 점이다. 정체불명의 괴질 형태로 나타나 주민들의 생명을 앗아간다면, 보건 당국이 긴장하게 되고 특단의 조치가 취해지게 마련이다. 참굴큰입흡충은 이런 것을 다 알고 있었을지도 모른다. 다만, 참굴큰입흡충은 첫 환자에서 췌장염과의 상관관계가 의심되었으며, 당뇨병과 동반되는 경우도 많아 혹시 췌장염이나 당뇨병의 원인이 되는 것은 아닐까 의심되기도 하지만 아직 증거가 부족하다. 그리고 대부분의 감염자는 속이 좀 더부룩하고, 가끔 쓰리고, 소화불량이 좀 있고, 무기력해지고, 나른하고, 그러나 급히 병원에 가야할 정도의 급성 증상은 아닌, 그럭저럭 참을 만하고, 소화제 먹고 나면 좀 편한, 그런 정도의 미약한 증상을 보인다.

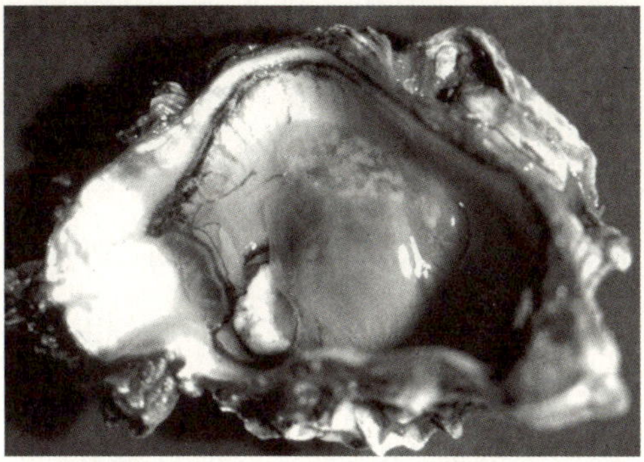

[그림 23] 참굴 표면에 붙어 있는 참굴큰입흡충의 피낭유충들(흰 점 덩어리들). Lee et al.[18] Korean J Parasitol 1995; 33: 1–7에서 인용(승인).

사람들의 낮은 경각심, 해이함과 무지, 그리고 무관심 같은 것들이 기생충의 생존을 크게 도와준다. 유행지 주민들 중에는 병원을 꼭 찾아야 할 만큼 증상이 심한 분도 간혹 있었으나, 막상 병원에 가서는 가벼운 '위궤양'이나 '장염'일 것이라는 진단을 받았다고 한다. 그리고 소화제와 제산제 정도로 버텨왔다고 한다. 기생충이 숨어서 계속 생존할 수 있도록 도와주는 진단이 내려졌던 것이다.

고고기생충학

고고기생충학(考古寄生蟲學)은 일반인들에겐 생소한 용어일 것이다. 기생충학조차도 무슨 연구를 하는 학문인지 잘 알려져 있지 않은 상황에 하물며 고고기생충학이라니. 그러나 선진국에서는 'Archeoparasitology'라 하여 그리 생소한 용어는 아니라고 한다. 신문, 잡지, 매스컴에 종종 보도되고 있기 때문이다.

영화 '쥬라기 공원'에서 호박(琥珀)에 둘러싸인 모기(공룡 시대의 공룡 피를 빤 모기)의 장내에 보존되어 있던 공룡의 피를 뽑아 DNA를 증폭하여 공룡을 만든다는, 조금 허황되지만 재미있는 이야기가 있었다. 이처럼 고고학(考古學)은 일반인의 관심을 끌기에 충분하다. 몇 천 년 전의 미라가 발견되었다든지, 진시황 무덤을 지키고 있는 말과 병사들이 발굴되었다든지, 역사 공부와 함께 무척 흥미로운 분야이다.

고고기생충학은 고고학 연구에 사용되는 방법론 중 중요한 한 분야라고 보면 크게 틀리지 않을 것이다. 특히 미라(사람의 시체인데 오랜 기간 부패되지 않고 형체가 잘 보존되어 있는 것)의 장 내용물에서 기생충이나 그 알(충란)이 발견되면 미라의 연대 추정은 물론, 그 사람의 사회 계층과 직업, 질병 상태, 거주지, 이동경로의 추측에 이르기까지 커다란 도움이 되기 때문에, 고고기생충학은 고고학 연구에 필수적인 요소 중 하나라고 할 수 있다. 그러나 안타깝게도 10여 년 전까지만 해도 우리나라에서는 고고기생충학이라는 이름마저 생소할 정도로 이 분야에 대한 시도가 전혀 없었다. 여기에는 필자에게도 상당한 책임이 있다는 생각이 들었다.

이런 책임을 다소나마 덜어 주는 신나는 일이 10여 년 전에 발생했다. 한국문화재보호재단에 근무하는 어느 분이 대구 칠곡 유적지의 흙을 20개 장소에서 채취하여 이를 분석해 달라는 요청을 필자가 속해 있던 연구팀(현 강원의대 한은택 교수)에 해 온 것이었다. 분석내용은 사람 기생충의 충란이 흙속에 들어 있는지 여부를 확인하는 일이었다. 흙의 연대는 서기 750~800년경 통일신라시대로 추정되며, 표본을 채취한 20개 장소가 각각 사람의 거주지였는지, 동물의 우리였는지, 단순한 논밭이었는지에 대해 고고학자들 간에 의견이 분분하다고 했다. 이 논란을 해결하기 위해 사람 기생충 충란 검출 여부가 매우 중요한 근거자료로 쓰일 수 있다는 것이었다.

처음에는 기술상의 문제가 걱정되어 일을 맡지 말아야 하나 생각했다. 더구나 기생충의 충란이 1,200년 동안이나 흙 속에 묻혀 있었다면 완전히 부패하여 흔적도 없어졌거나, 아니면 매우 연약해져서 물에 약간 섞이기만 해도 금방 파괴되어 현미경 관찰이 불가능하지 않을까 걱정되었다. 외국의 문헌을 뒤져 어떤 방법으로 충란 형태를 보존하면서 현미경 관찰이 가능했는지 면밀히 검토한 후, 우리가 받은 흙 표본을 하나씩 조심스럽게 검사하기 시작했다. 만일 충란이 발견되지 않는다면 없어서 검출되지 않은 것인지, 파괴되어 그런 것인지, 확인할 길이 없어 난감한 상황이었다.

다행히 행운은 우리 편에 서 주었다. 검사시료 1번을 현미경에 놓고 보기 시작하자마자 사람의 회충란, 편충란, 간흡충란이 쏟아져 나오는 게 아닌가(그곳은 사람 화장실이었을 것으로 추정됨). 거의 원형 그대로 보존되어 있는 1,200년 전의 생물체들을 관찰하며 환호성이 절로 터져 나왔다. "야! 신기하다. 이렇게 상하지 않고 흙 속에 그대로 보존되어 있다니." 영화 쥬라기 공원이 공상적인 이야기로만 그치지 않을지도 모른다는 생각과 함께, 정말 이들 충란에서 DNA를 뽑아 복제할 수도 있지 않을까 하는 생각도 들었다.

다음 표본에서는 전혀 충란이 발견되지 않았고, 그 다음에서도 발견되지 않았다. 그러나 표본 6번과 7번에서는 또 회충란과 편충란이 발견되었다. 이리하여

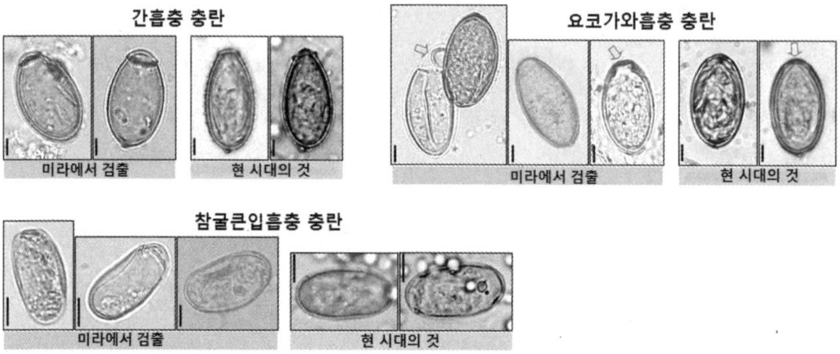

[그림 24] 하동 미라(17세기로 추정됨)의 장 내용물에서 검출된 참굴큰입흡충, 간흡충 및 요코가와흡충 충란의 모습. Seo et al.[20] J Parasitol 2008; 94: 467–472에서 인용(승인).

흙 20개 표본 중 회충란이 2개에서, 편충란이 1개에서, 간흡충란이 3개에서 각각 검출되었고, 대구 칠곡 지역(낙동강 유역)이 1,200년 전에도 지금처럼 간흡충의 고도 유행지였을 것임을 강력히 시사(암시)하는 결과를 얻을 수 있었다.[19]

그로부터 10여 년 동안 후배학자 두 분이(서울의대 신동훈 교수, 현 단국의대 서민 교수) 열심히 이 분야의 연구를 계속 해 왔다. 이리하여 지금까지 수십 편의 논문이 발표되면서 우리나라 여러 지역의 고분과 회곽묘, 미라 등에서 갖가지 기생충란이 발견되기 시작한 것이다. 그 중 하동 미라에서 발견된 참굴큰입흡충, 요코가와흡충 및 간흡충의 무수한 충란들은[20] 중요한 과학적 의미와 함께 고고학적인 흥미까지 던져주었다(그림 24). 미라는 17세기(약 400년 전)의 조선시대 여자로 추정되며 경상남도 하동 지역에 거주한 것으로 보였다. 검출된 세 가지 기생충 중 요코가와흡충과 간흡충은 지금도 하동 지역과 섬진강 유역에 유행하고 있어 납득할 만한 결과였으나 참굴큰입흡충 충란이 대거 발견된 것은 매우 중요한 단서 하나를 제공해 주기에 충분했다. 이 흡충이 지금은 전라남도 신안군에 주로 분포하고 있지만 당시에는 경상남도 하동 지역에까지도 유행이 있었을 것임을 시사하기 때문이다. 그리고 참굴큰입흡충이 학자들의 눈에 쉽게 띄지 않고 오랜 기간 숨어서 지내왔다는 사실(앞 절 참조)을 반증하는 것이기도 하다.

조선시대 400년 전 미라에서 흡충란 세 가지가 검출된 것은 또 한 가지 흥미로운 사실을 우리에게 던져준다. 조선시대에 생선회와 참굴을 즐겨 먹었다는 것을 보여 주기 때문이다. 요코가와흡충과 간흡충은 각각 은어나 황어(요코가와흡충), 붕어, 잉어, 피라미, 몰개, 모래무치, 납지리 등(간흡충)이 민물 생선이 매개하며, 참굴큰입흡충은 참굴이 매개한다. 이는 생선회를 먹는 습성이 1800년대에 다른 나라(일본)에서 전래되어 왔을 것이라는 잘못된 견해를 바로잡을 수 있는 좋은 증거가 된다.

기생충의 인체 실험

기생충학 관련 연구를 위해 인체 감염 실험을 하는 일이 빈번히 일어났던 시절이 있었다. 그리고 구충제 등 약제 효과를 판정하기 위해 시험 투약을 하는 일도 자주 있어 왔다. 그러나 최근에는 의학 및 의료의 윤리적 문제가 크게 제기되어 인체 실험이나 시험 투약의 경우 매우 엄격한 잣대를 적용하게 되었다. 인체 실험은 거의 불가능해졌고, 시험 투약도 무척 까다로워졌다.

비난을 면하기 위해 가장 흔히 시도했던 인체 실험은 연구자가 자기 스스로 회충의 자충포장란(embryonated egg)이든, 장흡충류의 피낭유충(metacercaria)이든, 감염성이 있는 기생충 유충을 직접 섭취하는 경우이다. 이런 인체실험의 예로서 1922년 사람 회충(*Ascaris lumbricoides*)과 돼지회충(*Ascaris suum*)의 자충포장란 섭취 후 임상적 경과를 꼼꼼히 기록한 일본 학자 Koino 형제의 이야기를 빼놓을 수 없다.

사람 회충과 돼지회충은 형태가 매우 흡사하고 생물학적 성질이 비슷하여 사람 회충이 돼지에게, 돼지회충이 사람에게 감염될 수도 있는가 하는 의문이 제기되었고, 이 의문은 90여 년이 지난 지금까지도 계속되고 있다. 이 의문을 풀기 위해서는 인체 실험 외에는 별 뾰족한 방법이 없다. 그래서 형 Koino는 사람에서 배출된 회충란(자충포장란) 2,000개를, 동생 Koino는 돼지에서 배출된 돼지회충란(자충포장란) 500개를 각각 섭취한 후 그 결과를 각자가 스스로 관찰하기 시작했던 것이다.

그 결과, 실험 감염 3개월 후 형에게서만 사람 회충(성충) 667마리가 배출되었고, 동생에게서는 전혀 충체가 배출되지 않았다. 그러나 동생의 경우에도 폐렴 증상이 2주 정도 나타나 유충이 장벽을 통과한 후 폐를 경유하는 이른바 폐 이행이 일어났다는 점을 강력히 암시했다. 그래서 돼지회충은 사람에 감염을 일으키긴 하지만 폐 이행까지만 하며 소장으로 이동한 후에는 곧바로 외부로 배출되는 것으로 결론을 내리게 되었다. 실제로 사람에서 돼지회충이 폐렴을 일으킨 임상 증례를 처음 증명(특이 항원-항체 반응 진단법으로) 한 것은 1996년 일본의 Maruyama H. 교수와 Nawa Y. 교수였으며(저명 학술지 Lancet에 논문 게재), 그 후부터는 계속해서 돼지회충 감염에 의한 인체 폐렴 발생 증례가 보고되고 있다.

회충과 돼지회충의 인체 실험 외에도 기생충 생활사 연구 도중 물고기나 양서류, 파충류 등에서 유충이 검출되면 이들이 인체에 감염될 수 있는지 알기 위하여 인체 실험을 하는 경우가 비일비재했다. 구충제가 있었기에 가능한 일이었다. 특히 일본 학자들이 이런 실험들을 많이 했다. 1922년 일본 기생충학자 Tanabe H.는 피라미 등 민물고기에서 분리한 가시입이형흡충(*Centrocestus armatus*)의 피낭유충 20개를 자신이 섭취한 후 12일째 분변에서 충란을 검출했다고 보고했다. 한편 1936년에는 일본 기생충학자 Ujiie N.이 붕어, 잉어 등 민물고기에서 일본극구흡충(*Echinochasmus japonicus*)의 피낭유충을 검출하고 이를 자기 자신과 지원자 1명이 각각 50개씩 먹은 후 7일 및 8일에 충란을 검출했고, 20일 후에는 사염화 탄소와 설사제를 먹은 후 설사 변에서 성충을 회수하기도 했다. 최근에는 일본 기생충예방회 소속 Hara T. 박사가 아프리카에서 덜 익힌 쇠고기를 먹은 후 우연히 감염된 무구조충(길이가 6~7 m에 달하지만 인체에서 낭미충증을 일으키지 않으며 증상은 가벼운 편이다)의 인체 내 수명을 알아볼 목적으로 20년 동안이나 치료하지 않고 일부러 충체를 몸속에

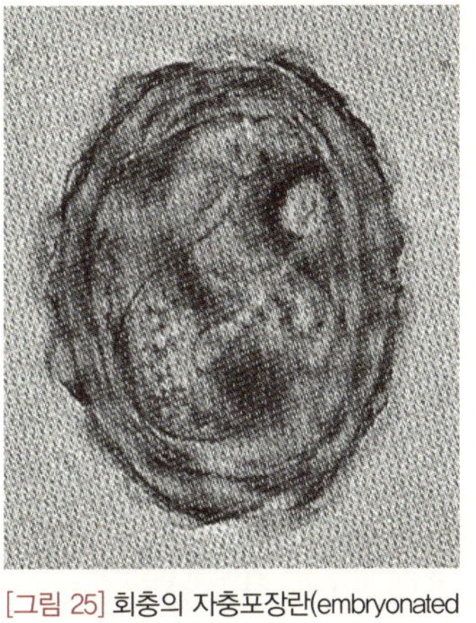

[그림 25] 회충의 자충포장란(embryonated egg). 일본의 Koino 형제가 이런 형태의 충란을 스스로 섭취한 후 임상경과를 꼼꼼히 관찰하였다. 돼지회충은 사람 회충과 형태학적으로 감별이 거의 불가능하다.

키우고 있어 화제에 오른 일이 있다. Hara 박사는 필자와 알고 지낸 지 25년이 넘어 근황을 가끔 듣고 있는데 최근 그는 불행히도(?) 그 무구조충을 잃었다고 안타까워하고 있다. 아마도 충체 수명이 다 하여 배출되지 않았을까 추측된다.

일본뿐만이 아니다. 미국의 흡충 학자 Shoop W. L. 박사도 스스로 흡충류 유충을 섭취하고 인체 내에서 충체가 얼마나 오래 사는지를 관찰한 사람이다. 그는 주걱흡충류가 인체 조직을 침입하며, 강한 병원성을 나타낼 수 있다는 사실을 알면서도(자신이 이 사실을 밝혔음) 북미주걱흡충(*Fibricola cratera*)의 인체 감염 가능성을 증명하기 위해 1989년 뱀(독사의 일종)에서 유충을 분리한 후 100개를 생리식염수에 타서 마셨다. 실험 감염 40일 후부터 충란이 검출되었고, 자신의 몸에서 최소 41개월 이상 생존할 수 있음을 보고했다. 위험천만한 일이었지만 다행히도 이 주걱흡충은 조직을 침범하지는 않은 것으로 나타났다.

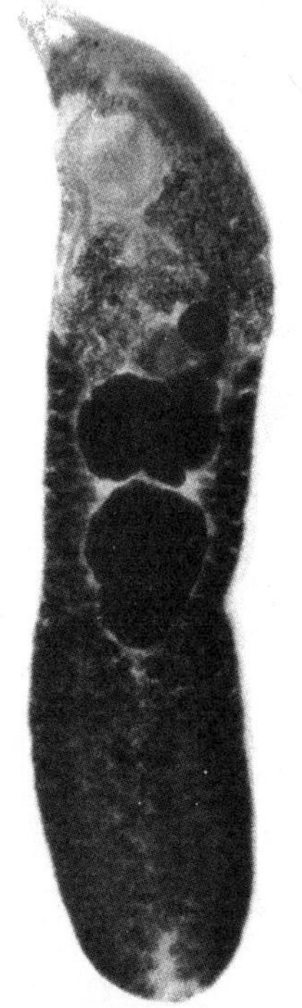

[그림 26] 필자가 미꾸라지에서 분리한 피낭유충을 섭취한 후 구충제 투여로 얻은 호르텐스극구흡충(*Echinostoma hortense*)의 모습.

국내 기생충학자들 중에도 스스로 인체 감염 실험을 한 경우가 종종 있다. 필자도 그 중 한 사람임을 고백한다. 필자가 섭취했던 기생충은 두 종류였는데 하나는 1979년에 섭취한 광절열두조충(*Diphyllobothrium latum*) 또는 동해긴촌충(*Diphyllobothrium nihonkaiense*)의 충미충(蟲尾蟲; plerocercoid)으로서 연어 근육에서 분리한 것이었으나 감염에는 실패했다. 다른 하나는 1985년에 섭취한 호르텐스극구흡충(*Echinostoma hortense*)이었는데 미꾸라지에서 분리한 피낭유충을 필자와 지원자 1인이 각각 7개 및 27개를 섭취했는데, 감염 27~28일에 구충제 및 하제 투여 후 총 11마리의 충체를 회수한 일이 있었다. 이때 회수한 충체는 아직도 우리 실험실의 귀중한 기념물(?)로 잘 보관하고 있다.

의과대학 학생들이 인체 실험에 자원한 일도 종종 있었다. 교수의 학문적 태도에 매료된 학생들이 너도나도 자원했던 것이다. 학생들은 요충의 충란을 섭취한 후 일정 기간 후에 약을 먹고 구충하여 충체를 수집하는 방법을 사용하여 요충의 인체 내 성장 및 수명 등을 관찰한 일도 있었고(요충은 사람만이 적합한 숙주라 마땅한 실험동물이 없다), 뱀에서 분리한 서울주걱흡충의 피낭유충을 섭취한 후 성충으로 키운 다음 수집한 일도 있었다.

이렇게 인체 실험의 대상이 되었던 기생충은 대부분 장내 기생충이며, 구충제로 치료가 가능하고, 가벼운 증상만을 일으키는 종류에 국한되었다. 그러나 예외적인 경우도 있었다. 돼지 근육에서 분리한 유구조충(*Taenia solium*)의 낭미충을 섭취한 경우도 있었는데, 이 충체는 사람 장내에서 성숙하여 충란을 생산할 경우 체내에서 알이 깨어난 후 조직을 침범하여 낭미충증(cysticercosis)을 일으킬 수 있기 때문에 매우 위험한 일이었다. 충란을 가진 성숙편절(생식기의 성숙이 완전한 편절)이 생기기 전에 구충제로 치료하여 감염을 종료했는데, 이는 무척 다행스러운 일이었다.

의학 윤리 문제가 매우 중요하다는 점은 두말할 나위 없다. 그러나 사람을 숙주로 하는 기생충과 기생충병의 전모를 밝히기 위해 인체 실험 감염은 필수적일 때가 많다. 새로 개발된 약제나 백신의 효과를 검증하기 위해서도 인체 투여나 접종 시험이 필요하다. 의학의 발전과 윤리 문제는 서로 반대편을 향해 끄는 수레와도 같다고 할 수 있다. 어디로 갈지는 각 요소의 경중에 따라 정해져야 할 것이다.

서울주걱흡충 이야기

우리나라 기생충학자가 세계 최초로 발견하여 신종으로 명명한 후, 지금까지 흥미로운 연구의 대상이 되고 있는 기생충 중에 서울주걱흡충(*Neodiplostomum seoulense*)을 빼놓을 수 없다. 이 흡충은 1964년 서울대학교 의과대학 구내에서 잡은 집쥐의 소장(작은창자)에서 처음 발견되었다(서울의대 고 서병설 교수, 고려의대 임한종 명예교수).[21] 충체는 주걱 모양의 앞부분과 두툼한 손잡이 모양의 뒷부분으로 구성되어 있고, 앞쪽 주걱 부분 한 복판에는 조직융해구(숙주 조직을 녹인다는 뜻; tribocytic organ)라 부르는 커다란 구조물이 있어 특이하다(그림 27).

당시 세계적으로 기록된 여러 유사종(비슷한 종)들과 비교해 보아도 맞아 떨어지는 것이 없어 신종으로 기록되었고(당시에는 *Fibricola seoulensis*라는 이름으로 기록됨), 후에 지금의 이름으로 바뀌었다. 이 흡충은 주로 우리나라에만 분포하는 것인데(중

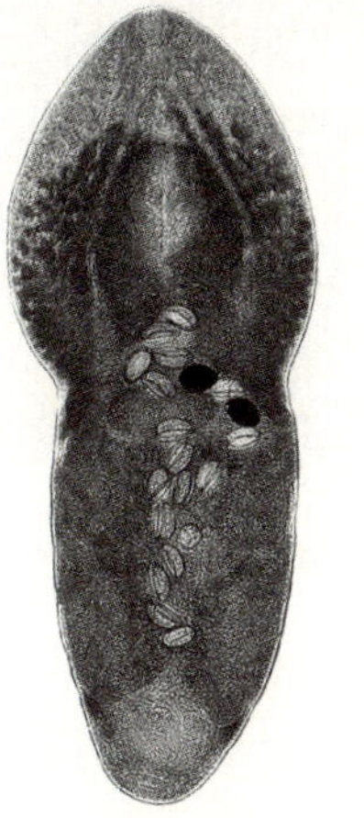

[그림 27] 서울주걱흡충 성충의 모습. 아세토카민 염색 표본, 충체 전반부 중앙의 진하게 염색된 부분이 조직융해구.

국 연변에서 발견된 기록은 있음), 발견된 후 18년이 지나는 동안 일반인은 물론 학계에서도 별 관심을 끌지 못했다. 쥐의 뱃속에 들어 있는 기생충 한 종이 신종이든 아니든 뭐 그리 중요하냐는 인식 때문이었다.

그렇게 홀대받던 서울주걱흡충이 일약 스타가 되고 의학적 중요성이 크게 높아지는 일이 발생했다. 그것은 1982년 첫 감염 환자 발생 때문이었는데 이 흡충이 25세 청년에게 감염을 일으켜 장 점막을 물어뜯고 뒤흔들어서 구급차에 실려 서울대학교병원 응급실로 입원하는 일이 벌어졌기 때문이다(서울의대 홍성태 교수). 분변검사에서는 매우 특이하고 진단이 어려운 흡충류 충란이 발견되었다. 당시 한참 흥미를 끌고 있던 극구흡충류(棘口吸蟲類: echinostomes)의 충란인지 다른 종인지 전혀 알 길이 없었다. 아무래도 성충을 얻어야만 명확한 진단이 가능하겠다는 결론이 났다. 그래서 다음 날 아침 비치오놀(현재 국내에는 없는 흡충 치료제)을 투여한 후 설사를 유도했다. 설사 변을 몇 차례 수집하여 현미경으로 검사하던 중 신기한 모습의 흡충 79마리가 발견되었는데 그들이 바로 1964년에 신종으로 명명되었던 서울주걱흡충과 같은 종의 흡충이었던 것이다.

환자는 증세가 나타나기 5일 전 경기도 여주의 신륵사(사찰) 부근에서 우연히 잡은 꽃뱀을 덜 익힌 채 먹은 일이 있다고 했다(결혼을 앞두고 있었다고 함). 여주로 출동하여 수소문 끝에 꽃뱀(그림 28)을 구해 실험실로 가져와 검사한 바, 무수히 많은 서울주걱흡충의 유충이 뱀의 복막과 장간막에 붙어 있는 것이 확인되었다(서울의대 홍성태 교수). 유충을 분리하여 흰쥐에 실험 감염시킨 후 7일 만에 그 청년에게서 수집한 성충과 동일한 형태를 가진 성충을 확보하는 데에 성공하였다.[22]

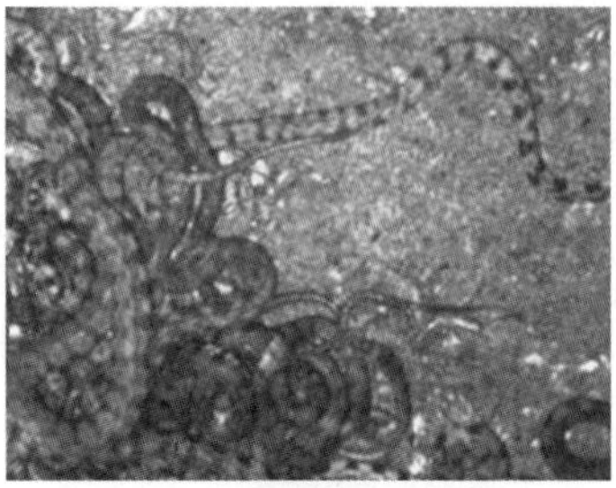

[그림 28] 서울주걱흡충의 운반숙주 역할을 하는 꽃뱀(일명 유혈목이).

곧이어 그 청년뿐만 아니라 뱀을 먹는 관습을 가지고 있던 특수부대 군인 25명과 민간인 2명에서 감염이 속속 확인되었다(서울의대 홍성태 교수). 특수부대에서는 생존훈련이라고 부르는 산악훈련 도중 뱀을 잡아서 먹는 방법을 훈련시키는 경우가 종종 있었기 때문이었다.

학계는 웅성거리기 시작했고 이 흡충의 전모에 대한 궁금증도 크게 증폭되었다. 그리하여 충체의 생활사를 비롯하여 면역학, 분자생물학, 유전학, 역학 등 다양한 연구가 진행되었다. 생활사 중에서 뱀은 개구리로부터 감염되며, 개구리는 올챙이 시절에 이 흡충의 유미유충에 의해 감염이 일어남이 밝혀졌다. 유미유충을 방출하는 패류는 또아리물달팽이인데, 자연계와 실험실 내에서 이를 모두 확인했다(중앙의대 홍성종 교수). 따라서 자연계에서는 쥐가 종숙주, 또아리물달팽이가 제1중간숙주, 올챙이와 개구리가 제2중간숙주임을 확인한 것이다. 뱀은 자연계의 종숙주가 아니고 사람에 우연감염을 일으키는 연결숙주 또는 지연숙주(1장에서 설명하였음)의 하나임을 알게 되었다.

이 흡충은 국내 내륙지방, 특히 산이 많은 지역에 널리 분포하고 있다. 서울 및 경기 지역에서 잡은 집쥐의 3.5%에서 서울주걱흡충 성충 감염이 확인된 일이 있었고, 최근에는 경기 북부 지역에서 잡은 야생 쥐에서 1.0% 정도의 감염률이 유지되고 있음을 확인한 바 있다. 이는 과거 20~30여 년 동안 서울주걱흡충 감염의 유행이 자연계에서 약간의 변동이 있으나, 꾸준히 계속되고 있음을 보여주는 자료이다.

우리나라 고유의 기생충인데다가, 사람 감염을 일으켜 심한 복통으로 응급실 신세를 지게 만들고, 더구나 뱀이 감염원이라니. 서울주걱흡충은 이런 여러 가지 이유로 주목받는 기생충이 되었다. 그러자 기생충학자들은 신바람이 나서 너도 나도 이 흡충 연구에 달려들기 시작했다.

그 결과 주옥 같은 연구논문들이 쏟아져 나오기 시작하였다. 실험 감염시킨 흰쥐에서 관찰한 주요 기생부위는 십이지장이며, 장 점막의 손상이 심하게 나타난다는 점, 덩치가 작은 마우스는 이 흡충 100마리 정도에 감염되면 대부분(감염 마우스의 80% 정도) 죽는다는 사실(연변과기대 국진아 교수), 그러나 프라지콴텔로 치료하면 사망을 막을 수 있다는 점 등이 기생충학자들에 의해 밝혀졌다. 그동안 이 흡충 연구로 석사학위, 박사학위를 받은 사람만 해도 스무 명이 넘는다. 그 중 몇몇은 이미 의과대학 교수가 되었고, 세계에 이름을 날리고 있다.

감염된 마우스가 죽는 주원인은 장(腸)의 마비 때문으로 보이는데, 장이 마비되는 근본적 원인에 대해서는 아직도 밝혀지지 않았다. 그러나 서울주걱흡충이 마우스에 감염되면 충체는 조직융해구를 이용하여 점막에 흡착하고, 점막을 물어뜯어 출혈을 일으키며, 심한 장염과 흡수장애를 2주 이상 계속되게 한다는 사실이 밝혀져 있다(한림의대 허선 교수). 이것이 결국 장 마비와 사망으로 진행되는 것으로 추측된다. 그러므로 사람도 감염량이 많을 경우 심한 증상을 나타낼 수 있을 것으로 보인다. 첫 환자였던 그 청년의 경우 응급실로 실려 갈 정도로 심한 복통과 고열이 나타났는데 수집한 충체 수는 79마리였으나 실제 감염량은 훨씬 더 많았을 것으로 추정된다.

마우스의 경우 80%는 죽지만 살아나는 개체도 20% 정도 되는데, 이 살아나는 마우스 암수를 교배하여 2세대, 3세대 후손을 계속 만들면 서울주걱흡충 감염에 저항하는 순수 혈통을 가진 마우스 주(株)를 개발할 수 있을 것이라는 기발한 아이디어가 나와 이를 곧바로 실행에 옮겼다. 그러나 2세대까지는 마우스가 새끼 몇 마리를 생산해 겨우 명맥을 이을 수 있었으나, 3세대에 가서는 마우스들이 새끼를 거의 낳지 못했다. 어찌된 일인지 살펴보니 수컷은 고환이 쪼그라들어 퇴화되고 있었고, 암컷은 난소와 자궁의 발육이 미미하고, 혈청 내 생식 호르몬 수치도 크게 감소한 상태였다. 감염된 마우스가 새끼를 낳지 못하게 되어 결국 서울주걱흡충에 저항성을 가진 특이한 마우스 주 개발에는 실패하고 말았다. 그러나 생식기능 저하를 유도하는 기전을 밝히기 위해 흥미진진한 연구를 계속 진행하고 있다(서울의대 신은희 교수).

서울주걱흡충 연구 도중 얻은 또 하나의 커다란 성과는 인산주걱흡충(*Neodiplostomum leei*)의 발견이다.[23] '인산(仁汕)'은 이순형(Lee S. H.) 서울의대 명예교수의 호(號)를 딴 것이다. 꽃뱀에 기생하는 주걱흡충류 유충 중에 서울주걱흡충과 감별이 불가능한 종이 최소한 두 종 더 있었는데, 그 중 하나가 인산주걱흡충이다. 인산주걱흡충은 마우스나 흰쥐에서는 간으로 이행하며, 장내에서 성충으로 자라지 않으나, 병아리(조류)에 감염시키면 곧바로 소장 내에서 성충으로 발육한다. 간 조직에 파묻혀 있는 인산주걱흡충의 유충을 분리하여 또 다른 마우스에 감염시키면 또다시 간으로 이행한다는 사실이 확인되었다. 즉 인산주걱흡충은 조류를 종숙주로 하는 장내 흡충류이며, 포유류(흰쥐, 마우스)는 연장숙주의 하나로서 간에만 기생한다는 흥미로운 사실을 확인한 것이다(서울의대 신은희 교수).

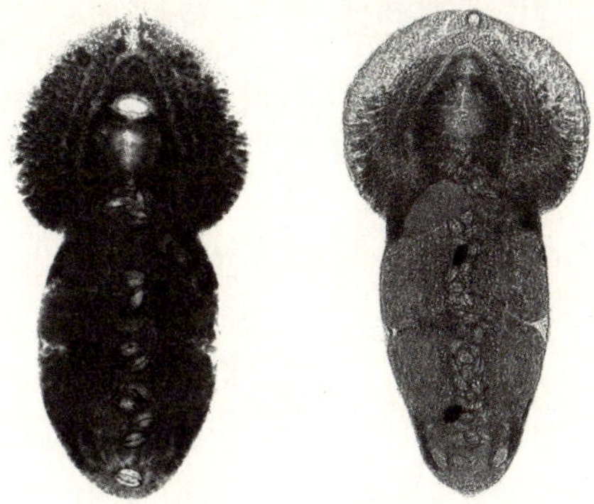

[그림 29] 인산주걱흡충(왼쪽) 및 보령주걱흡충(오른쪽)의 모습.

꽃뱀에 기생하는 주걱흡충류 유충 중 또 다른 하나는 보령주걱흡충(*Neodiplostomum boryongense*)이다.[24] 이 흡충은 충청남도 보령군에서 잡은 꽃뱀에서 처음 유충이 발견되었는데 흰쥐나 마우스에는 아예 감염이 되지 않으며(간으로 가지도 않음) 조류(닭)의 장에서만 성충으로 자라는 종류이다(서울의대 신은희 교수). 인산주걱흡충이나 보령주걱흡충은 조류의 장내 흡충이기 때문에 사람에게는 감염을 일으키지 않을 가능성이 크긴 하지만 일말의 가능성만은 열어두고 있다. 그래서 한국의 뱀에서 검출되는 주걱흡충류에 관한 연구는 점입가경이며, 세계적으로 가장 앞선 연구로 널리 인정을 받고 있다.

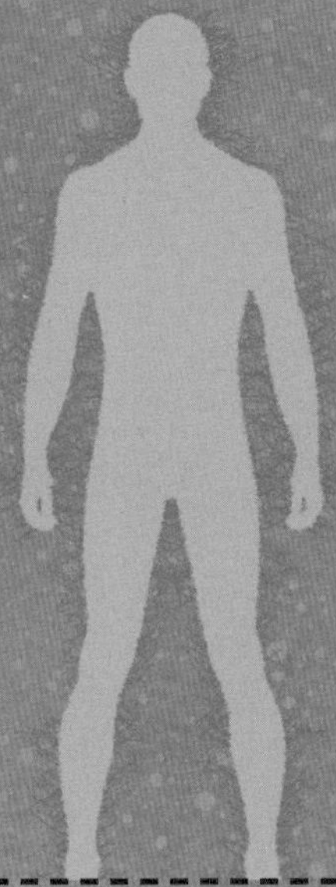

3장

한국인의 기생충(2부)

Parasites of Korean people (Part 2)

생선회와 고래회충

사람과 척추동물 간에 감염이 전파되는 질환을 인수공통감염질환(zoonotic diseases)이라고 한다. 최근 관심이 높아진 조류 독감이나 광우병, 메르스(MERS)도 인수공통감염질환의 대표적 예이다. 원인 병원체로는 세균, 바이러스, 진균, 원충, 연충 등이 있는데, 기생충(원충과 연충)은 40~50종류가 여기에 포함된다.

고래회충(*Anisakis simplex*), 바다표범회충(*Anisakis pegreffii*), 물개회충(*Pseudoterranova decipiens*)은 인수공통감염 기생충 중에서도 대표적인 종류이다. 해산 포유류를 종숙주로 하는 회충류(ascarids) 유충을 총칭하여 아니사키스 유충이라 부르며, 인체 감염은 아니사키스증(anisakiasis)이라고 한다.

인체 아니사키스증이 문헌에 처음 보고된 것은 1960년으로 이미 50년이 넘었다. 그러나 아직도 일반인에게는 생소한 이름이다. 충체가 발견되기 전에는 위나 소장 벽에 빈발하는 원인 불명의 호산구성 육아종(호산구라는 백혈구들이 어떤 물체나 세포 등을 바짝 둘러싸고 있는 것)으로 취급되어 왔으나, 해산 포유류의 회충류 유충에 의한 것임이 처음으로 밝혀진 것이다.

감염원은 아니사키스 유충을 가지고 있는 해산 어류나 두족류(오징어, 낙지 등)이다. 자연계에서는 고래나 물개 등이 유충에 감염된 어류나 오징어, 낙지 등을 먹음으로써 생활사가 이어진다. 사람 몸에 들어오면 유충 상태로 발육을 멈추지만, 이 유충은 위벽, 장벽을 뚫고 점막조직을 침범하여 여러 문제를 일으킨다. 유충 감염이므로 분변을 통해 충란을 배출하지는 않는다.

아니사키스 유충은 길이 2~5 cm 정도의 실 모양을 하고 있고(그림 30), 붕장어(아나고), 방어, 광어, 조기, 명태, 고등어, 청어 등 수백 종류의 해산 어류와 오징어, 낙지 등 두족류의 내장에 주로 들어 있다. 국내 환자들이 가장 흔히 먹었다고 하는 종류는 붕장어(아나고)이다. 생선회와 함께 유충을 먹으면 몇 시간 이내에 배가 심하게 뒤틀리고 아파 급히 병원을 찾게 된다. 증상이 가볍고 신속히 호전되는 수도 있으나 많은 환자들은 며칠 내지 몇 달씩 심한 복통으로 고생한다.

아니사키스 유충이 사람 감염을 일으키며, 감염자는 수술까지 받아야 한다는 사실은 1960~1962년 네델란드 학자 Van Thiel 등에 의해 처음 밝혀졌다. 그들은 청어를 먹은 후 발병한 급성 복증(급히 배가 찢어질 듯 아픈 증상; acute abdomen) 환자 11명을 보고했는데 그중 9명의 수술 결과, 장벽에서 길이 2.0~2.3 cm의 유충을 검출했다고 한다. 이들 유충은 면밀한 검토를 거쳐 고래회충(*Anisakis*) 속(屬)의 유충임을 확인했다. 그러나 충체의 종(種)까지 결정하기는 매우 어려웠다. 유충의 모습만 가지고는 성충이 어떤 종인지 단정할 수 없었기 때문이다.

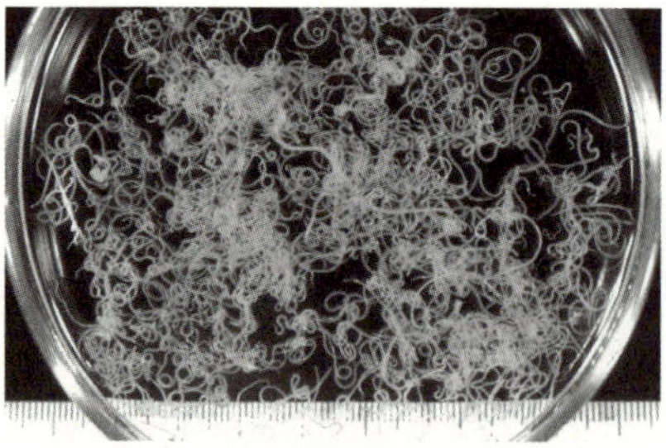

[그림 30] 바다 생선에서 분리한 아니사키스 유충의 모습. 무수히 많은 충체가 검출되었다.

어쨌든 네델란드에서 1960년에 시작된 인체 아니사키스증에 대한 논문 보고는 일본 학자들을 크게 자극했다. 생선회를 먹는 일이 네덜란드 사람들보다 일본 사람들에게 훨씬 더 많은데, 아니사키스증을 밝혀내지 못하고 뭘 했느냐는 자성의 소리가 높아졌다. 곧바로 문부성의 집중적인 연구비 지원이 시작되었고, 대대적인 아니사키스증 연구에 돌입하게 된다. 그 결과 1961년부터 수백 편의 연구 논문이 발표되었고, 아니사키스증의 전모가 거의 다 밝혀졌다고 해도 과언이 아니다. 일본인 환자는 지금까지 문헌으로 보고된 예만 해도 12,000명이 넘는다. 우리나라 사람들도 생식이라면 일본인 못지않게 선호한다. 그러나 보고된 아니사키스 증례 수는 비교적 적은 편이며, 1971년에 첫 환자가 보고된 이후 지금까지 약 500례 정도만 위내시경 또는 수술 후 조직검사 등에서 확진되었다.

생선회는 필자도 즐겨먹는 음식 중 하나이다. 바닷가가 고향이거나 바닷가에 살아 본 경험이 있는 사람은 아마도 필자와 비슷할 것이다. 얼마 전 어느 일본 학자가 생선회에 사람의 머리를 맑게 하는 좋은 성분이 들어 있다는 발표를 한 적이 있었다. 그 발표가 사실이건 아니건 간에 생선회에는 몸에 좋은 각종 영양소가 열에 파괴되지 않은 채 들어 있을 게 당연하다. 그렇지만 안타깝게도 생선회에는 고래회충이나 바다표범회충, 물개회충(보통 이들을 통틀어 고래회충이라 부름) 같은 것들의 유충도 들어 있어 인체에 감염될 위험성이 있다는 점은 짚고 넘어가야 하겠다.

최근 세계적인 학술지 Trends in Parasitology에 아니사키스 유충이 심한 알레르기를 초래하는 원인 중 하나라는 놀라운 사실이 또다시 발표되었다. 아니사키스 유충이 살아 있으면서 사람의 위벽 및 장벽에 침입하여 급성 복증을 일으키는 것은 물론이고, 유충이 죽은 후에도(끓여서 먹는 경우에도) 충체에서 나온 항원이

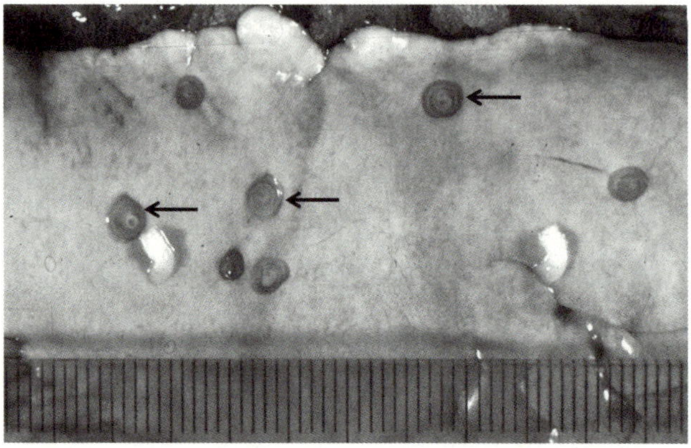

[그림 31] 명태의 내장(간)에 박혀 있는 아니사키스 유충의 모습(화살표). 낭을 쓰고 있으면서 동그랗게 말려 있지만 활발한 운동성이 있어 물고기가 죽으면 쉽게 튀어나와 근육으로 이동하기도 한다.

IgE를 비롯한 알레르기 항체 반응을 유발하여 혈관 주변을 퉁퉁 붓게 하고, 두드러기가 나게 하며, 아나필락시스형 쇼크를 일으켜 사람을 사망하게 할 수도 있다는 놀라운 사실을 보고했다. 그 후 아니사키스 유충에 의한 알레르기 질환은 유럽 여러 나라에서 계속 보고되고 있다.

아니사키스 유충 감염과 유충에 의한 알레르기 반응을 예방하는 방법은 사실상 마땅한 것이 없다. 회를 꼭꼭 씹어 먹으면 안전할 것이라는 설도 있으나 이를 정확히 실행에 옮기기는 무척 어렵다. 배는 고픈데 생선회를 오랫동안 씹고만 있으려면 과연 맛이 제대로 나겠는가? 그리고 충체가 파괴된다 해도 알레르기까지 예방할 수는 없을 것이다. 생선회를 좋아한다고 해서 그리 쉽게 감염되는 것도 아니다. 운이 지극히 나쁜 경우에만 감염되기 때문이다. 그 이유는 다음과 같다.

아니사키스 유충은 절대적으로 내장에 많이 분포하며(그림 31), 근육에는 거의 없다. 따라서 생선의 근육만을 먹을 경우 감염의 위험성은 극히 낮다. 다만, 물고기가 죽은 다음에는 내장이 가장 먼저 부패하게 되고, 유충이 부패하는 고약한 환경을 피해 근육으로 달아나는 경향이 있으므로 근육에 있을 확률도 높아진다. 그러므로 예방을 위해서는 신선한 생선의 근육만을 먹는 것이 좋다. 만일 생선을 냉장 보관하려면 반드시 내장을 제거한 후 보관해야 한다. 오징어, 낙지의 경우에도 먹물 주머니와 내장을 완전히 제거하고 신선한 근육을 먹는 편이 안전하다. 또 한 가지 방법은 붕장어(아나고)나 잡어들보다 참치, 도미, 다금바리 등 대형 어류를 먹는 편이 비교적 안전하다.

초고추장, 마늘, 겨자, 양파, 알코올(술) 등에도 유충은 거의 영향을 받지 않는다. 사람 치사량의 10배나 되는 방사선을 쬐어도 유충은 어슬렁어슬렁 살아서 움직인다. 유충을 죽이는 약도 아직까지 개발된 것이 없다. 이렇게 난감한 고래회충의 위험에도 불구하고 필자는 내일도 맛있는 생선회를 먹으러 갈 예정이다. 앞에서 말한 몇 가지 수칙만 잘 지킨다면 감염의 위험성은 매우 낮기 때문이다.

아시아조충 이야기

아시아조충(*Taenia asiatica*)은 1993년 우리나라 학자들에 의해 처음 명명된 인체 기생 촌충의 하나로(그림 32), 우리나라, 대만, 중국, 베트남, 라오스, 태국 등 아시아 여러 나라에서 유행을 보이고 있다. 세계 학계에서는 이 종을 독특한 종으로 인정해야 하느냐, 아니면 기존의 무구조충(*Taenia saginata*) 중 일부가 단순 변이한 것으로 보느냐에 대해 오랫동안 논란이 있어 왔다. 하지만 그런 논란 때문에 이 종의 이름은 물론, 한국이라는 나라와 이 충체를 명명한 학자들의 이름이 국제 논문에 계속 인용, 소개되면서 더욱 더 유명해지고 있다.

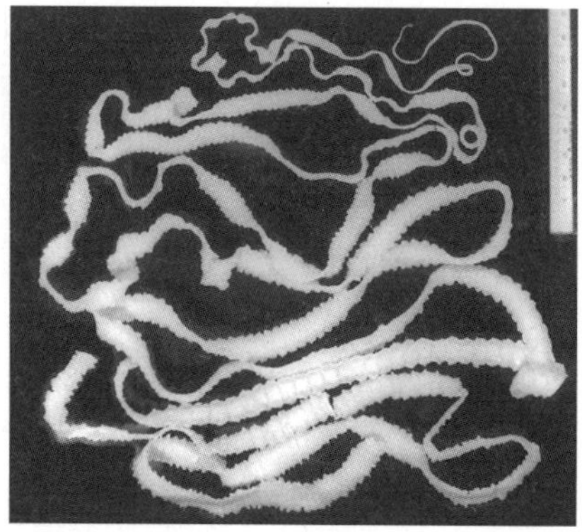

[그림 32] 아시아조충 성충의 모습.

아시아조충은 1758년 유럽에서 처음 명명된 유구조충(*Taenia solium*)이나 1782년 유럽에서 명명된 무구조충과 매우 비슷하고, 둘의 중간쯤 되는 성격을 지니고 있다. 그러므로 생태학적, 또 진화학적으로 특이한 종이며, 흥미롭게도 아시아 지역에만 분포한다. 충체의 형태만 보아서는 무구조충과 흡사하여 오랜 기간(200년 정도) 무구조충으로 취급되었고, 별종일 가능성에 대해서는 그다지 생각해 본 사람이 없었다. 그러던 중 대만 기생충학계의 거두인 고 Fan P.C. 교수(국립양명의과대학 명예교수)가 1981년경 대만 고산족들을 조사해 보니 돼지의 간을 흔히 날로 먹는 데도 돼지고기를 통해 전파되는 유구조충은 거의 없고, 검출되는 충체 대부분이 쇠고기로 전파되는 것으로 알려진 무구조충과 흡사하다는 점에 주목하여 이를 이상하게 여기게 된다.

Fan 교수는 충체 형태를 면밀히 검토한 후, 기존의 무구조충과는 몇 가지 형태가 다르다는 사실을 발견하고 1985~1986년부터 이를 대만무구조충(Taiwan

Taenia)으로 부르기 시작했다. 그러나 이 이름은 무구조충의 권역을 벗어나지는 못한 것으로, 대만에 특이한 형태 변이를 나타내는 무구조충이 존재한다는 정도에 불과한 것이었다. 매우 신중하지만, 결단성이 약한 Fan 교수 연구팀은 후에도 계속 비슷한 태도를 유지하여, 결국은 이 분류학적 문제에 관한 주도권을 우리나라 학자에게 양보하게 된다. 얼마 안 가서(1993년) 한국에서 이 충체를 아시아조충이라는 신종으로 발표하기에 이르렀다(충북의대 엄기선 교수, 고려의대 임한종 명예교수).[25] 그러나 Fan 교수 연구팀은 그 후에도 계속 아시아무구조충(*Taenia saginata asiatica*), 즉 무구조충의 아종(亞種)으로 해야 한다는 주장을 펴 왔다.

한편 우리나라에서는 1982년경 전남 고흥군 소록도 주민으로부터 필자와 서울의대 연구진(홍성태 교수)이 외견상 무구조충으로 보이는 충체를 여러 마리 수집한 일이 있었다. 소록도가 격리된 지역이고, 소는 볼 수 없는 반면 돼지를 키우고 있어(돼지고기를 먹는 일은 흔히 있었음) 이론적으로는 유구조충이 유행해야 하는데, 실제 구충 후 충체를 수집한 결과 무구조충같은 충체만 검출되어 무척 이상하게 생각했다. 그러나 더 이상 이 문제에 대한 추구는 하지 못하고 말았다. 국내 다른 연구진들도 비슷한 경험을 몇 차례 한 것 같다. 예를 들어 1965년 제주도 주민에서 무구조충은 많으나 유구조충은 매우 드물다는 논문이 발표된 일이 있었고, 1985년에 발표된 논문 중에는 제주도의 소에서 무구조충의 낭미충(cysticercus)은 검출되지 않는데 비해, 돼지에서는 낭미충이 종종 검출된다는 보고 등이 그 예이다.

Fan 교수의 대만무구조충 논문은 1988년에 국제적인 학술지 Parasitology Today에 발표되었다. 무구조충인 데도 돼지에 의해 전파되다니. 이것은 교과서를 바꿔야 할 정도의 엄청난 발견이었고 세계의 많은 학자들을 깜짝 놀라게 했다. 논문에는 돼지 간을 날로 먹는 대만 고산족 아낙네의 사진까지 첨부되어 있었다. 그리고 대만의 고산족 31만 명 중 6만 명 정도가 아시아조충에 감염되어 있는 것으로 추산했다. 그리고 곧이어 Fan 교수 연구진으로부터 많은 논문들이 쏟아져 나왔다. 그러나 우리나라 제주도의 조충 감염 환자에서 대량의 충란을 얻어 대만으로 가져간 다음, 돼지, 소, 염소 등에 실험 감염시킨 후 얻은 낭미충이 대만무구조충의 낭미충과 동일한 것으로 판명되었다는 논문은 국내 기생충학자들의 자존심을 적잖이 자극하고 말았다.

몇 년 후인 1993년 국내 연구진은 면밀한 형태학적 관찰을 거친 후 대만무구조충을 아시아조충으로 승격시켜 신종으로 제창하게 된다(그림 33). 신종 제창 당

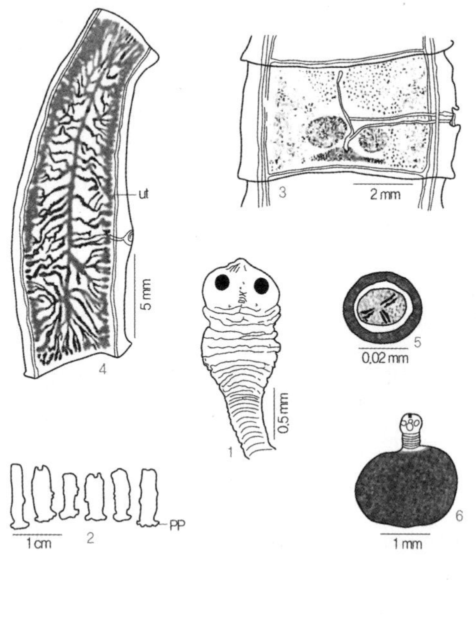

[그림 33] 아시아조충의 신종 발표 기사. 1. 머리 부분. 흡반 사이가 위로 솟아올라 있다. 2. 편절 끝이 발가락처럼 되어 있다. 3. 성숙편절. 4. 수태편절. 5. 충란. 6. 낭미충의 모습. Eom and Rim.[25] Korean J Parasitol 1993; 31: 1–6에서 인용(승인).

시 Fan 교수와 공동으로 논문을 발표하자고 제안했으나 Fan 교수가 이를 거부했다고 한다. 거부 이유는 명확하지는 않으나 아시아조충을 무구조충의 아종(亞種) 정도로 해야 한다는 생각에서였을 것이다. 그렇지만 기생충의 명명은 단순할수록 좋고, 명쾌하며, 편리하기도 하다. 속명, 종명 및 아종명 3가지(*Taenia saginata asiatica*)를 줄줄 달고 있으면 보기만 해도 복잡하고 답답하다. 더구나 지금은 Fan 교수가 돌아가시고 뒤를 이을 마땅한 학자마저 없는 상황이어서 점차 아시아조충으로 이름이 굳혀져 가는 중이다.

아시아조충의 신종 발표와 Fan 교수의 아종 주장이 팽팽히 계속되자 Fan 교수를 지지하는 미국과 호주 등의 원로 학자들은 국제학회에서 엄기선 교수(충북의대)를 만나 신종을 철회하도록 종종 압력(?)을 넣기도 했다고 한다. 특히 호주의 유명한 기생충 유전학자 McManus D. 박사는 아시아조충과 무구조충의 유전자 분석 비교를 통해 "그 정도의 차이는 종내 변이로 볼 수 있다."라고 하면서 Fan 교수의 손을 들어주는 논문을 발표한 일도 있었다. 그러나 곧이어 McManus 박사의 문하로 들어간 베트남의 Le Thanh Hoa 박사는 세계 각국에서 분리한 충체에 대해 유전자 비교 분석을 하던 중 아시아조충과 무구조충 간의 유전자 배열의 차이가 상당히 커서 완전 별종 간의 차이 정도에 해당한다는 사실을 확인하게 되었다. 최근 서울에 초청되어 가졌던 세미나에서 Hoa 박사는 아시아조충을 별종으로 인정한다고 발표한 일이 있었다.

어느 국제학회에서 Fan 교수가 필자를 엄 교수로 잘못 알아보고 공격적인 태도를 보였던 일이 있었다. 아시아조충에 대한 Fan 교수의 심사가 어떤지 엿볼 수 있는 대목이었다. 그러나 필자는 Fan 교수의 학문적 열정과 노력을 높이 평가하고 있어 전혀 섭섭하지는 않았고, 엄 교수와 필자는 다른 사람임을 밝힌 후 Fan 교수가 사과했고 이후 매우 가깝게 지냈던 기억이 있다.

톡소포자충 연구와 실험실 사고

톡소포자충(*Toxoplasma gondii*)은 고양이를 종숙주로 하고, 생쥐, 쥐, 돼지, 사람 등을 중간숙주로 하는 원충으로서 오늘날 전 세계 기생충학자들의 흥미진진한 연구대상 중 하나이다. 그 이유 중 하나는 이 원충이 사람에게 감염되어 심한 몸살과 림프선염, 안구 염증(망막염 등), 뇌염 등 중한 병을 일으키며 AIDS와 같은 면역결핍 상태에서는 사망률도 높아 의학적 중요성이 매우 크기 때문이다. 그리고 대식세포의 면역학적 연구를 위해 세포내 기생충 모델(그림 34)로서도 매우 훌륭한 것이기 때문이다. 또 다른 이유는

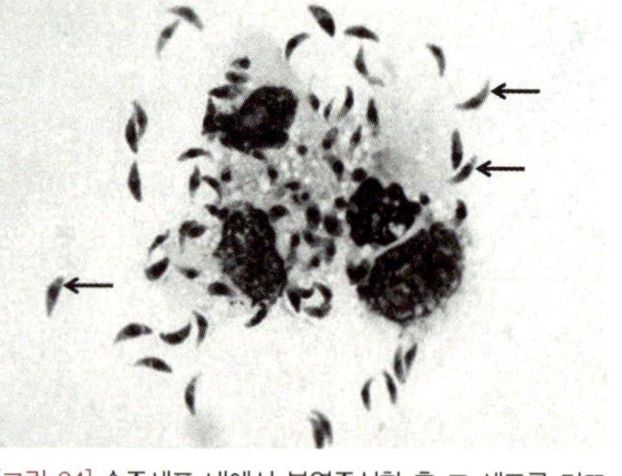

[그림 34] 숙주세포 내에서 분열증식한 후 그 세포를 터뜨리고 나온 톡소포자충(화살표).

톡소포자충이 숙주의 성격과 행동을 조정하여 자신들의 생존에 유리한 방향으로 절묘하게 이끌어가기 때문에 그 기전이 생물학적으로 매우 흥미롭기 때문이기도 하다(4장과 5장 참조).

면역기능에 이상이 없는 사람에서는 무증상으로 지나가는 경우가 대부분이고 혈청 내에 항체가 생긴다. 그러나 저항력이 떨어지거나 노약자, 임산부의 경우에는 충체가 많이 분열, 증식하여 뚜렷한 임상 증상을 보이는 경우가 생기게 된다. 갑자기 눈이 침침하고 부분적으로 초점이 잘 안 맞는 등 시력에 이상이 생기거나 온몸의 림프선이 붓고 아프게 되는 등 몸살의 기운이 나타나기도 한다.

특히 임산부가 이 원충에 감염될 경우에는 태아에게 혈액을 통해 직접 충체를 전파하기도 하며, 감염된 태아는 머리가 비정상적으로 커지고(뇌수종), 시각장애, 발작 등 심각한 신경증세를 보이며, 대부분 오래 살지 못하게 된다. 어른들의 감염은 약제로 치료할 수 있어 그나마 다행이지만, 태아의 선천성 감염은 치료도 어렵고 그 후유증이 매우 심각하다.

인체에 감염되는 주요 경로는 감염된 돼지고기를 덜 익혀 먹었을 때가 가장 흔하며, 닭고기나 오리고기, 꿩고기를 샤브샤브해서 먹는 등 덜 익힌 채로 먹을 때에도 감염이 쉽게 일어난다. 고양이 분변에 들어 있는 난포낭을 우연히 섭취할 때도 감염될 수 있다.

얼마 전에는 고양이를 가까이 하는 것이 톡소포자충 감염에 얼마나 위험한가에 대해 인터넷에서 설전이 오간 적이 있었다. 특히 캣맘(고양이를 돌봐주는 분)들은 고양이 접촉만으로는 톡소포자충 감염의 위험성이 거의 없다고 해 주기를 기대하는 것 같다. 그러나 고양이가 바깥출입을 얼마나 자주 하는지에 따라 고양이가 감염될 가능성은 늘 있는 것이며, 감염된 고양이가 집 안에 있을 경우 사람 감염의 위험성은 높을 수밖에 없다.

흥미롭게도 이 원충은 미국, 유럽 등 선진국에서 감염률이 매우 높은 반면에(국민의 40~70%가 양성), 우리나라에서는 상대적으로 감염률이 낮은 편이다(5~20% 정도). 유행도가 낮기 때문인지 우리나라에서는 이 원충을 연구하는 학자도 드문 편이다. 그리고 국내 실험실에서 흔히 사용하고 있는 충체는 외국에서 얻어 온 병독성이 매우 강한 RH 주(株)라는 것인데, 마우스에 주사하면 5~6일 만에 모든 마우스가 다 사망한다. 사망 직전에 복강에서 충체를 뽑아 또 다른 마우스에게 주사하는 식으로 하여 고양이를 사용하지 않고도 충체를 일 년 내내 또는 영구히 계대보존하고 있는 것이다.

그런데 실험실에서는 종종 사고가 발생한다. 마우스의 등가죽을 당겨 한 손으로 쥐고 충체를 담은 주사기를 복강으로 찌르는 순간, 마우스가 갑자기 몸부림이라도 친다면 어떻게 될까? 초보자는 물론, 제법 익숙한 사람도 깜짝 놀라 등가죽을 놓게 되고 이때 순간적으로 손끝이 주사 바늘에 찔릴 수 있다. 물론 수술용 장갑을 끼고 있지만 날카로운 주사바늘을 막을 수는 없다. 충체가 찔린 부위로 주입되고 실험자는 톡소포자충증에 걸리고 만다.

이런 사고가 의외로 자주 일어나고 있다. 서울 시내 모 의과대학 교수가 실수로 자기 손을 찔러 톡소포자충증에 걸려 고생한 이야기는 학계에서는 익히 잘 알려진 일이다. 그 교수는 놀림감이 될 수도 있는 위험을 무릅쓰고 자신의 경우를 '실험실 내 톡소포자충 감염의 1증례'라고 하여 논문으로 발표하기도 했다. 남자는 그나마 나은 편이지만 여자, 특히 갓 결혼한 젊은 여선생이 사고를 당한다면 정말 큰일이다. 새로 태어날 아기에게까지 큰 영향을 줄 수 있기 때문이다.

필자의 실험실에서도 이런 위험성 때문에 늘 걱정이 끊이지 않는다. 몇 년 전 필자가 톡소포자충에 관한 면역학적 연구를 계획하면서 연구원 중 누가 그 실험을 맡을 것인지 물었을 때였다. 하필이면 갓 결혼한 젊은 여선생이 "제가 맡겠어요"라고 하며 나서는 것이 아닌가? "자네는 안 되겠네. 다른 사람?"이라고 했더니 "저는 왜 안 되나요? 제가 그 실험을 꼭 하고 싶어요"라고 하며 고집을 피우는 것이었다. 결국 맡기지 않을 수 없었는데 공교롭게도 실험을 맡은 지 얼마 되지 않아 그 여선생은 임신을 했다. 살얼음을 딛는 것처럼 초초했고, 걱정은 날로 커져 갔다. 다행히도 조심에 또 조심을 한 덕분인지, 아기는 건강하게 태어났고, 잘 자라서 지금은 중학생이 되어 있다. 최근에는 또 다른 여선생이 톡소포자충을 다루고 있다. 그래서 또 조마조마하다.

송어와 동해긴촌충

기생충은 일반적으로 열악한 환경에 노출되어 살고 있는 사람에게 더 잘 감염된다. 그러나 그렇지 않은 기생충도 있다. 동해긴촌충(*Diphyllobothrium nihonkaiense*)

또는 광절열두조충(*Diphyllobothrium latum*)이 그런 예의 하나이다(이 두 종은 사촌간이다). 훈제 연어, 송어회, 농어회 등이 주요 감염원인데, 이들 음식은 고급 레스토랑이나 호텔 식당에 가야 맛볼 수 있기 때문이다. 그래서 이 기생충은 생활수준이 높은 기업체 간부, 고위 공직자, 의사, 변호사 등에서 감염자가 자주 나타난다. 물론 이런 생선을 날로 먹을 수 있는 어부들이나 횟집 주인, 종업원 중에도 감염자가 발견되는 일이 있다.

동해긴촌충은 촌충(寸蟲; tapeworm)의 하나로서, 짧은 마디(편절) 삼천 내지 사천 개가 한 줄로 길게 연결되어 있으며, 전체 길이는 10미터에 달하는 경우도 있다(그림 35). 그럼에도 숙주에 나타나는 임상 증상은 대부분의 환자에서 매우 가벼운 편이다. 성충은 사람이나 개, 고양이, 여우, 곰 등 동물의 소장에 기생하면서 장내의 각종 영양물질을 먹고 살며, 무수히 많은 충란을 산출한다. 충란은 분변과 함께 외계로 유출되며, 결국 물속으로 흘러 들어간다. 물속의 충란 내에는 섬모를 많이 가진 육구유

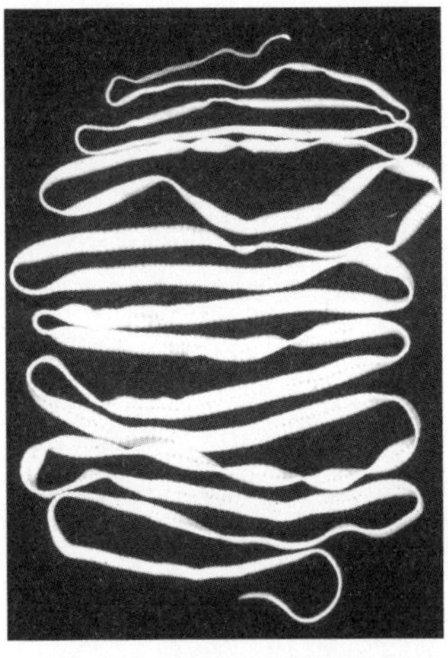

[그림 35] 국내 환자(33세, 남자)에서 배출된 동해긴촌충(소형) 1마리의 모습. 윗 쪽 가느다란 부분이 머리 부분. Lee et al.[26] Korean J Parasitol 1994; 32: 117–120에서 인용(승인).

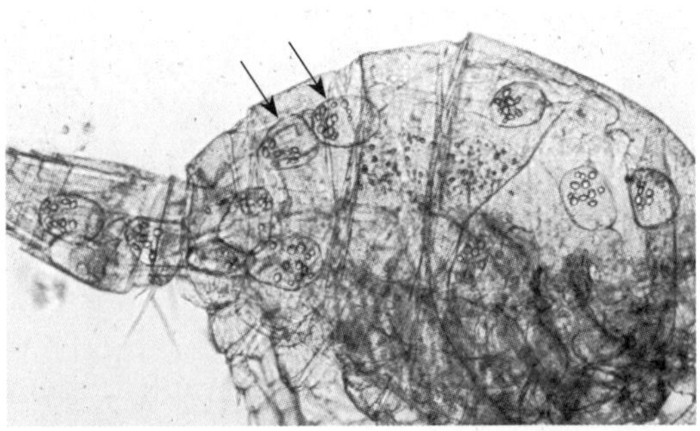

[그림 36] 제1중간숙주인 물벼룩의 모습. 등 쪽으로 둥근 모양의 원미충(화살표)이 보인다.

충(hexacanth embryo), 즉 섬모유충(coracidium)이 형성되며 이들은 활발히 움직이면서 충란의 뚜껑을 열고 물속으로 헤엄쳐 나온다. 헤엄치고 있던 섬모유충은 주변을 지나는 물벼룩에게 먹히며, 섬모는 소실되고 원미충(procercoid)이라는 유충으로 자란다(그림 36). 원미충을 가진 물벼룩을 연어, 송어, 농어 등이 섭취하면 원미충은 이들 어류의 근육으로 이동하여 다음 단계 유충인 충미충(plerocercoid)이 된다. 사람 등 종숙주는 어류를 생식할 때 충미충이 들어와 감염이 일어난다. 일본에서는 태평양 연어가 주요 감염원임에 비해 한국에서는 농어나 송어가 주요 감염원이라는 보고가 있다.

이런 복잡한 생활사를 가지는 열두조충류는 세계적으로 널리 분포하며, 특히 스칸디나비아 3국과 스위스, 독일, 이탈리아, 발트 해 연안 국가들, 러시아 서부 및 동부 지역, 북만주, 일본, 한국, 알래스카, 캐나다, 미국 등 북반구 국가들에 유행한다. 스위스의 넓은 호숫가(광절열두조충의 고도 유행지)에 위치한 명문 중 · 고등학교들이 방학을 하면 학생들이 학교 기숙사를 나와 호수로부터 멀리 떨어진 집으로 돌아오는데, 집에 온 자녀들이 광절열두조충에 감염되어 있음을 발견한 학부모들이 거센 항의(공부시키려 보낸 학교에서 이런 기생충을 감염시켜 집으로 보냈느냐는)를 할 때마다 교사들이 무척 곤혹스러워 한다는 에피소드가 있다. 국내에는 1971년 환자 1명에서 처음으로 충체를 회수하여 보고한 후(가천의대 조승열 교수) 지금까지 약 70명의 감염증례가 논문으로 발표되었다. 그러나 보고된 증례는 빙산의 일각일 것으로 추측된다. 일본의 경우에는 우리나라 환자수의 50배 이상이 문헌으로 보고되었다.

동해긴촌충에 감염되면 간헐적인 설사와 복통, 무력증, 입맛 소실, 체중 감소,

영양결핍 등이 나타날 수 있다. 충체가 조직을 침입하는 일은 없으나, 숙주 소장에 기생하면서 영양물 흡수를 활발히 한다. 특히 비타민 B_{12}를 숙주와 경쟁적으로 흡수하여 일부 감염자에서 비타민 B_{12} 결핍으로 인한 악성 빈혈을 일으킬 수 있다. 그러나 이런 빈혈 증상이 나타날 확률은 매우 낮다. 지금까지 국내 감염 환자들이 호소했던 임상 증상은 미미한 정도이거나, 분변에 어떤 물체가 끊어져 나온다거나, 가끔 배가 아프고 체중이 줄어드는 정도이다. 증상이 미미하고, 체중 감소를 유발하므로 이 기생충을 다이어트 목적으로 실험 감염시키는 요법이 등장할 날도 멀지 않았다고 생각된다(4장 참조). 그러기 위해 이 충체의 전 생활사를 실험실 내에서 유지해야 할 필요성이 생길지도 모른다. 감염 후 다소의 임상적 문제가 나타난다고 해도 이미 우수한 치료 약제가 준비되어 있다.

유럽이나 북미에 분포하는 광절열두조충과 일본, 한국 등지에 분포하는 동해긴촌충은 오랜 기간 동일종으로 취급되어 왔다. 그러나 1986년에 일본 시마네의대 환경보건의학교실의 Yamane Y. 교수가 일본 및 한국에 분포하는 충체는 유럽이나 북미에 분포하는 것과는 다르므로 별개 종으로 해야 한다고 주장하며, *Diphyllobothrium nihonkaiense*로 부를 것을 제안하였다. 유충 및 성충의 형태가 다르고, 중간숙주가 되는 연어나 송어의 종도 다르며, 항원성, 병원성 등도 다르다는 것이 주장의 주된 이유였다.

필자는 이 주장이 설득력이 있다고 생각한다. 형태학적 차이 외에도 생활사, 병원성 등에서 차이점이 인정되기 때문이다. 최근에는 유전자 구조에도 의미 있는 차이가 밝혀졌다. 이 충체의 우리말 이름을 지을 때 원어에 '일본해'라는 표현이 들어 있어 어떻게 해야 할지 망설여졌으나 '동해'로 쓰기로 하면서 간단히 잘 해결되었다(우리말 속명을 지을 때는 학명의 원어를 반드시 번역해야 할 필요는 없다). 과학은 국경을 초월하는 순수 학문 영역이므로 일본해긴촌충이라고 할 수도 있었지만 그래도 동해긴촌충으로 이름 붙인 것은 다시 생각해도 잘한 것 같다.

상피병과 사상충

다리가 퉁퉁 부어 걷기도 힘들 지경에 이르게 하는 고약한 기생충 감염증이 있다. 이른바 사상충증(filariasis) 또는 상피병(elephantiasis)이 그것이다. 상피병이라고 부르게 된 이유는 퉁퉁 부은 다리가 코끼리 다리처럼 보이기 때문이다(그림 37). 모기가 이 병을 옮기며, 혈액 내에 애벌레인 자충(仔蟲; microfilaria)을 가지고 있는 사람이 다른 사람 감염의 근원이 된다는 사실이 밝혀져 있다. 자충은 모기에 감염되고 모기에서 일정 기간 발육한 다음 다시 다른 사람에게 전파되는 것이다.

원인 기생충으로는 말레이사상충(*Brugia malayi*)과 반크롭트사상충(*Wuchereria bancrofti*) 두 종이 있다. 실같이 가느다란 암수 충체(암컷 6~10 cm, 수컷 2~4cm)가 사타구니나 겨드랑이, 부고환 등의 림프관에 오랜 기간(20~30년) 기생하면서 림프액의 흐름을 막아 팔과 다리를 붓게 한다. 두 종 모두 팔과 다리를 침범한다는

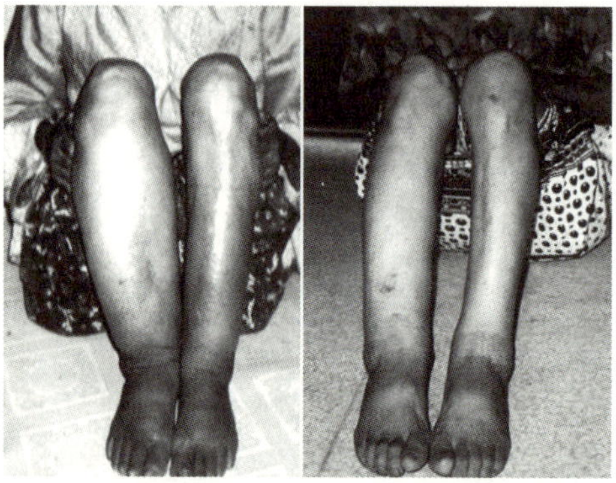

[그림 37] 말레이사상충증 환자(우리나라 흑산도의 환자). 다리와 발목이 크게 부어 있다. Chai et al.[28] Korean J Parasitol 2003; 41: 69–73에서 인용(승인).

점에서 비슷하나 반크롭트사상충은 부고환, 고환 등 생식기 침범이 흔하며 병원성이 더 강하다. 고환을 침범할 경우 림프액이 고여 고환이 퉁퉁 붓게 되고 나중에는 고환이 땅에 닿을 정도로 커지기도 한다.

지구 상의 사상충 감염자 수는 1999년 영국 글라스고우대학 Crompton 교수의 통계에 의하면 1억 2천만 명 이상이며, 그 중 90%는 악성인 반크롭트사상충 감염자라 한다. 반크롭트사상충 유행지는 아시아, 중남미, 아프리카(사하라 사막 남부), 서인도제도 등인데, 아시아에는 특히 인도에 많은 감염자가 있으며, 인도차이나 반도 여러 국가들(태국, 라오스, 캄보디아, 베트남, 미얀마), 필리핀, 말레이시아, 인도네시아, 남태평양 군도 등이 높은 유행지이다. 서인도제도를 포함한 중남미와 아프리카 여러 지역에도 감염자가 많다. 말레이사상충의 유행지는 반크롭트사상충의 유행지와 일부 중복되는데, 인도, 인도차이나 반도, 중국, 일본, 대만, 말레이시아, 인도네시아 등이 고도 유행지이다.

과거 우리나라에는 말레이사상충만 유행했는데, 1970~1980년대까지 제주도, 전남 해안지역(해남군, 영암군, 신안군 등), 경북 내륙지역(영주군) 등에 많은 감염자가 있었다. 그러나 1990년대 이후에는 새로운 환자(혈액 내 자충 양성자)를 거의 찾을 수 없게 되었다. 세계보건기구의 기준에 따라 유행지 초등학교 학생

2,000~3,000명 중 새로운 감염자가 없음을 증명하면 사상충 박멸 선언이 가능하다. 그래서 우리나라는 2007년에 사상충 박멸 선언을 했고 세계보건기구가 이를 인정했다. 박멸이란 새로 감염되는 젊은 나이의 환자가 전혀 없다는 뜻이고, 이미 다리가 부은 만성 환자는 일부 남아 있더라도 감염원 역할을 하기 어렵기 때문에 문제 삼지 않는다.

역사적으로 보면 사상충증은 통일신라시대까지 우리나라에 없었으나, 고려조 이후 중국 상해 남부 주산열도로부터 제주도, 흑산도, 영암, 해남 등지에 전파되었을 것으로 추정하고 있다. 특히 주산열도를 중심으로 활동하던 해적들이 제주도와 전남 해안 지역을 노략질하면서 사상충증이 전파되었다는 설이 있다(그림 38). 이 가설대로라면 중국 남방에서 우리나라 서·남해안으로 전파된 사상충증이[27] 몇 백 년 동안 창궐하다가 이제 드디어 사라지게 된 셈이다.

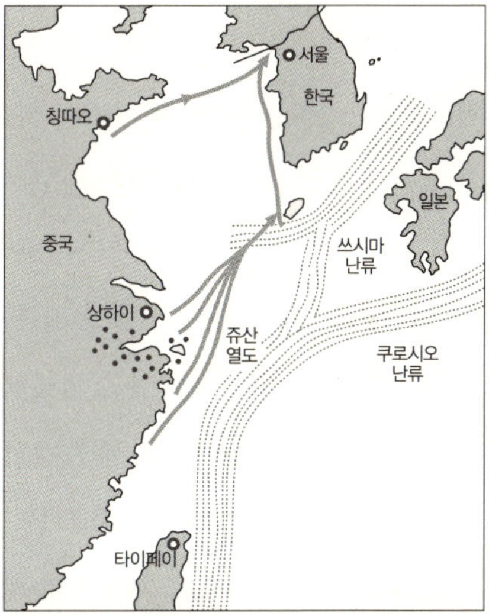

[그림 38] 사상충증이 고려부터 조선 초기에 중국에서 전래된 것으로 보는 개념도. 중국 상하이 남쪽 쥬산열도에 사상충 유행지가 많았고 여기에서 왜구 등에 의해 우리나라 제주도와 서해안 지역으로 전파되었다는 설이 있다. Seo BS.[27] Korean J Parasitol 1978; 16 (suppl): 1–108에서 모사.

사상충 감염이 박멸된 이유에는 여러 가지가 있으나 집단검진 및 투약 등을 꾸준히 시행한 정부와 학자들의 노력을 빼놓을 수 없다. 특히 1960~1970년대 서울의대 사상충증 관리 및 연구팀의 책임자였던 고 서병설 교수(전 서울의대)를 비롯하여 임한종 교수(고려의대 명예교수), 김정순 교수(서울대 보건대학원 명예교수), 이순형 교수(서울의대 명예교수), 연세의대 팀의 고 이근태 교수, 국립보건원 팀의 김동찬 박사, 이온영 박사, 이종수 박사의 공로는 높이 평가되어야 한다. 필자는 1976년 제주도 남제주군에서 시행된 서울대 의대 사상충 관리사업과 2000년 한국건강관리협회의 흑산군도 주민에 대한 사상충 조사사업에 참여했다. 2000년도 조사에서 대흑산도 주민 6명으로부터 자충을 발견했는데, 모두 고령자였고, 젊은 감염자는 한 명도 없었다. 이 자료는 2007년에 사상충 박멸을 선언하는 데 기초가 되었다.

사상충증에 대한 현지조사에는 어려움이 많다. 그 중 하나는 진단을 위해 혈액도말 표본에서 자충을 증명해야 하는데 이 일이 그리 쉽지 않다. 자충이 낮에는 환자의 폐 모세혈관 내에 모여 있고 밤에만 말초혈액에 나타나기 때문이다. 저녁 9시가 넘어 자충이 나타나기 시작하여 자정 무렵이 되어야만 혈액 내 농도가 정점에 도달한다. 비행기를 타고 미국으로 가면 2~3일 후 미국의 밤 시간에 맞춰 말초혈액에 다시 나타나는데 매우 신기한 일이다. 자충의 이러한 야간정기출현성 때문에 주민들이 단잠을 자는 한밤중에 피를 뽑아야 한다. 제주도에서는 밤 11시가 넘은 시간에 마을을 방문했다가 도둑으로 몰리거나, 부부생활을 방해한 죄로 강한 항의와 꾸지람을 듣기도 했다. 더구나 밤중에 남의 집에 들어와 피를 뽑아갈 때면 마치 흡혈귀라도 본 것처럼 주민들이 이리 쳐다보고 저리 쳐다보고, '왜 하필 이 시간에 와서 피를 뽑아가나.', 도무지 이해를 못하겠다는 듯이 고개를 갸우뚱거린다. 혈액은 보통 한두 방울이면 되지만 만일 2~3 cc가 필요한 경우에는(자충 농도가 낮은 환자의 진단 시) 주사기로 혈액을 채취하는 경우도 있는데, 이럴 때는 피를 뽑아다가 어딘가에 팔아넘기는 게 아니냐고 거센 항의를 받기도 했다.

치료도 쉽지 않다. 충체가 살아 있을 때(혈액 내 자충 양성일 때)보다는 감염 20~30년이 경과하여 충체가 죽은 후에야 팔과 다리가 붓기 시작하는데 한 번 부은 팔과 다리를 완전히 되돌리기는 거의 불가능하다. 다리를 높게 하여 안정을 취하고, 탄력 밴드를 감는 등 보존적인 요법과 미세성형수술(림프관 재생술)을 할 수도 있으나 효과는 미지수이다. 나이 들어 팔과 다리가 붓는 것을 예방하려면 자충 양성인 젊은 사람에 대해 충분한 약물치료를 미리 하면 된다. 그러나 젊은 자충 양성자는 간헐적인 발열이나 몸살 이외에 아무런 자각 증상이 없어 치료 필요성을 느끼지 못하므로 문제이다. 오히려 약물 복용을 하면 자충 사멸에 따라 알레르기 반응이 나타나 심한 몸살과 발열로 고생하므로 한 번 약을 먹어 본 환자는 다시는 먹지 않겠다고 버틴다.

다리가 크게 부은 사상충증 환자들이(감염된 지 20년 이상 지난 환자들임) 필자를 찾아온 일이 종종 있었다. 주로 제주도 아니면 흑산도 등 서 · 남해 도서지방 출신인 분들이었다. 그러나 이들을 대하면 안타까움을 금할 길이 없다. 충체가 살아 있었을 때(젊었을 때) 치료했어야 하는데 이미 늦었기 때문이다. 림프관 미세성형수술을 하는 곳을 소개해 달라고도 하는데 국내에서 전문가를 찾기 어려워 더욱 안타까운 일이었다.

'한밤의 흡혈귀'는 무시무시한 공포 영화에 나오는 이야기만은 아니다. 제주도에서 사상충증을 연구하던 기생충학자들이 한 밤의 흡혈귀가 되고 말았던 이야기를 소개한다.

제주도 서귀포 동쪽 약 6~7 km 지점 남원면 위미리의 한 해안마을에서 사상충증 진단법 개선을 위한 현지조사를 하던 때였다(1977년경). 무더운 여름날 해가 서쪽으로 기울어 가던 저녁 무렵이었다. 연구진 중 가장 막내로 참여했던 필자는 처음 가 보는 제주도의 이국적인 풍경에 도취되어 즐거운 마음으로 해안마을을 걸으며 방문길에 따라 나섰다. 우리 일행이 마을 입구에 막 도착하여 "이슈꽈?(계십니까? 라는 뜻임)"하며 어느 초가집 마당으로 막 들어가던 참이었다. 동네 꼬마 녀석들이 우리를 따라오면서 "야. 저기 흡혈귀들 왔다."라고 하면서 킬킬거리는 것이 아닌가? 아니, 이 녀석들이 우리를 흡혈귀라니.

우리를 흡혈귀라고 했던 것은 사상충의 자충(仔蟲) 검출을 위해 주민들의 피를 뽑아간다는 단순한 이유 때문만은 아니었다. 다른 두 가지 중요한 이유가 있었다.

그 중 하나는 반드시 한밤중에만 피를 뽑는다는 사실 때문이었다. 왜 밤에만 피를 뽑아야 했을까? 앞에서도 말한 대로 사상충의 자충은 반드시 매개모기가 활동하는 밤 11시부터 새벽 3시까지 환자의 말초혈액에서 최고 농도로 검출되기 때문이다. 그러니 한밤중에 피를 뽑지 않을 수 없는 것이다.

사상충 자충의 야간정기출현성은 매우 흥미로운 현상으로 그 기전 연구에만 평생을 바친 일본 기생충학자도 있다. 아직도 그 기전이 명백히 밝혀지지는 않았으나 대략 인체의 생체리듬 또는 일일(24시간) 생체주기와 관계가 깊다는 사실이 알려져 있다. 즉 심신이 모두 안정과 휴식을 취하는 한밤중에는 인체에서 스테로이드 호르몬이 거의 나오지 않는데 이때를 틈타 사상충의 자충이 활발히 말초혈액에 나타나며, 스테로이드 호르몬이 다시 서서히 증가하는 아침 시간부터 자충은 모두 폐로 도망가 모여 있고 말초혈액에는 거의 나타나지 않는다는 것이다. 이 가설을 증명하기 위해 일본에서 미국으로 가는 비행기에 환자와 기생충학자

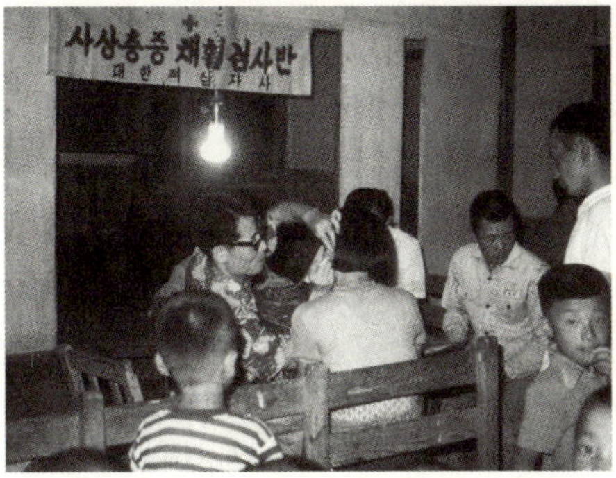

[그림 39] 한밤에 귀에서 피를 뽑는 사상충 연구진중앙의대(고 강신영 교수).

가 함께 타고 가면서 1~2시간 간격으로 계속 피를 뽑아 자충 출현농도를 조사하기도 했는데(밤과 낮이 뒤바뀌므로), 흥미롭게도 비행기에 타고 있는 도중에는 야간 출현성이 흐지부지되었고 미국에 도착한 다음 날부터 다시 미국의 밤낮에 따라 야간 출현성이 뚜렷이 나타났다고 한다. 사상충증 매개모기인 토고숲모기가 야행성인 점과 자충이 야간에만 출현하는 현상은 사상충의 종족보존을 위하여 참으로 신비로운 자연의 조화가 아닐 수 없다.

우리를 흡혈귀라고 했던 또 하나의 이유를 밤 11시가 넘어서야 깨닫게 되었다. 마을을 돌아다니며 선배 교수(중앙의대 고 강신영 교수)가 곤히 잠들어 있는 아이 몇 명을 잠도 깨우지 않고 귓불에서 피를 줄줄 뽑아내는 장면을 보았기 때문이다(그림 39). 게다가 일정량의 피를 뽑느라고(자충 농도 측정을 위해) 채혈 유리관에 고무 튜브를 매달고는 튜브 끝에 입을 대고 피를 줄줄 빠는 것이 아닌가? 이런 장면을 잠들지 않은 몇몇의 아이들이 보고 있었던 것이다. 비로소 '한밤의 흡혈귀'라고 했던 이유를 완전히 이해할 수 있었던 것이다.

잠자는 어린아이의 잠도 깨우지 않고 귓불에서 상당한 양의 피를 귀신같이 뽑아내고 있는(그것도 입으로) 선배 교수의 얼굴을 옆에서 쳐다보며 이 분이 정말 흡혈귀인가 하는 환상에 사로잡히기도 했는데, 다음 날 밤부터는 필자도 꼼짝없이 그런 흡혈귀가 되고 말았다.

장모세선충과 기생충검사실

대학병원이나 종합병원에는 직접 환자를 상대하지는 않으나 갖가지 검사업무를 담당하고 있는 진단검사의학과가 있다. 이들 진단검사의학과는 보통 교수 또는 전문의 몇 명과 이들에 비해 훨씬 많은 수의 임상병리 기사 및 행정직원 등으로 구성되어 있고, 업무는 혈액부(검사실), 혈청부, 생화학부, 미생물부, 기생충부 등으로 나뉘어져 있다. 병원에 따라서는 기생충검사실이 따로 없고 미생물검사실이나 다른 검사실에 소속되어 있는 경우도 많다. 이들 검사실에서의 중요한 업무는 거의 임상병리 기사가 담당하고 있으며, 수시로 부서를 옮기는 순환제로 운영되고 있는 곳이 많다.

그런데 기생충검사에 관한 한 진단의 정도관리에 문제가 많은 것 같다. 요즘은 기생충검사를 혈청검사, 혈액검사, 유전자검사, 충체 배양 등으로 해야 하는 경우가 많이 있으나 대부분의 병원에서는 이러한 개념을 도입하지 않고 있고, 과거부터 해오던 대로 분변검사만 주로 하고 있기 때문이다. 또한 기생충검사는 기본 지식은 물론 전문적인 눈과 오랜 경험을 필요로 하는 분야인데, 담당기사의 순환제로는 결코 잘 되기 어렵기 때문이다.

분변검사만 해도 그렇다. 분변검사만이라도 정확히 잘 하려면 최소한 3~4년 정도 전문적인 훈련을 받은 기사가 담당해야(순환이 아닌 전담으로) 그나마 나을 것이다. 그러나 실상은 전혀 그렇지 못하다. 보건대학을 갓 졸업한 아무런 실무경험도 없는 신참 기사에게 덥석 기생충검사 업무를 맡기고 있다. 분변검사쯤이야 쉽게 할 수 있겠지 하는 어리석은 진단검사의학과장이나 기사장의 잘못된 생각 때문이다. 고참 기사들이 냄새 풍기는 분변을 가까이하려 하지 않고 기피하려고만 하는 점도 중요한 이유의 하나일 것이다.

한술 더 뜨는 것은 그렇게 경험 없이 기생충검사를 담당한 신참이 그 업무에 전문성을 갖도록 노력하지는 않고, 언제든지 후배가 들어오면 당장 그 자리를 물려주고 다른 부서로 옮길 궁리만 한다는 점이다. 혈액학, 생화학 등 다른 부의 업무는 대부분 기계에 넣기만 하면 결과가 자동적으로 나오는 일이 많으므로 편하고 깨끗하며 정도관리니 뭐니 크게 걱정 안 해도 되고, 승진도 잘 되는 반면에 기생충검사는 냄새나고 귀찮고 알아주는 윗분도 없는 것 같고(국내에는 진단검사의학과에 기생충 전문교수를 두고 있는 대학병원, 종합병원은 전혀 없다), 신참들이나 가는 3D 부서 중 하나라는 생각 때문이다.

그러나 확실한 것은 기생충은 그것을 찾아내려고 하는 사람의 의지와 끈기, 그리고 얼마나 전문적인 경험과 눈을 가졌느냐에 따라 양성률이 20~30% 또는 그 이상 차이가 날 수 있다. 관심이 낮으면 뻔히 눈을 뜨고도 아무것도 찾아내지 못하거나, 충란을 싱크대에 다 쏟아 붓고는 남은 액체만 현미경에 올려놓고 보게 되어 순식간에 0%의 결과를 얻게 된다.

이런 지경이니 기생충검사의 정도관리가 어느 세월에 되겠는가? 기생충검사를 잘 해내려면 기생충검사만은 필히 전담기사를 두어야 한다. 그리고 전담기사에게는 승진, 보수 등에 있어서 많은 특전을 주어야 한다. 모두가 싫어하는 검사를 열심히 맡아 하는 데에 대한 보상이 있어야 하기 때문이다. 또한 국내외 연수도 받게 하고 전문성을 계속 키워나가게 하는 등 여러 가지 배려를 아끼지 않아야 한다.

실화를 하나 예로 들어 보자. 장모세선충(*Capillaria philippinensis*)이라는 희귀한 장내 기생충을 가진 중년 남자가 6~7개의 병원을 전전하면서 한 번도 제대로 된 진단을 받지 못하고, 86 kg의 체중이 43 kg으로 빠지도록 심한 설사를 계속했다. 몸은 야위어가고 기력은 떨어지면서 피부가 뼈에 붙은 것처럼 피골이 상접했다. 아무리 잘 먹어도 계속되는 설사로 영양보충이 불가능했다. 그런데 위내시경으로도 특별히 발견되는 것이 없고, 대장 내시경으로도 특별한 소견이 관찰되지 않았다. CT, MRI도 모두 소용이 없었다. 이렇게 병원 생활을 하면서 병원비로 시골에 있는 집 한 채를 다 날렸다고 한다.

그러나 다행히도 환자가 거의 사망하기 직전에(이 병은 치사율이 매우 높다) 소화기 계통에 원인이 있을 것으로 생각하고 그 원인을 찾아 무작정 개복수술을 하여 소장 중간쯤에 자리한 병소를 드디어 찾아내기에 이르렀다.[29] 이 병소를 조금 잘라내어 조직검사를 했더니 세계적으로도 희귀한 장모세선충이 드디어 확인되었다(그림 40). 장모세선충으로 진단이 된 다음, "이 기생충이 장내에서 충란을 낳으므로 분변검사를 했으면 충란이 검출되었을 텐데 분변검사를 했었나요?"하고 물었더니 병원 6~7곳 중 두 곳에서만 분변검사를 했는데 아무것도 나오지 않았다는 것이다. "그럼 지금이라도 환자 분변을 검사해 보십시다."하여 시행한 분변검사에서 이 기생충의 충란(그림 41)이 버젓이 검출되었다.

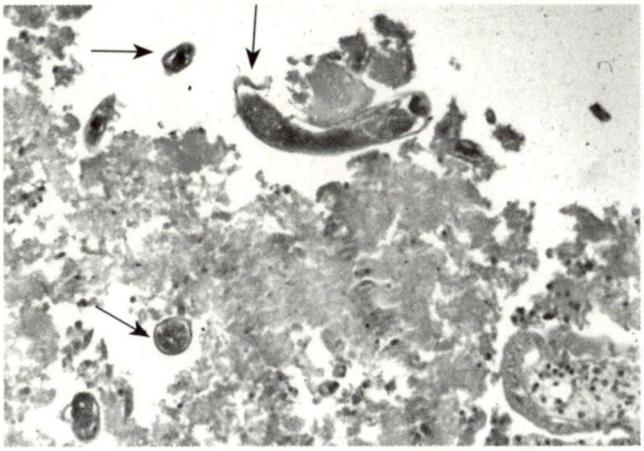

[그림 40] 장모세선충(화살표)에 감염된 소장의 조직 절편 표본.

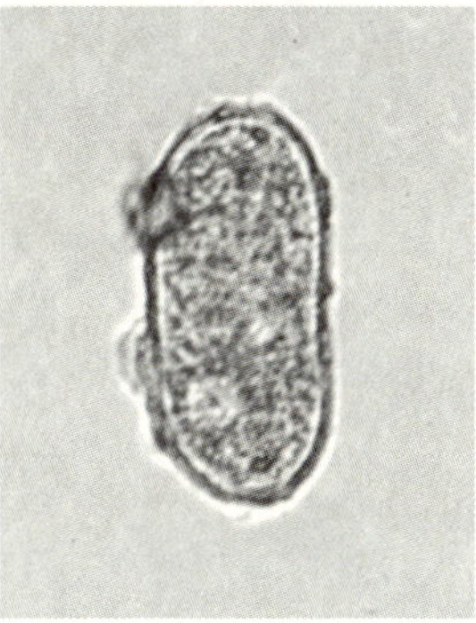

[그림 41] 장모세선충의 충란.

기가 막힌 일이었다. 만일 그동안 분변검사를 제대로 하는 병원이 하나라도 있었다면 이 환자의 병은 매우 쉽게 진단되었고, 수술할 필요도 없었고, 또 조기 약물치료도 가능했을 것이다. 진단 후 그에 맞는 구충 약제를 투여하여 치료가 잘 되었고, 체중도 63 kg까지 다시 늘어나게 된 것은 그 환자에게 천우신조라고 해야 할 것 같다.

장모세선충은 필리핀에서 극심한 설사와 흡수장애를 가져오는 '괴질'의 원인으로 처음 발견된 후 지금은 철새가 이를 옮겨 태국, 인도네시아, 이란, 이집트, 일본, 한국에서 간헐적으로 환자를 발생시키고 있다. 필리핀의 루존 섬에서는 천여 명의 환자가 발생했고 이 중 10%가 사망했다. 감염원은 민물생선으로 알려져 있다. 우리나라에는 앞에서 예로 든 환자를 포함하여 총 6명의 환자가 확진되었다. 그러나 진단의 어려움 때문에 실제 발생 환자 수는 제법 많을 가능성이 크다.

탁구공 크기만큼 자라는 포충 이야기

국내에는 다행히 지금 토착적인 유행은 없으나(과거 제주도에 약간의 유행이 있었으나 지금은 소멸된 것으로 보임), 전 세계에 널리 분포하면서 인류에게 비참한 질병을 일으키는 기생충 중에 포충(包蟲; hydatid)을 빼놓을 수 없다. 국내에는 총 30례 정도의 수입증례(외국에서 감염된 후 국내에서 발병, 진단 및 치료를 받은 경우)가 논문으로 발표되었다. 그러나 알려지지 않은 해외유입 증례도 많이 있을 것으로 추측된다. 포충과 포충증에 대해 좀 더 알아보자.

포충은 원엽조충류의 4가지 기본 유충 형태(낭미충, 유낭미충, 공미충, 포충) 중 하나이다. 즉 유구조충, 무구조충, 아시아조충의 유충은 낭미충(cysticercus) 형태를, 쥐조충은 유낭미충(cysticercoid) 형태를, 다두조충은 공미충(coenurus) 형태의 유충을 가지며, 단방조충(*Echinococcus granulosus*)과 다방조충(*E. multilocularis*)은 포충(hydatid) 형태를 가지고 있다. 이들의 성충은 몇 개 또는 무수히 많은 편절(마디)로 구성되어 있고, 허리띠처럼 납작하고 길쭉한 몸체를 가졌으나, 의엽조충류와는 달리 머리에 흡구(吸溝; suctorial groove) 대신 흡반(吸盤; suckers)을 가졌고, 생식공(생식기가 개구되는 구멍)이 편절의 중앙부가 아닌 편절의 측면에 있다. 또한 물벼룩과 같은 제1중간숙주를 필요로 하지 않고 충란이 직접 포유동물 중간숙주(주로 초식동물)에 감염되는 등 여러 가지 독특한 특성을 가지고 있다.

포유동물의 체내에서 발육하는 낭미충은 팥알 만 한 크기이고 유낭미충은 그보다 훨씬 작으나, 공미충은 야구공만큼 커질 수 있으며, 포충은 야구공이나 축구공 또는 그보다 더 크게 자랄 수도 있다. 어미 포충(mother hydatid cyst) 내에서 지속적으로 낭포충(daughter cyst) 형성을 하는 등(그림 42) 특이한 무성생식을 하는 점으로 볼 때 이론상 무한정 크게 자랄 수도 있다. 실제로 초식동물의 간, 폐, 뇌 등 장기의 절반 이상을 충체가 차지하여 심각한 문제를 일으켜 숙주를 사망하게 하거나 또는 무기력하게 하여 맹수들에게 쉽게 잡아먹히게 만든다(5장 참조).

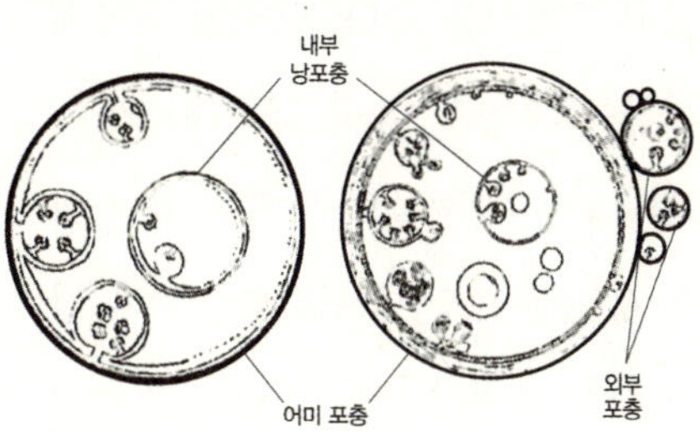

[그림 42] 어미 포충과 낭포충의 형태(그림: 고 서병설 교수). 채종일 외.[4] 임상 기생충학 교과서. 2011. 서울대학교 출판문화원에서 인용(승인).

포충은 우리나라와 불과 몇 나라를 제외한 세계 거의 모든 나라에 분포한다. 일본, 중국을 포함한 대부분의 아시아 국가들과 유럽 대부분의 국가들, 호주, 아프리카, 북아메리카, 남아메리카 거의 전역에 걸쳐 유행한다. 중국 서북쪽의 신장 지방과 러시아, 우즈베키스탄, 카자흐스탄 등 중앙아시아 및 이란, 이라크, 사우디아라비아 등 중동 지역은 가장 농후한 유행지로 손꼽힌다. 국내 수입 증례들의 다수는 중동에서 감염되었으며, 중국, 우즈베키스탄, 파키스탄, 브라질, 리비아에서 감염된 증례들도 있다.

중간숙주로는 소, 염소, 양, 노루, 사슴, 낙타, 토끼 등이 중요하며, 사람도 중간숙주 역할을 한다. 사람이나 초식 동물은 자연계 종숙주인 개, 여우, 늑대 등 야생동물의 분변에 섞여 나온 충란을 우연히 섭취함으로써 감염된다. 분변이 바짝 말라서 먼지가 될 때까지 충란은 살아 있으며, 바람에 날려 호흡기를 통해 감염되기도 한다. 사냥개들이 많이 있는 목장 주변을 방문할 때는 개 분변과의 접촉을 피하고 반드시 마스크를 착용하는 등 극도의 주의를 요한다. 야생동물들은 중간숙주의 육고기나 내장을 먹음으로써 감염된다. 야생동물의 소장 내에 성충이 기생하며, 숙주는 설사와 위장 장애를 일으킨다. 야생동물의 분변에 섞여 나온 충란은 광활한 초원 지역의 환경을 오염시킨다.

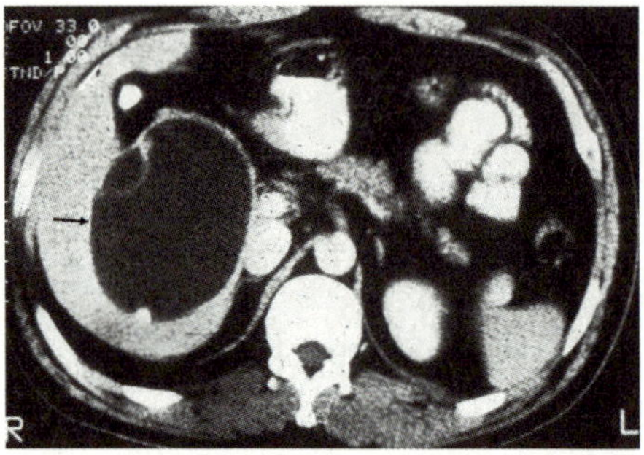

[그림 43] 간 조직의 절반 이상을 침범한 수입성 포충증 환자의 CT 소견(화살표; 포충). Chai et al.[30] Korean J Parasitol 1995; 33: 125–130에서 인용(승인).

인체 감염을 일으키는 포충의 종은 주로 단방조충과 다방조충 두 종이며 두 종의 감염 모두 위중하여 사람을 사망에 이르게 할 수 있다. 일반적으로 다방포충증(alveolar hydatidosis)이 단방포충증(cystis hydatidosis)에 비해 더 위중한 경과를 나타낸다. 사람에서는 간, 폐, 뇌 등이 가장 흔히 침범되며, 각 장기 조직의 절반 또는 80~90%까지 차지함으로써 극심한 상황이 초래될 수 있다(그림 43). 포충낭이 터지면 안에 있던 원두절(原頭節; protoscolex)들이 흘러나와 다른 조직으로 이동하고 거기에 또다시 새로운 포충낭을 형성한다. 이렇게 마치 암 조직처럼 다른 장기로 전이하는데, 자주 전이하면 할수록 환자가 사망하게 될 확률은 더욱 높아진다.

필자는 간과 폐에 커다란 포충낭을 가진 수입 포충증 환자의 진단을 몇 차례 의뢰받은 경험이 있다. 한 환자는 38세 된 남자로서 10년 전 사우디아라비아에서 3년 정도 근무한 일이 있었고 집에서 개를 키웠다고 했다. 귀국 당시에는 별 문제가 없었는데 최근에 와서 2~3개월간 소화불량이 계속되고 견디기 힘들어 병원을 찾은 경우였다.[30] 복부 초음파검사상 간에서 비교적 작은 공 모양의 물체 몇 개가 발견되어 암 등에 대한 감별진단 목적으로 서울대학교병원에 입원했다. 입원 후 실시한 CT 촬영에서 직경 11 cm가 넘는 커다란 어미 포충낭이 간 조직의 절반 이상을 차지하며 들어 있는 것이 발견되었고, 초음파에서 보였던 작은 것들은 어미 포충낭 속에 들어 있는 낭포충(daughter cyst)들로 판명되었다. 외과에서 낭이 터지지 않도록 극도의 주의를 기울여 제거한 후 필자에게 확진 의뢰를 해왔다. 낭액을 뽑아 현미경으로 관찰하니 무수한 원두절을 검출할 수 있었다.

필자는 얼마 전 일본 홋카이도의 아사히카와에서 열린 세계조충학술세미나에 참석했는데 중요한 주제 중 하나가 바로 포충증에 관한 것이었다. 일본, 미국, 영국, 독일, 프랑스, 스위스, 케냐, 호주, 아르헨티나, 이란, 중국, 우즈베키스탄, 카자흐스탄 등에서 참석한 학자들이 포충증의 세계적 분포, 중간숙주와 종숙주의 감염상, 면역학적 특성, 분자생물학적 특성, 진단법 및 치료법 등에 대해 발표했는데 열성적인 발표는 물론, 그들의 학문적 우수성에 대해 깊은 감명을 받았다. 특히 독일 뷔르츠부르크대학 Brehm K. 박사 연구진의 실험실 내 다방포충 배양에 관한 논문은 포충을 탁구공만큼 크게 시험관 내에서 키울 수 있음을 보여 주어 압권이었으며, 카자흐스탄 교육-과학부 산하 동물학연구소 Shaikenov B. 박사의 발표는 포충증이 중앙아시아 초원지역에 얼마나 많이, 그리고 널리 분포하고 있으며, 얼마나 심각한 문제가 되고 있는가를 이해하는 데에 매우 중요한 자료를 제공했다. 포충증이 없는 우리나라에서 산다는 것은 무척 행복한 일이라는 생각이 든다.

'기생충학' 이름에 얽힌 이야기

기생충이 워낙 징그럽고, 지저분하고, 나쁜 의미로만 알려져 있다 보니 전공하는 사람들이 과목명 때문에 남몰래 겪어온 고초가 많다. 필자가 의과대학의 기생충학 조교로 처음 발령을 받고 다른 교실로 인사를 다니던 때였다. 해부학, 미생물학, 생화학, 병리학교실에 남은 동기들과 함께 우르르 몰려가 교수님들께 인사를 드렸더니 "자넨 무슨 전공인가?"라고 물어보았다. "전 해부요", "전 생화학이요". 드디어 필자 차례가 왔다. 그런데 답이 금방 나오지 않고 잠시 머뭇거렸다. 그랬더니 재빠른 동기 하나가 "쟤는 기생충이예요"라고 하는 게 아닌가.

듣고 보니 좀 이상했다. 날더러 기생충이라니. 지금은 웃고 말 일이지만 그때는 하늘을 찌를 듯한 자존심이 있었던 때라 교수님과 동기들의 웃음 속에 필자의 얼굴이 빨갛게 달아올랐던 기억이 있다.

지금도 우리 사무원이나 연구원들이 전화를 받을 때 "기생충이죠?"라고 물어 오는 경우가 많이 있다. 우리 교실로 오는 서류 봉투에도 '해부', '약리', '예방'이라고 쓰는 것처럼 '기생충'이라고 써 오는 경우가 종종 있다. '기생충학교실'처럼 세 글자만 더 붙이면 되는데, 언어 절약운동이라도 하는 걸까?

십여 년 전 일본 동경대학에 몇 개월 머문 적이 있었다. 그때 필자는 일본 사람들이 기생충학교실(기생충연구부)로 전화를 할 때 어떻게 부르는가를 유심히 듣게 되었다. 재미있게도 그들 또한 우리와 똑같았다. 따르릉 전화가 울려 전화를 받으면 그 쪽에서 곧바로 "기세이추데스까? (기생충입니까)"하고 묻는다. 실험실의 어떤 연구원은 전화를 받을 때마다 자기가 먼저 "기세이추데쓰(기생충입니다)"라고 하기도 한다. 전혀 어색하거나 우습지 않았지만 따지고 보면 좀 이상했다. 자기가 자신을 가리켜 기생충이라고 하다니.

그까짓 이름이 뭐 그리 중요하냐고 할지 모르겠지만, 실제로 전공과목의 이름이 풍기는 인상이 학생들의 전공 선택에 커다란 영향을 주는 것 같다. 전공 선택뿐인가? 장차 결혼에까지도 영향을 준다. 실제로 선배 교수 중에는 맞선을 보던 중에 '기생충학'을 전공한다고 했다가 "의과대학에 그런 전공도 다 있느냐?"면서 딱지를 맞은 경우도 있었다고 한다.

그래서 그런지 최근에는 학교에 따라 의과대학 졸업자가 기생충학 조교로 잘 남지 않는 경향이 있다. 어떤 이는 이것이 틀림없이 '기생충'이라는 이름 때문이라고 하며 교실 이름을 좀 '팬시(fancy)'한 것으로 바꾸는 것이 어떠냐고 한다. 자연대학에서 '동물학과'를 '분자생물학과'로, '농과대학'을 '농업생명과학대학'으로, '잠사학과'를 '천연섬유학과'로 바꾸는 식으로 말이다. 그래서 '기생생물학교실'이나, '기생체학교실'로 바꾸자는 말도 나오지만 '기생'자가 들어가면 그게 그거다. 아예 '의동물학교실'이나 '열대의학교실'쯤으로 크게 바꾸어야 졸업생들을 끌 수 있지 않겠느냐는 의견도 있다. 그렇지만 '의동물학교실'은 과거 자연대학의 '동물학과'를 연상시키며, '열대의학교실'은 우리나라가 열대지방도 아닌데 웬 '열대의학'이냐고 할 것 같아 마땅치 않다.

기생충학 수업을 막 이수한 본과 2학년 학생들에게 새로운 교실 이름을 제안해 보도록 한 적도 있었는데 뾰족한 아이디어는 나오지 않았다. 그 중에서 '특수감염학교실'이 어떠냐고 했던 학생이 가장 기억에 남는다. 그런데 '특수감염학교실'은 이름만 보아서는 어떤 학문인지 감이 잡히지 않는 점 때문에 받아들이기 쉽지 않았다. 또한 감염내과나 미생물학 쪽에서 동의해 줄지도 의문이었다.

그런데 지금은 우여곡절 끝에 많은 의과대학에서 전공 이름을 바꾸었다. 서울의대를 비롯한 많은 대학들이 기생충학이라는 이름을 고수하고 있는 반면, 연세의대와 한양의대는 환경의생물학교실로, 강원의대는 환경의생물학 및 열대의학교실로, 중앙의대는 환경의동물학교실로, 건국의대는 환경생물의학교실로, 성균관의대는 분자기생충학교실로, 충남의대는 감염생물학교실로 각각 바꾸어 대학원생 모집에 나서고 있다. 전공 학회의 이름도 1959~2011년의 대한기생충학회에서 2012년부터는 대한기생충학 · 열대의학회로 바뀌었다(그림 44).

[그림 44] 대한기생충학 · 열대의학회의 새 엠블렘(2012년부터 사용).

그러나 전공 선택에 있어서 전공분야 이름이

무엇이냐에 따라 학생들의 선호도가 좌우된다면 그것이 과연 옳기만 한 일이겠는가? 그 전공에서 어떤 일들을 하고 있으며, 어떤 업적들을 학계에 발표하고 있는가, 국가와 사회, 나아가서는 인류 복지에 얼마나 기여하고 있는가 하는 점들이 더욱 중요할 것이다. 기생충은 면역학에도, 유전학에도, 분자생물학에도 훌륭한 모델이다. 그리고 기생충학자의 눈에 기생충은 너무나 예쁜 생물체이다. 학생들이여, 전공 선택에서 이름의 거품에 현혹되지 말고 기생충학자가 되어 보는 것은 어떤가?

명교수 명강의

기생충학 교수의 이상적인 강의는 어떤 것일까? 기생충의 학명, 형태, 생활사 등은 워낙 재미없는 내용이기는 하나 학술적 내용을 잘 담고 있으면서도 학생들의 흥미를 얼마나 이끌어내는가의 여부는 강의하는 교수 개개인의 능력에 전적으로 달려있다고 해도 과언이 아닐 것이다.

요즘 탤런트 기생충학교수로 한창 뜨고 있는 단국의대 서민 교수는 강의를 정말 재미있게 잘한다. 가히 천재적이라고 표현할 만하다. 표정과 손짓발짓, 조금 빠른 강의 속도와 타의 추종을 불허하는 상상력. 이런 요소만으로도 그는 강당

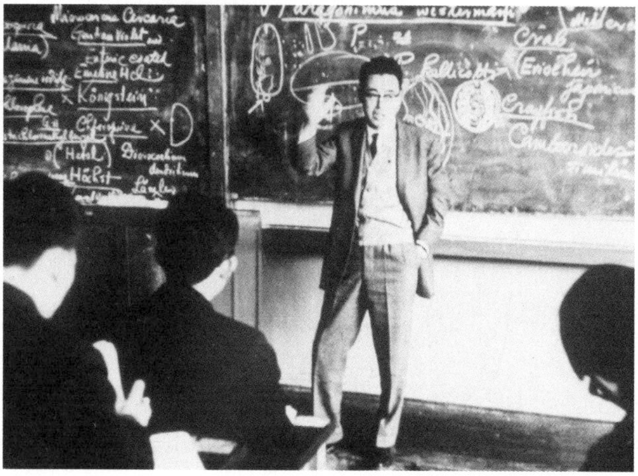

[그림 45] 고 서병설 교수의 명강의 장면(폐흡충에 대한 강의). 칠판의 영어 글씨와 그림이 훌륭하다.

에 가득 앉은 학생이나 청중을 단숨에 휘어잡고는 이리저리 끌고 다닌다. 거기에 단순명료하면서도 코믹하게 만든 PPT 슬라이드(그는 회곽묘를 파서 미라를 발견하는 장면에서도 사람들의 폭소를 이끌어낸다)에 학생이나 청중은 정신없이 강의에 빠져들기 마련이다.

학회 활동을 그리 열심히 하지는 않았던 기생충학 교수 한 분(충남의대 신대환 명예교수)도 명강의로 소문나 있다. 그가 젊은 시절 군의관으로 근무할 때 국군간호사관학교 생도들에게 기생충 강의를 무척 재미있게 했다는 말을 들은 적이 있다. 억센 사투리에, 강했다가 약해지고 높았다가 낮아지기도 하는 억양에, 눈을 동그랗게 떴다 감았다 익살스러운 표정을 지으면서 하는 강의, 거기에 풍부한 상상력, 신 교수의 강의를 들어본 사람은 누구나 웃지 않을 수 없고, 강의에 푹 빠져들 수 밖에 없을 것이다.

강의 내용이 매우 학구적이면서도 학생들의 호평을 크게 받았던 기생충학 교수의 예로는 필자의 스승이신 서울의대의 고 서병설 교수(그림 45)를 꼭 들고 싶다. 이 분의 강의는 매우 치밀했는데, 곧잘 농담을 하시면서도 표정만은 거의 변하지 않았다(약간 심각한 표정을 유지하셨다). 그런 모습 때문에 더욱 크게 웃는 학생들이 많았다. 그러나 무엇보다 일품이었던 점은 칠판의 글씨와 그림이었다. 영어 글씨는 가히 예술적이라 할 만큼 훌륭하며, 모기 한 마리를 순식간에 (2~3초 이내에) 학술적으로 멋지게 그려내는 모습은 전문가로서의 표상 그 자체였다.

필자의 또 한 분의 스승이신 서울의대 이순형 명예교수는 워낙 달변이시기도 하거니와, 학생들이 조금이라도 강의에 집중하지 않는 것처럼 보이면 갑자기 화제를 다른 데로 획 돌려서 분위기를 바꾸는 재주를 가졌다. 기생충 형태와 학명에 대한 슬라이드 강의를 하다가 갑자기 미국에서 찍은 자신의 사진을 보여 주며 "이게 누구지요?"라고 물어 보았다. 학생들의 관심이 확 쏠리자 "동양의 신사지요"라고 하고는, "그러면 학명은 무엇일까요?" 물으셨다. 사람의 학명이 *Homo sapiens*이므로 동양의 신사도 *Homo sapiens*라야 한다. 그런데 학생 하나가 손을 들어 "*Gentlemania orientalis*!"(동양의 신사를 라틴어 학명처럼 즉흥적으로 지어 부른 말)라고 하여 온 강의실이 웃음바다가 되었던 기억이 난다.

이와는 반대로 최악의 강의를 하나 예로 들어 보자. 실제로 모 의과대학에서 오래전에 있었던 일이다. 그 교수님은 학자로서는 월등히 우수하셨지만, 좋은 교육자는 아니었던 것 같다. 우선 학생들을 공포 분위기로 몰아넣었다. 한 학년 100명 중 50~60명은 항상 재시험이었고, 그중 20~30명은 F학점을 주어 낙제하게 했다니 말이다. 기생충학의 중요성을 일깨워주기 위하여 그렇게 했다고 한다. 그런데도 강의는 재미가 없었고, 작은 목소리에 발음조차 분명하지 않아 강의 시간에 학생 대부분이 졸거나 옆 사람과 장난만 칠 수밖에 없었다. 당연히 학생들에게 기생충학 강의는 가장 재미없는 강의였고, 그럼에도 불구하고 가장 공포에 떨어야 하는 강의였다고 한다. 그렇게 배운 제자가 졸업 후 기생충학을 전공할 리가 있겠는가? 실제로 그 의과대학 출신 중에는 기생충학 조교를 거쳐 교수가 된 사람이 거의 없다. 그 뿐 아니라 누구든지 기생충학을 전공하겠다고 하면 동문들이 극구 말리기까지 했다고 하니 기가 막힌 일이 아닌가?

요즘 의과대학에서는 자율학습 붐이 일면서 교수 강의의 중요성은 별로 화두에 오르지 못하고 있는 것 같다. 그러나 대학에서 교수의 강의란 언제나 학생들과 교류할 수 있는 가장 중요한 연결 통로이며, 교육방법에 있어서의 꽃이라 믿어 의심치 않는다. 다행히 필자가 근무하는 대학에서는 본과 1, 2학년 강의 중 학생들이 가장 재미있게 듣는 강의가 기생충학 강의이다.

기생충 공포증

필자의 연구실에는 가끔 정신질환자가 찾아오는 경우가 있다. 자기 몸에 기생충이 득실거리니 어떻게 좀 해 달라는 것이다. 이런 경우 대부분은 의사를 통하지 않고 환자가 직접 수소문하여(신문에 난 글도 보고, 책도 사보고, 인터넷을 뒤지고 하여) 필자의 주소를 알아내어 직접 찾아온다. 무척 고민을 한 끝에 찾아왔다는 경우가 많다. 그러나 그들과 한두 마디 대화를 나누는 순간 필자는 금방 "아하, 이 분은 그런 분인가 보다"하고 알아채게 된다. 환자의 말이 앞뒤가 맞지 않고, 그런 이상한 기생충이 있을 리 없기 때문이다.

예를 들어 밤낮을 가리지 않고 항문으로 뭔가가 계속 기어 나온다든가, 여기 번쩍 저기 번쩍 하며 급히 몸 여기저기서 움직이는 것이 느껴진다든가, 혓바닥에서 계속 무슨 벌레가 생겨난다든가. 이루 다 소개할 수 없을 정도로 다양하지만 이런 성질을 가진 기생충은 도무지 있을 수 없다. 그래도 필자는 그런 내색을 하지 않고 여러 가지 검사를 해 보자고 권한다. 검사를 하지 않고서는 그 환자를 결코 납득시키거나 안심시킬 수 없기 때문이다. 검사 후에 정상이라는 것을 확인시키는 편이 훨씬 유리하다는 사실을 이미 여러 번 체험했다.

한 번은 정말 이상한 구석이라고는 전혀 없는 청년이 찾아왔다. 신문을 보니 피부 안쪽을 기어 다니는 기생충이 있다고 하는데 자기가 그런 기생충을 가지고 있는 것 같다는 것이다. 그런데 이상한 것은 그 기생충이 환자 자신이 무슨 걱정이나 고민스러운 일이 있을 때마다 나타나 기어 다닌다는 것이다. 어디를 어떻게 기어 다니느냐고 물어보니 머리끝에서 발끝까지 매우 빠른 속도로 옮겨 다닌다는 것이다. 뱀을 덜 익혀 먹을 때 걸릴 수 있는 스파르가눔 같은 기생충이 피하조직을 이행할 수는 있으나 이행속도가 하루에 몇 mm 정도에 불과하며, 더구나 머리끝에서 발끝까지 다니는 일은 불가능하다. 또 그런 것을 본인이 결코 느낄 수도 없다. 그런 기생충이 있을 리가 없어서 "아마 신경이 예민하여 그렇게 느낄 뿐이지 기생충이 아닐 것입니다"라고 했더니 무척 실망하면서 하는 수 없다는 듯 돌아갔다. 검사도 할 필요가 없었다.

그런데 다음 날 이 청년이 또 나타났다. 이번에는 복도에서 서성거리고만 있는 것이 아닌가? 웬일이냐고 물었더니 쭈뼛거리며 자기 생각에는 꼭 기생충 같으니 제발 검사를 좀 받게 해 줄 수 없느냐는 것이었다. '아차, 이 사람이 강박 신경증이 있는 모양이다'라고 생각한 후 실험실로 데리고 갔다. 분변검사는 물론이고 여러 기생충에 대한 항체검사(ELISA)를 다 해 주었는데, 예상한 대로 모두 음성으로 나왔다. 그럼에도 청년은 좀처럼 그 결과를 믿으려 하지 않았다. 방문 열쇠를 한 개만 잠그고는 결코 안심하지 못하며, 몇 개씩 달아 놓고서도 마음이 편치 않은 강박 신경증 환자였기 때문일 것이다.

일주일쯤 후 이 청년이 또 나타났다. 다시 검사를 해 달라는 것이다. 지난 번에 검사를 해서 다 확인했는데 왜 또 그러느냐고 했지만 막무가내였다. 할 수 없이 한 번 더 검사해 주었고, 이번에는 검사의 전 과정을 본인이 직접 옆에서 지켜보게 하였다. 그렇게 하여 나온 음성의 결과를 필자의 소견서와 함께 정신과의 동료 교수에게 보냈는데 다행히도 그 후에는 그 청년의 문제가 잘 해결되었다.

좀 더 심한 환자도 간혹 있다. 혓바닥에서 기생충이 나온다고 하는 환자는 어떤 종교인지는 모르겠지만, 신이 자신에게 벌을 내리면 갑자기 머리를 얻어맞은 것처럼 아픈 다음 잠시 후 기생충이 혓바닥으로 기어 나온다고 했다. 그러니 자기 몸에 기생충이 우글거리고 있을 것이며 약으로 모두 죽여 버려야 한다고 계속 주장했다. 이미 시중에서 파는 구충제를 열 번도 더 먹었는데 낫지 않는다는 말도 하면서. 그 '기생충'이란 것을 보여 줄 수 있느냐고 했더니 몇 차례 가져왔다(이런 환자는 오지 말라고 해도 본인이 수긍할 때까지 계속 필자 방으로 찾아온다). 그것은 전혀 기생충이 아니었고 음식 찌꺼기 아니면 혓바닥 상피층의 일부였다. 정신과의 동료 교수에게 보낸 후에야 이 문제가 잘 해결되었다(더 이상 환자가 찾아오지 않았다).

우리나라 각지에 풍토병성 기생충 질환이 아직 많이 분포하고 있는 데도 그 중요성을 제대로 인식하지 못하고 있는 우리 정부와 사회, 언론-그런가 하면 기생충 때문이 아닌데도 계속 필자를 찾아와 자신이 느끼고 있는 기생충병의 중요성을 강조하는 정신질환자들-이들 사이에 묘한 아이러니가 느껴진다.

메르스 유행으로 언은 교훈

2015년 6월은 우리에게 잔인하고도 혹독한 달이었다. 중동 지역(사우디아라비아)에서 중동호흡기증후군(Middle East respiratory syndrome; MERS)에 감염된 환자 한 사람이 귀국하여 186명의 환자를 발생시켰고 그 중 다른 중증 질환을 앓고 있던 환자들을 포함하여 36명의 사망자가 발생했기 때문이다. 환자와의 접촉이 의심되는 수천 명의 사람들이 외부와 격리되었고, 국민들은 행사와 작은 모임은 물론, 외출마저도 자제하여 나라 경제가 위축되고 외국인의 한국 방문마저 뚝 끊기는 등 엄청난 국가적 재앙이 초래되었다. 이제 새로운 환자가 발생하지 않고

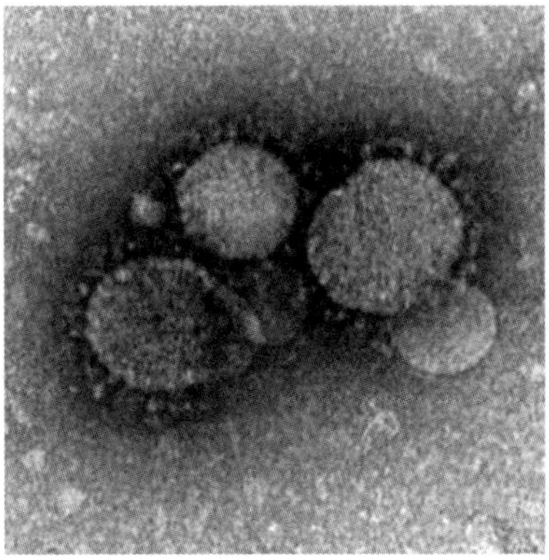

[그림 46] 메르스 바이러스의 모습. 미국 CDC 제공.

있는 것은 무척 다행한 일이다. 병원체인 MERS 코로나 바이러스(그림 46)는 좁은 의미에서는 기생충이 아니지만 넓은 의미에서는 기생충(숙주를 죽이는 미숙한 기생충)의 범주에 들어가므로 이 책에 포함시키기로 하였다.

필자가 속해 있는 한국과학기술한림원(이하 한림원)에서는 메르스 유행이 한풀 꺾여가던 2015년 7월 1월 메르스 현황 및 종합대책이란 제목으로 한림원탁토론회를 개최했다. 필자는 종합토론의 좌장으로 참여했는데 토론자들의 날카로운 문제점 지적에 많은 감명을 받았다. 곧이어 발간된 한림원의 목소리 제53호(2015년 7월; 필자가 초안 작성)에 게재된 내용을 살펴보면 다음과 같다.

메르스 바이러스는 2012년 9월 사우디아라비아의 폐렴 및 신부전 환자에서 처음 발견된 RNA 바이러스로서 처음에는 SARS(중증급성호흡기증후군) 유사 바이러스 또는 중동 SARS 바이러스 등으로 불리다가 2013년 5월 이후 세계보건기구에 의해 MERS 바이러스로 불리게 되었다. 2012년 9월부터 2년 여 기간 동안 메르스 유행은 사우디아라비아에서 가장 심했고 아랍에미리트, 요르단, 카타르의 4개국에서 1,041명의 환자를 발생시켰고 그중 422명이 사망하여 40.5%의 사망률을 보이면서 전 세계를 공포로 몰아넣었다. 4개국 이외에 이란, 오만, 영국, 독일 등 20여 개국에서 43명의 환자를 발생시켜 이 바이러스의 국제적 전파가 우려되었음에도 우리나라는 사실상 무방비상태로 있다가 손 쓸 틈도 없이 큰 유행이 일어나 세계에서 두 번째로 많은 환자를 발생시키게 된 것이다.

사회 각층에서는 이번 사태로 인해 어떤 교훈을 얻었는지 심층 분석하고 있으며 활발하게 각종 토론을 전개하고 있다. 필자는 한국과학기술한림원에서 주관한 한림원탁토론회의 좌장을 맡아 여러 학자와 전문가들의 의견을 들을 기회가 있었는데 그 결과는 여섯 가지 정도로 요약할 수 있을 것 같다. 첫째, 메르스 유행은 국가적 재앙인데 2~3년 동안 충분히 예고가 되었음에도 불구하고 너무나 준비가 부족했다는 점이다. 우리나라가 2003년의 SARS, 2009년의 신종플루 유행을 성공적으로 막아낸 경험이 있다는 점이 오히려 메르스를 가볍게 대처하게 되는 요인이 되었다는 따가운 지적도 있다. 급성 전염병 확산에 대한 준비를 철저히 하기 위해서는 가장 먼저 질병관리본부와 보건복지부 등 정부기관의 대응 능력을 키우는 것이 필수적이다. 그리고 일선 의료기관들의 급성 전염병 대응태세 강화도 시급한데 이를 위한 획기적인 제도 지원과 예산 지원이 필요하다. 현재의 의료보험 제도 하에서는 의료기관이 스스로 시설 확충(격리시설 마련 등)과 의료 환경 개선(응급실 구조 개혁, 운영제도 개선) 등을 하기 쉽지 않다. 엄청난 경비 부담이 따르기 때문이다. 국가적 차원에서 이에 대한 대책 마련이 시급하다.

둘째, 정부의 전염병관리 컨트롤타워 확립이 필요하다는 점이다. 현재 전염병 관리 등 보건의료에 관한 문제는 보건복지부 소관으로 되어 있는데 보건복지부에는 보건의료 관련 전문가나 의사 공무원이 극소수에 불과하다. 그러므로 최소한 차관급 자리를 신설하여 의사나 보건의료 전문가를 영입하고 그로 하여금 전염병 발생시 컨트롤타워 역할을 하도록 해야 한다. 보건복지부를 보건부와 복지부로 나누고 보건부가 보건의료의 제반 문제를 다루도록 해야 한다는 의견도 있으나 현재로서는 보건관련 예산이 너무나 적어(복지 예산에 비해) 독립된 정부 부처로서의 역할을 하기는 현실적으로 매우 어려울 것이라는 의견이 중론이다. 의사가 예방의학이나 공중보건학 등을 전공한 후 보건복지부 공무원으로 들어갈 수 있는 문호도 크게 열어야 한다. 질병관리본부의 위상에 대해서도 재조명이 필요하다. 질병관리본부장이 전파 방지를 위해 총력을 기울였어야 할 시간에 상부에 불려 다니며 브리핑을 하느라 많은 시간을 보내 문제가 커졌다는 지적도 있다. 질병관리본부는 그 조직과 위상을 크게 강화해야 한다.

셋째, 우리나라 종합병원급들의 응급실 구조와 운영에 심각한 문제가 있음이 드러났다. 응급실 전체가 한 방으로 트여 있거나 침대가 다닥다닥 붙어 있는 등 전염병 확산에 취약한 구조였다는 점이 화를 키웠다. 입원 병동에도 4~8인실이 많고 전염병 가능성이 있는 환자를 격리할 공간이 따로 마련되어 있지 않은 경우가 많다. 환자를 돌보는 업무도 가족 위주로 하도록 방임되어 있다. 환자 한 사람에게 가족 전체가 문병을 오거나, 친구 여럿이 문병을 와서 오랜 시간을 환자와 함께 보내는 등 잘못된 문병문화도 조속히 개선되어야 한다. 메르스는 역학적 특성상 대부분 병원 감염의 형태를 보인다. 따라서 이 질병의 확산은 병원 감염 관리 문제와 직접 맞물려 있다.

넷째, 메르스의 특성에 대한 정보 부족이 화를 키운 측면도 있다. 공기 전파는 아니고 에어로졸 형태로 전염된다는 사실은 이미 알려져 있었으나 큰 에어로졸에 의한 전파가 주요 경로인지 작은(미세한) 에어로졸로도 전파가 가능한지(2미터가 넘는 거리에서도 전파되는지)에 대해서는 정보가 없었고, 격리 대상자를 선별하는데 많은 허점을 노출하였다. 또한 유행 초기에는 환자 발생 병원을 밝히지 않아 환자 이동과 2차, 3차 전파 차단에 실패한 측면도 있다.

다섯째, 환자 격리, 병원 잠정 폐쇄 등 확산 방지를 위한 법적, 제도적 장치 마련이 필요하다. 격리되어야 할 대상자가 비행기를 타고 다른 도시로 이동한다든가 대중교통을 이용하여 외출을 한다든가 하는 행위를 차단할 수 있는 법적 권한이 마련되어야 한다. 단 한 군데만 뚫려도 메르스는 또다시 새로운 둥지를 틀고 계속 전파되기 때문이다. 따라서 병원 폐쇄 등의 명령을 내릴 수 있는 권한이 컨트롤타워에 주어져야 전염병의 전파와 확산을 조기에 막을 수 있다.

여섯째, 메르스의 신속 진단법과 성공적인 치료법의 개발, 그리고 예방백신 개발을 위한 노력이 있어야 한다. 이번 유행에서 첫 환자(중동에서 돌아온)에 대한 메르스 확진이 며칠만 더 빨랐더라도 전파를 크게 줄일 수 있었을 것이란 지적이 있다. 치료를 취한 항바이러스 약제 투여의 효과는 아직 미지수이며, 메르스를 이겨낸 환자로부터 항체를 얻어 투병 중인 환자에 투여하는 방법도 그 효과는 아직 확실치 않다고 한다. 그러므로 적절한 치료법에 대한 연구가 꼭 필요하다. 예방 백신 개발에 대해서는 불행히도 여러 장벽들(기술 장벽, 특허 장벽, 허가 장벽, 상업 장벽 등) 때문에 그 전망이 좋지 못한 편이다.

이번 메르스 유행은 의료 강국인 한국이 국제무대에서 크게 망신을 당한 커다란 사건이었다. 어처구니없이 뚫린 방역망은 국민의 의료기관 불신, 정부 불신을 낳았고, 매스컴은 앞다투어 실시간으로 이를 보도했다. 국민들의 불안은 하늘을 찌를 듯 높아졌고 크고 작은 회합은 물론, 바깥 외출마저 자제함으로써 거의 모든 경제활동과 사회활동이 위축되었다. 국제학회와 국제회의도 줄줄이 취소되거나 연기되었고, 한국을 찾는 여행객도 크게 줄어 관광산업도 직격탄을 맞았다.

그런데 이런 모든 현상이 너무 과잉으로 치닫고 있다. 필자가 미국에서 방문교수로 잠시 근무했던 1987년 6월의 일이 생각난다. 그해 8월에 귀국이 예정되어 있었다. 그런데 한국에서 엄청난 민주화 물결이 일면서 시청 앞과 광화문 광장에서 늘 시위대와 경찰이 충돌하고 있었다. 화염병이 등장하고 돌을 던지고, 최루탄을 쏘고, 아침 출근 전에 TV를 보면 늘 한국의 시위 장면이 클로즈업되어 중요한 뉴스가 되곤 했다. 연구실로 가는 도중 미국인 동료들을 마주치면 "채 교수, 한국이 지금 저렇게 시위가 한창이고 위험한데 어떻게 귀국을 하겠나. 공항에서 집까지 갈 수도 없을 것 같은데. 여기서 좀 더 지내다가 귀국하는 편이 나올 것 같네."라고 하는 것이 아닌가? "별 문제 없을 거야."라고 답하고는 몇 걸음 더 가는데 다른 사람이 "Hey, Dr. Chai, you have to stay here more"라고 하는 게 아닌가? 또 "별일 없을 거야."라고 답하고는 실험실 안으로 들어가는데 또 다른 동료가 똑같은 질문을 던지는 것이 아닌가? 필자는 한국에서 그런 광경을 많이 보아 왔기 때문에 그 시위는 시청 앞과 광화문 광장에 국한되어 있을 것이라는 추측을 할 수 있었다. 공항에서 집으로 가는 길은 아무런 문제가 없을 것으로 확신했다. 그런데 얼마 후 6.29 선언이 나오면서 정국이 서서히 가라앉기 시작했고 필자는 예정대로 8월에 무사히 귀국했다.

금년 7월부터 9월까지 필자의 실험실을 방문하기로 했던 태국인 대학원생 Ms. Preeyaporn이 우리나라 메르스 사태 때문에 방문을 잠시 연기하면 어떻겠냐는 이메일을 보내왔다. 별 문제 없을 것이라 답했지만 다시 보내온 메일을 보니 무척 불안한 것 같았다. 과잉 불안이라는 생각이 들었지만 필자도 어쩔 수 없이 연기에 동의해 주었다.

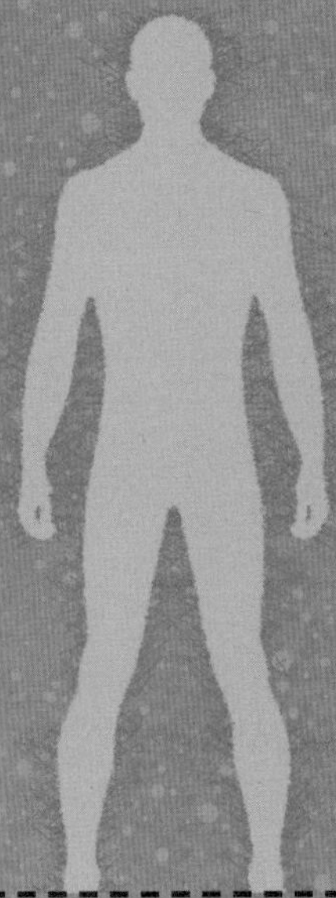

4장

세계의 기생충(1부)

Parasites of the global people (Part 1)

말라리아와 인류 문명의 흥망성쇠

수많은 기생충 중에서 말라리아원충(原蟲, *Plasmodium* spp.)만큼 한 국가나 종족의 흥망성쇠는 물론, 인류 문명의 부흥 여부까지 좌지우지할 수 있을 정도로 엄청난 영향력을 가진 것은 드물다. 그래서 말라리아는 지구 상에서 퇴치해야 할 영순위 기생충이며, 이 순위는 오랜 기간 불변이다. 세계보건기구가 말라리아를 최우선으로 관리해야 할 6대 열대질환에 포함시키고 있으며, 그중에서도 서열 1위에 올려놓고 있는 점은 주목할 만하다. 노벨 생리의학상 수상자 중 말라리아 관련 연구업적으로 인한 수상자가 4명이나 나왔다는 점(2015년도 수상자인 중국의 Tu Youyou선생을 포함하여)도 이를 반증하고 있으며, 향후의 노벨 생리의학상 수상 후보자 중에도 말라리아 백신 개발이나 관리에 수훈을 세운 사람이 반드시 포함될 것이라는 전망을 가능하게 하는 점도 같은 맥락이다.

이는 세계적으로 말라리아를 앓고 있거나 감염 위험에 노출되어 살고 있는 인구가 워낙 많기 때문이다. 말라리아 위험지역(그림 47)에 살고 있는 인구수가 20억 명이 넘으며, 실제 말라리아를 앓고 있는 인구는 연간 2억 명, 사망자수는 매년 180~200만 명에 달한다. 즉 감염 질환에 의한 사망 원인 중 설사병, 호흡기 질환과 함께 부동의 상위 3~4위를 지키고 있는 것이다. 단, 설사병과 호흡기질

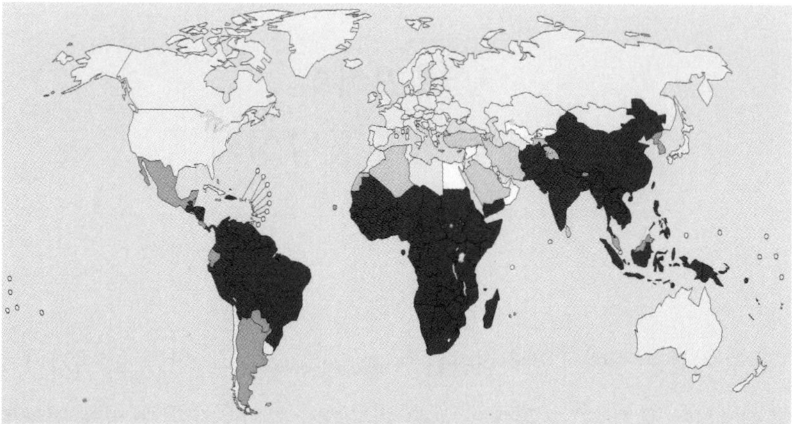

[그림 47] 세계 말라리아 유행 지역을 표시한 지도(WHO 자료, 20014). 진한 흑색은 고도 유행지를, 회색은 낮은 유행지를 나타낸다. 남미 북부, 서인도제도 및 남아시아 지역은 유행이 오히려 증가하는 추세를 보이고 있다.

환은 그 병원체가 매우 다양한데 비해 말라리아는 한 가지 속(genus)의 단일 기생충들이 그 병원체라는 점에서 말라리아의 중요성을 더욱 높게 평가하기도 한다.

사람 감염을 일으키는 말라리아원충에는 5가지 종이 있는데, 열대열원충(*Plasmodium falciparum*), 삼일열원충(*Plasmodium vivax*), 사일열원충(*Plasmodium malariae*), 난형열원충(*Plasmodium ovale*), 그리고 최근에 알려진 원숭이말라리아원충(*Plasmodium knowlesi*)이 그것들이다(표 7). 이 중 열대열원충에 의한 말라리아(질환)를 열대열 말라리아(tropical malaria, falciparum malaria)라고 하는데, 심한 임상경과를 보이고 치사율이 매우 높아 악성 말라리아(malignant malaria)라 부르기도 한다. 이 열대열원충이 세계적으로 가장 널리 퍼져 있다. 열대열원충이 특히 뇌를 침범하면 감염 2주 이내에 환자를 혼수상태에 빠지게 하며, 응급조치를 신속히 하지 않을 경우 빠른 시간 내에 환자를 사망하게 한다.

표 7. 인체 기생 말라리아의 종류와 특성

	삼일열 말라리아	열대열 말라리아	사일열 말라리아	난형열 말라리아	원숭이 말라리아
잠복기	12~17일 (때로 13개월까지)	9~14일	18~40일	16~18일	약 2주
병원성	++	++++	++	+	++++
빈혈	++	++++	++	+	++++
중추신경계 침범	+	++++	+	±	+++
콩팥 침범	±	++++	+++	−	+++
간에 남은 충체로부터의 재발 가능성	매우 크다	없다	없다	없다	없다
분포 지역	거의 세계적 분포	거의 세계적 분포	거의 세계적 분포	아프리카, 동남아시아, 중동	말레이시아, 인도네시아

열대열 말라리아의 이런 높은 치사율은 이른바 인구의 역도태(negative selection)를 초래하기도 한다. 예를 들면 아프리카의 종족 중에 특별한 유전병이 있는 환자, 즉 적혈구의 형태나 기능이 선천적으로 비정상적인 환자들이 많이 살고 있는 지역이 있는데 이런 마을에서는 선천성 유전병이 있는 환자가 말라리아에 저항성을 나타내며 쉽게 걸리지 않고 살아남아 자손을 보존하는 데 비해(유전병을 가진 자손이 계속 태어남), 유전병이 없는 건강한 사람은 말라리아에 쉽게 걸리고 잘 사망하기 때문에 인류학적 및 우생학적으로 커다란 문제가 된다. 그 마을에서 살아남는 사람은 적혈구가 비정상적으로 생긴 유전병을 가진 사람들뿐이기 때문에 인구의 역도태가 초래될 수밖에 없는 것이다. 중세 유럽에서는 말라리아 유

행이 소강상태에 들어가면 찬란한 르네상스와 같은 인류 문명의 꽃이 피는데 비해, 말라리아가 창궐하면 인류 문명도, 개인의 건강과 행복도 모두 몰락한다는 역사적 교훈을 끌어낸 일화가 많다.

삼일열 말라리아(vivax malaria)는 열대열 말라리아 다음으로 세계적으로 널리 창궐하고 있다. 임상적 경과가 열대열 말라리아에 비해 순한 편이지만 여러 가지 특이한 성질을 나타낸다. 특히 열 발작이 잘 치료되어 몇 달 간 아무런 증상이 없다가 갑자기 열 발작이 다시 시작되어(재발하여) 환자와 의료진을 당황하게 하는 일이 흔히 일어난다. 간세포에 남아 있던 원충이 몇 개월 동안 숨어서 분열증식을 계속한 다음 어느 순간 혈액 내로 터져 나와 열 발작을 일으키기 때문이다. 잠복기가 매우 길어서 유행지에 다녀온 후 1년이나 지난 다음 갑자기 열 발작이 시작되기도 하여 역시 환자와 의료진을 당황하게 한다. 지금은 이런 현상을 나타내는 이유가 밝혀졌는데 간세포에 들어간 말라리아원충들이 오랜 기간 잠을 자고 있거나(긴 잠복기의 원인), 그중 일부만 터져 나오고 남아 있던 것들이 다시 재발을 일으키기 때문(잦은 재발의 원인)이라고 알려져 있다. 그리고 간세포에 남아 있는 원충을 치료하기 위해 프리마퀸(primaquine)이라는 특수 약품을 사용한다.

사일열 말라리아(malariae malaria)는 삼일열 말라리아와 임상적으로 비슷한 경과를 보이며 역시 순한 편이다. 세계적으로 분포지역은 열대열 말라리아나 삼일열 말라리아에 비해 다소 제한된 편이다. 열 발작이 이틀 간격으로 발생하는 주기성을 보이는데 어제 열 발작이 났으면 오늘과 내일을 건너뛰어 모레가 되어야 다시 열 발작이 발생한다. 난형열 말라리아(ovale malaria)는 아시아 및 아프리카의 극히 일부 지역에만 유행을 보이는 종류이다. 잘 재발하지 않는 점을 제외하면 여러 모로 삼일열 말라리아와 비슷하다. 원숭이 말라리아(knowlesi malaria)는 말 그대로 원숭이에 유행하던 말라리아가 언제부터인가 사람에게도 감염을 일으키게 되었는데 최근에야 인체 감염이 확인되기 시작했다. 인도네시아, 말레이시아 등에 국한되어 있다.

필자는 탄자니아, 우간다, 민주 콩고 등의 말라리아 유행지를 방문한 경험이 있다. 초등학교 어린이들이 한 사람씩 진료실로 들어오면 손가락 끝에서 피를 뽑고(혈액 도말검사를 위해) 배를 만져보아 비장이 커져 있는지 검사했다. 어떤 지역은 학생들 중 90%가 말라리아에 감염되어 있어(혈액 도말검사에서) 무척 놀란 일도 있었다. 그런데 아이들의 배를 만져보면서 뱃속에 돌덩이처럼 딱딱한 물체가 들어 있는 것을 느끼고는 더욱 놀라 그 아이의 얼굴을 다시 쳐다보곤 했다. 비장이 많이 커지고 딱딱해져 있어 사람의 복부 장기로서 제 기능을 하지 못할 가능성이 매우 커 보였기 때문이었다. 말라리아 감염 때문에 파괴된 적혈구의 찌꺼기가 비장, 간 등에 모여서 굳어지기 때문인데 이 때문에 아이들의 면역 기능이 현저히 떨어지고 다른 감염 질환에 노출되면 쉽게 감염되어 이들 병원체와의 싸움에서도 지고 만다. 그래서 열대열 말라리아에 걸린 아이들의 사망률은 매우 높다.

미국의 톡소포자충증 유행과 두비 박사

미국에는 기생충이 없는 것으로 잘못 생각하고 있는 사람들이 제법 있는 것 같다. 어려운 경제상황과 열악한 위생 환경에서 만연하는 종(회충, 구충 등)이 거의 없을 뿐이지, 다른 종류의 기생충은 다양하게 발견되고 있다. 어느 면에서 미국은 세계 곳곳에 유행하는 기생충을 모조리 모아놓은 백화점이라고도 볼 수 있다. 특히 허리케인이 종종 휩쓸고 가는 동남부지역(뉴올리언즈 등)은 아열대 기후이며, 유색 인종이 모여 사는 슬럼가도 많아 기생충 질환이 유행하기 쉽다.

톡소포자충(*Toxoplasma gondii*)은 말라리아와 비슷한 기생 원충(원생동물)의 하나로 대식세포와 같은 숙주세포 내에 기생하면서 분열증식한 후 숙주세포를 파괴하고 터져 나와 또 다른 숙주세포에 침입하고 공격하는 고약한 기생충이다. 환자는 고열, 몸살, 림프선염 등을 앓게 되며, 심하면 망막염, 뇌염 등을 초래하기도 한다. 면역기능이 괜찮은 어른에서는 가볍게 넘어가는 경우도 많으나 다음 두 가지 경우에는 심각한 문제가 발생할 수 있다. 첫째는 AIDS나 암 환자처럼 면역기능이 저하된 환자, 둘째는 신생아의 경우이다. 둘 다 뇌염으로 사망할 위험성이 대단히 높다. 특히 AIDS 환자의 경우 톡소포자충은 직접적인 사망 원인의 하나로서 매우 중요하다. 신생아의 경우에는 태반을 통해 감염이 일어나며, 뇌수

종, 경련, 뇌석회화, 망막맥락막염, 정신운동 지연 등이 나타나고, 결국 실명 및 사망에 이르게 된다.

톡소포자충은 전 세계에 널리 분포한다.[31] 자연계 종숙주로 알려진 고양이나 야생동물이 있는 곳이라면 어디든지 다소간의 유행이 있다. 그러나 감염률은 지역이나 국가에 따라 큰 차이를 보인다. 대체로 유럽이나 북미 지역의 감염률이 매우 높고, 아시아 국가들의 감염률은 낮은 편이다. 미국 국민의 20~30%(항체 양성률)가 톡소포자충에 감염되어 있으며, 매년 1,000~2,000명의 신생아가 선천성 톡소포자충증에 감염되고 있다. 유럽의 여러 나라는 미국보다 감염률이 더 높다(그림 48). 프랑스 중부 지역에서는 인구의 70% 이상이 감염자이며, 신생아 1,000명 중 4명꼴로 계속 감염이 일어나고 있다. 우리나라나 일본, 중국은 대체

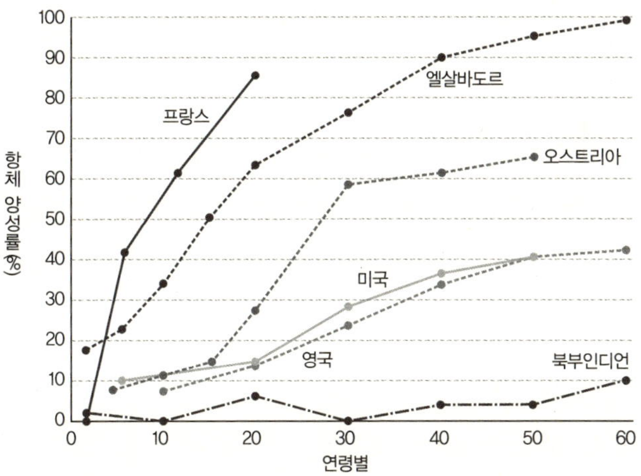

[그림 48] 미국, 유럽 등지의 연령별 톡소포자충 항체 양성율. 프랑스, 엘살바도르, 오스트리아 등이 높은 양성율을 보이고 있다. Dubey JP, Beattie CP.[31] Toxoplasmosis of Animals and Man. 1988. CRC Press에서 인용.

로 5~20% 정도의 항체 양성율을 보이며, 선천성 감염도 매우 드문 편이다.

유럽이나 북미 지역에 톡소포자충이 많은 까닭은 돼지고기를 설익혀 먹는 관습이 오랫동안 계속되어 오고 있기 때문이다. 돼지고기를 통한 감염 외에도 고양이 분변에 포함된 난포낭(oocyst)을 우연히 섭취하거나, 태반을 통해 선천적으로 감염되거나, 수혈 또는 실험실에서 주사바늘에 찔려 감염되는 경우도 있다. 그러나 가장 보편적인 감염경로는 역시 돼지고기를 통한 감염이다. 미국이나 유럽에서 햄버그스테이크와 같은 음식을 주문하면 "Well-done? Medium? Or Rare?"라고 묻는다. 이때 보통의 우리처럼 "Medium!"이라고 했다가는 피가 흘러내릴 정도로 설익은 것을 내와서 당혹해 하는 경우가 많다. 익히는 정도에 대한 기준이 나라마다 다르기 때문이다. 필연적으로 톡소포자충은 살아 있는 채로 사람에 섭취된다. 그래서 대다수의 유럽이나 미국 사람들은 태어나서 어른이 되기까지 톡소포자충 감염을 피할 길이 거의 없게 되는 것이다.

필자가 방문했던 미국 농무성의 기생충병연구소(매릴랜드 주 벨츠빌 소재)에는 고양이가 톡소포자충의 종숙주임을 처음 밝힌 Dubey J. P. 박사가 근무하고 있다. Dubey 박사는 인도 태생으로, 인도의 아메리칸 드림 실현을 위해 미국으로 건너간 지 50년이 넘은 '인디언 아메리칸'인데, 톡소포자충 연구에 있어서는 세계적으로 독보적인 위치에 있다. 지금도 한 해에 톡소포자충 관련 논문을 20~30편씩 발표하는 무척 능력 있고 부지런한 Dubey 박사는 미국 땅 방방곡곡에 발이 닿지 않은 곳이 없을 정도로 움직이면서 톡소포자충 연구를 해왔다. 요즘은 유럽, 남미 등 세계 각국으로부터 특강 초청을 받아서 강연하러 다니기에도 바쁠 정도가 되었다고 한다. 필자의 초청으로 우리나라를 방문한 일도 있었으며,

서울대 의대 본과 2학년 학생들에게 감명 깊은 강의를 해 준 일이 있었다.

필자도 곧잘 휴일에 실험실에 나가 일을 하는 비정상적인(?) 습관을 가지고 있는데, 그런 점에서는 Dubey 박사도 필자와 매우 비슷하다. 보통 미국의 연구원, 연구보조원들은 금요일 오후만 되면 주말 동안 여행할 생각에 들떠, 엉덩이를 들썩이며 실험이 제대로 되지 않을 때가 많다. 당연히 토요일, 일요일에는 연구소가 텅 빈다. 필자가 원충 감염에 대한 장내 면역 연구에 피치를 올리느라 주말마다 실험실에 나가 분석에 열을 올리고 있는데, 종종 옆 실험실에서 무균 실험복을 입고 땀을 뻘뻘 흘리며 동물 장기에서 조직을 채취하고 있는 사람이 눈에 띄었다. 처음에는 별 관심 없이 지냈으나 마주치는 일이 잦아졌고, 그 사람이 바로 톡소포자충 연구로 유명한 Dubey 박사라는 사실을 알게 되었다.

Dubey 박사가 필자에게 "(주말에 실험실에 나오는 것을 보니) 너는 가족이 없니?"라고 물었다. "가족이 있는데…"라고 대답하면서 "너는?"하고 물었더니 "나도 가족이 있다"라는 것이 아닌가? 서로 마주 보며 그만 웃고 말았다. 주말에 가족을 팽개쳐 두고 실험실에 나오는 나쁜(?) 일을 하고 있음을 서로가 고백했기 때문이었다. 후에 만나 인사를 나눈 Dubey 박사의 부인은 미스 인도 출신으로 무척 미인이고 온화해 보였다.

그런데 얼마 전 Dubey 박사 실험실에서 난처한 사건이 발생했다는 얘기를 들었다. 동물애호가 단체 회원들이 연구소에 난입하여 실험 중이던 고양이를 모조리 훔쳐갔다는 것이다. 고양이는 톡소포자충의 종숙주이고, 난포낭을 얻기 위해 꼭 필요한 숙주이다. 세계 여러 나라에서 분리주를 가져와 고양이에 감염시키고 그 다음 마우스에 계대하는 실험을 계속해 왔는데 그 고양이를 모조리 데려갔으니 낭패 중에도 낭패일 것이다. 그렇지 않아도 미국은 톡소포자충 생활환이 자연계에서 매우 활발히 돌아가고 있는 나라인데, 만일 데려간 고양이들을 방생했다면 세계 각국으로부터 온 여러 분리 주들이 미국 땅 여기저기에서 둥지를 틀고 각기 고유한 자연계 생활환을 만들고 있을지도 모른다.

성 접촉에 의해 전파되는 질편모충

여성의 질 내에 기생하는 원충, 즉 질트리코모나스를 요즈음은 질편모충(腟鞭毛蟲; *Trichomonas vaginalis*)(그림 49)이라고 부른다. 성 접촉에 의해 전파되는 대표적인 기생충 종인데, 국내에도 만연했으나 최근에는 많이 줄어들었다. 그러나 세계적으로 보면 결코 줄어든 것 같지 않다. 개발도상국이든, 선진국이든 사람 사는 곳에는 예외 없이 일정 수준 이상의 감염률을 보이고 있으며, 성 문화가 개방적인 사회일수록 감염이 더욱 만연하는 것 같다.

미국은 AIDS(성병의 하나임) 환자 수도 그렇지만 질편모충 감염자 수도 결코 적지 않다. 2005년에 발표된 논문 중 하나에서는[32] 미국 전역에서 18~25세의 젊은 남녀 12,449명을 무작위로 표본 추출하여 질편모충 감염을 조사했는데 총 양성율은 2.3%였고, 인종에 따라 차이를 보여 흑인(6.9%), 미국 원주민(4.1%), 라틴계(2.1%), 아시안(1.8%), 백인(1.2%)의 순으로 높았다고 한다. 그리고 인종과 성별을 함께 분석해 보면 흑인 여성(10.5%), 원주민 여성(4.2%), 원주민 남성(4.1%), 흑인 남성(3.3%)의 순으로 감염률이 높았다고 한다. 이 수치는 질편모충에 대한 유전자 검사법으로 분석한 것이어서 정확성이 높을 것이라고 강조하였다. 또한 미국 인디애나폴리스의 한 대학병원에서 보고한 2005년의 자료를 보면 병원을 찾은 14~17세 여성 268명 중 16명(6.0%)이 질편모충 양성이었다고 한다. 아직 미성년자인 대상자들의 나이에 비하면 무척 높은 감염률이다.

중국에서도 높은 감염률이 보고되고 있는데, 2005년에 윤난성 쿤밍시 접객업소에 근무하는 여성들의 감염상황을 조사한 결과, 대상자 505명 중 43.2%가 질편모충에 감염되어 있다고 했다.[33] 인도도 이 원충 양성율이 25~35%로 매우 높은 편이며, 아프리카의 나이지리아도 35~40%로 매우 높다고 한다. 호주 내륙지방의 여성들에서도 질편모충 양성율이 24%로 발표되었다.

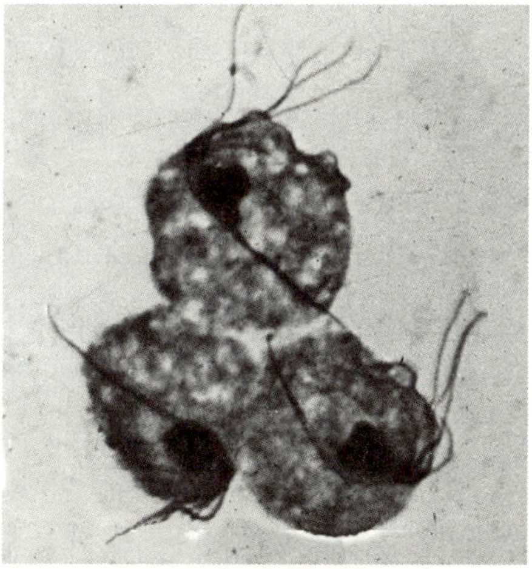

[그림 49] 질편모충(영양형)의 모습. 크기 0.007~0.030 mm로 핵 1개와 편모 6개를 가지고 있다.

질편모충증(vaginal trichomoniasis)은 여성의 병이다. 성 접촉에 의해 전파되므로 남성도 감염되기는 하지만 거의 무증상으로 경과한다. 여성은 참기 어려운 냉, 대하, 가려움증을 호소하며 반드시 병원을 찾는다. 다행히 이 감염은 자궁이나 난소로까지 퍼져나가지는 않는다. 그리고 진단과 치료가 모두 쉽다. 병원 부인과 검사에서 쉽게 원충을 검출할 수 있으며, 치료도 먹는 약과 질정(膣錠)이 다 나와 있어 1주일 정도 치료하면 완치될 수 있다. 그러나 재감염이 쉽게 일어나는 점이 문제다. 그래서 배우자 또는 성생활 파트너가 있을 경우에는 이들을 반드시 함께 치료해야 한다.

질편모충의 생활사 중 관찰되는 발육단계는 직경 7~23마이크론(0.007~0.023 mm) 정도인 공 모양의 영양형 한 가지뿐이며, 이분법(한 개체가 두 개로 쪼개지는 분열 방식)으로 분열, 증식한다. 영양형을 현미경으로 자세히 보면 핵 1개와, 축색(axoneme), 그리고 긴 편모 6개를 가지고 있고, 회전 운동과 이동을 매우 활발히 하는 것을 볼 수 있다. 이들 영양형은 외계 환경에는 매우 약해서 낮은 온도, 건조, 화학약품 등에 의해 쉽게, 짧은 시간 내에 파괴된다. 외계 환경에 저항할 수 있는 포낭형(cyst)을 만들 능력은 없다. 그러므로 질편모충이 타인에게 전파되려면 적정 온도와 습도가 잘 유지되는 까다로운 조건이 모두 충족되어야 한다. 체온이 그대로 유지된 상태에서 신체 부위끼리 직접 접촉해야만 감염이 성립된다는 뜻이다. 이런 조건은 성 접촉 외에는 거의 있을 수 없다. 그래서 질편모충은 여성에서는 질벽에, 남성에서는 요도나 전립선 등에 기생하면서 남-여-남-여의 순서로 계속 전파해 나가는 것이다. 인간의 이런 생리학적인 면을 이용하여 질편모충은 외계에서 파괴되지 않고, 사람에서 사람으로 직접 전파되어 자신들의 종족을 성공적으로 유지해 가고 있는 것이다.

질편모충증 치료 시에는 반드시 환자와 배우자를 함께 치료해야 하기 때문에 갖가지 일화가 발생한다. 만일 부부가 상대방만을 성 생활의 상대로 해 왔다면 부부 사이에 질편모충 감염은 있을 수 없다. 이 기생충이 자연 발생할 가능성은 전혀 없기 때문이다. 그러다 보니 남편의 외도가 들통 나기도 하고, 부인의 불륜이 남편에게 알려지기도 하는 등 온갖 일들이 다 발생한다. 이 병이 성 접촉에 의해 전파되므로 배우자도 함께 치료해야 한다는 사실을 환자(부인) 또는 남편에게 알려야 하기 때문이다. 그러나 의사가 과잉 친절하여 이 병의 원인은 부부 중 누군가가 바람을 피웠기 때문이라는 식의 설명은 하지 말아야 한다.

인체 감염을 일으키는 *Trichomonas* 속(屬) 원충으로 질편모충 외에 두 종이 더 있다. 그들은 구강편모충(*Trichomonas tenax*)과 장세모편모충(*Trichomonas hominis*)이다(그림 50). 구강편모충은 입 속, 특히 치석이나 충치 주위, 잇몸 경계부, 구강 점막 염증 부위 등에서 검출된다. 이 원충도 영양형만 존재하므로 키스를 하거나, 침에 묻은 채 튀거나 하여 직접적인 전파에 의해 전염된다.

장세모편모충도 재미있기는 마찬가지이다. 사람의 맹장에 주로 기생하는데,

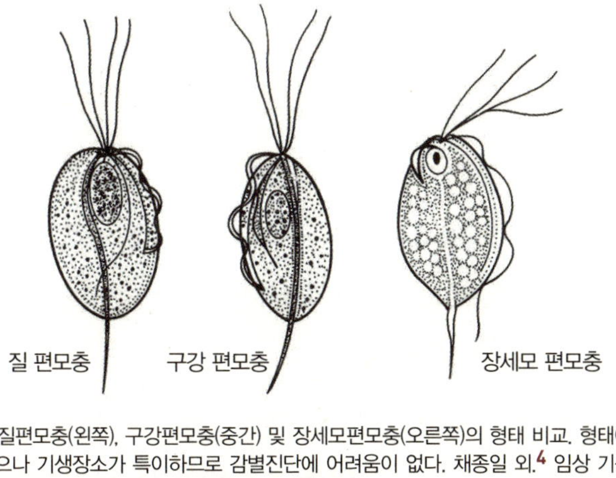

[그림 50] 질편모충(왼쪽), 구강편모충(중간) 및 장세모편모충(오른쪽)의 형태 비교. 형태에도 차이가 있으나 기생장소가 특이하므로 감별진단에 어려움이 없다. 채종일 외.[4] 임상 기생충학 교과서. 2011. 서울대학교 출판문화원에서 인용(승인).

가벼운 설사 외에 별다른 병을 일으키지는 않는다. 이 종도 영양형만 존재하며, 분변으로 배출된다. 그리고 분변에 섞여 나온 영양형은 온도가 낮아지거나 물속에 들어가면 급격히 파괴된다. 그런데 어떻게 사람에서 사람으로 전파될까? 이에 대한 설명은 매우 어렵다. 그러나 만일 파리 한 마리가 따뜻한 분변 위에 앉았다가 이 원충을 다리에 묻힌 후 곧바로 휭 하고 날아와서 밥상의 쌀밥 위에 앉았다고 가정해 보자. 그 쌀밥을 맛있게 먹었다면 어떻게 될까? 이 원충은 사람 위(胃)의 높은 산도(酸度)에는 강하다고 한다(특히 우유나 죽 등에 섞여 있을 경우). 실제로 그렇게 감염이 전파되고 있을 가능성은 매우 크다.

캐나다 한국 교민들의 북미담낭흡충 집단감염

요즘 우리나라 국민들의 해외 진출이 무척 늘어나고 있다. 이에 따라 해외로 진출한 우리나라 국민들이 그 나라의 고유한 기생충에 감염되는 일이 종종 일어나고 있다. 뒤에 소개할 미얀마 한국 교민 40여 명의 유극악구충(*Gnathostoma spinigerum*) 집단 감염이 그 한 예이고, 여기에서는 캐나다 한국 교민 19명의 북미담낭흡충(北美膽囊吸蟲; *Metorchis conjunctus*) 집단 감염에 얽힌 이야기를 소개하고자 한다.

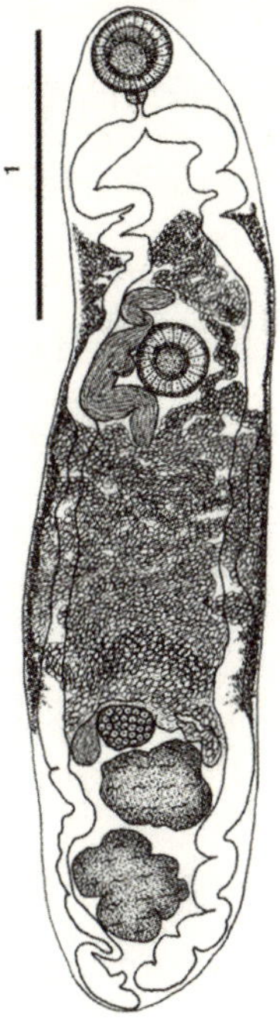

[그림 51] 캐나다 한국 교민들에게 감염을 일으킨 북미담낭흡충과 형태학적으로 거의 비슷한 동양담낭흡충(Metorchis orientalis)의 모습. Sohn et al.[35] Korean J Parasitol 1992; 30: 237–243에서 인용(승인).

우리나라 인체 및 동물에 기생하는 간(肝)흡충에는 간흡충(*Clonorchis sinensis*)과 간질(*Fasciola hepatica*) 두 종류가 알려져 있으며, 동물 기생 간흡충에는 새의 담낭에 기생하는 동양담낭흡충(*Metorchis orientalis*)이 있다. 그러나 세계로 눈을 돌리면 사람이나 동물의 간에 기생하는 흡충 여러 종류가 더 있다. 태국, 라오스, 베트남 등지에 유행하는 타이간흡충(*Opisthorchis viverrini*), 러시아 및 동유럽에 유행하는 고양이간흡충(*Opisthorchis felineus*), 캐나다 북부 및 동부, 미국 동부의 산악 지방에 유행하는 북미담낭흡충(*Metorchis conjunctus*)이 그 예이다. 북미담낭흡충은 동양담낭흡충(그림 51)과 형태가 매우 비슷하다.

간 기생 흡충들은(간질은 제외) 원래 유행지에 서식하는 야생동물들 사이에 유행하는 것들이고 중간숙주는 민물고기이다. 그러나 사람이 민물고기를 날로 먹는 습관을 가진 지역에서는 인체 감염이 유행하고 있으며, 공중보건학 및 의학적으로 문제가 된다. 우리나라, 중국 등에 유행하는 간흡충, 인도차이나반도에 유행하는 타이간흡충이 대표적인 예인데, 사람에서 간암을 일으킬 수 있을 뿐만 아니라 담도염, 간경화증, 담석증 등을 일으켜 노동력을 상실하게 하는 등 피해가 매우 크다. 붕어, 잉어, 피라미, 몰개, 모래무지 등 40여 종의 담수어가 매개하는 간흡충은 현재 우리나라 인체 감염 장내 연충류 중 1위를 차지하고 있다. 이들에 비해 고양이간흡충은 주로 동물에만 감염을 일으키며, 인체 감염은 비교적 드물다. 러시아와 동유럽에 거주하는 주민들은 날생선을 잘 먹지 않기 때문이다. 북미담낭흡충도 이런 점에서는 고양이간흡충과 매우 비슷한 역학적 특성을 가진다.

그러던 중 캐나다 퀘백주 몬트리올에 위치한 맥길 대학 열대질환센터의 McLean 박사 등이 저명한 의학학술지 Lancet 지에 '동일-감염원에 의한 급성 북미담낭흡충증 집단 발생'이라는 매우 흥미 있는 논문을 발표했다.[34] 특히 환자 19명이 모두 한국 교민이라고 하여 우리로서는 결코 그냥 지나칠 수 없는 논문이었다. 한국 교민들이 몬트리올 북쪽 105 km 떨어진 펨비나 강에서 빨판상어과에 속하는 흰빨판이 종류 중 하나인 코머슨흰빨판이(*Catostomus commersoni*)라는 민물고기를 잡아 회로 먹었다는 것이다. 교민들은 모두 두 차례에 걸쳐 회식을 했는데, 총 27명이 모였으나, 7명은 회를 먹지 않았다고 했고, 이들을 제외한 20명 중 19명이 각종 검사에 참여하는 등 협조를 아끼지 않았다고 한다. 교민 19명 중 17명은 고열, 상복부 불쾌감, 복통, 피로감, 두통, 체중 감소, 입맛 소실 등을 호소했고, 분변검사에서 간흡충류의 충란이 검출되었다고 한다. 다행히 프라지콴텔 투여로 환자들의 증세는 모두 호전되었다.

그런데 충란만으로는 확진이 어렵고 충체를 확인하는 등 정확한 진단이 문제인데, 수술로 충체를 얻는다는 것은 환자에게 큰 부담을 주며, 특별한 이유가 없다면 할 수 없다. 그래서 McLean 박사 팀은 환자들이 먹다 남은 물고기의 근육을 조사하여 피낭유충을 검출했고, 이들을 햄스터에 실험 감염시켜 북미담낭흡충 성충을 얻었다. 나아가 피낭유충과 성충을 갈아 만든 항원으로 환자들에 대한 혈청 내 항체검사를 시행하여 환자에서 양성 반응이 나타남을 확인했다. 이 논문이 북미담낭흡충의 인체 감염에 대해 처음으로 상세히 기록한 문헌인 점 외에도, 완벽한 역학조사를 진행했기 때문에 Lancet에 게재될 수 있었던 것으로 보인다.

북미담낭흡충은 야생동물의 간 담도에 기생하는 흡충으로 1860년에 처음 기록되었고, 1930~1940년대에는 캐나다 북부 산악지방에 서식하는 야생 동물, 특히 sled dog(눈썰매 끄는 개)에 크게 유행하고 있으며, 이 개들의 주요 사망 원인이기도 한 것이 밝혀졌다. 북미 여러 지역에서 생활사 조사가 이루어졌는데, 환자들이 회로 먹은 흰빨판이 종류의 민물고기는 이때 이미 주요 감염원으로 밝혀진 것으로 기록되어 있다. 이를 알 길이 없는 우리 교민들은 이 물고기가 쫄깃쫄깃하고 맛이 좋아 회로 먹었던 것이다. 이번 환자 발견 전까지 북미담낭흡충의 인체 감염은 고산 지방에 사는 원주민(아메리칸 인디언)에서 의심되는 충란이 검출된 일이 있었을 뿐 명확히 증명된 적은 없었다.

이 논문이 발표된 후 캐나다와 미국 의학계는 북미담낭흡충에 대해 높은 관심을 보이기 시작했다. 특히 주목할 만한 일은 2년 뒤인 1998년 미국 스탠포드 대학의 Behr 박사 등이 캐나다 원주민 거주 부락을 방문하여 기생충 감염을 심층 조사하고, 이 부락에도 인체 북미담낭흡충증이 유행하고 있다는 흥미로운 발표를 했다는 점이다. 이들 원주민들은 아시아계로 추정된다. 몽골이나 중국 동북부 지역에 거주하는 인종, 나아가 한국인이나 일본인과도 여러 모로 비슷한 점이 많을 것이다. 특히 생선을 날로 먹는 식습관을 가지고 있음이 틀림없다. 이런 점에서 한국 교민들의 북미담낭흡충증 집단 발생과 캐나다 원주민의 북미담낭흡충증 유행은 결코 우연한 일이 아닐 것이다.

최근 인류학의 발전으로 고대 인류의 이동에 대한 많은 것들이 밝혀졌다. 특기할 만한 점은 '미 대륙의 원주민'이 고대 아시아에 살던 사람들의 후손이며, 아시아에서 베링 해협과 알류샨 열도를 거쳐 미국 알라스카로 건너간 다음(당시에는 바닷물이 얼어 있어 걸어서 이동이 가능했을 것이라고 함), 캐나다, 미국은 물론, 중미 및 남미 지역까지 이동했다는 설이다. 미 대륙에 살고 있는 원주민들이 대부분 몽고반점(몽골계 인종에서는 엉덩이에 푸른 반점이 나타난다)을 갖고 있다는 텔레비전 리포트도 본 적이 있어, 이 가설은 매우 설득력 있어 보인다.

한국 교민들의 북미담낭흡충 집단 감염은 매우 안타까운 일이었으나, 이로 인해 북미담낭흡충의 인체 감염 가능성이 처음으로 확인되었다는 점, 그리고 이 일이 기폭제가 되어 캐나다 원주민과 일반 주민들을 대상으로 한 조사가 진행되

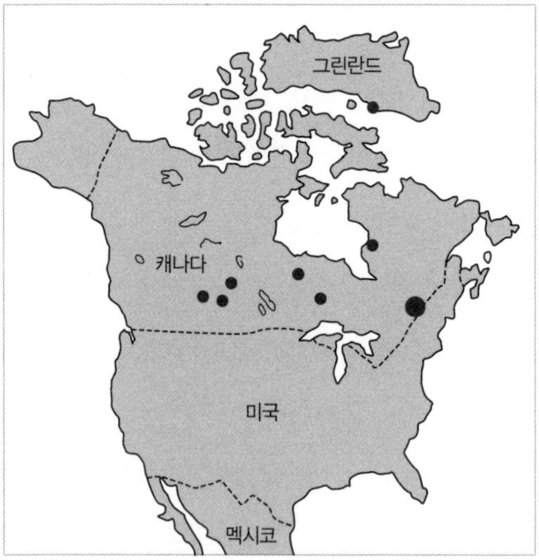

[그림 52] 북미담낭흡충의 인체 감염이 알려진 지역(검은 원 표시 부분들). 검은 원 중 가장 큰 부분은 한국인의 집단 감염이 일어난 곳. McLean et al.[34] Lancet 1996; 347: 154–158에서 모사.

고 있는 점 등 캐나다 기생충학계 및 의학계를 자극한 공로가 적지 않다고 생각된다.

멕시코의 악구충증

악구충류(gnathostomes)는 호랑이, 고양이, 개, 족제비, 멧돼지, 돼지 등을 종숙주로 하고, 물벼룩을 제1중간숙주로, 민물생선, 개구리, 뱀 등을 제2중간숙주로 하는 선충류로서 사람에게는 유충 감염만 있으며 생물학적으로 제2중간숙주에 해당된다. 사람이 유충에 감염되면 유충이 피하(皮下)를 기어 다니거나, 근육, 안구, 뇌 등에 침입하기도 하여 환자를 위협한다. 그럼에도 약물 치료는 쉽지 않고, 치료에 오랜 시간이 소요된다.

악구충 속(屬)에는 모두 12종이 기록되어 있으며 그 중 다음 6종이 인체 감염을 일으킨다. 유극악구충(*Gnathostoma spinigerum*), 돼지악구충(*Gnathostoma hispidum*), 일본악구충(*Gnathostoma nipponicum*), 돌로레스악구충(*Gnathostoma doloresi*), 말레이시아악구충(*Gnathostoma malaysiae*) 및 이핵악구충(*Gnathostoma binucleatum*). 앞의 4종은 태국, 일본, 중국 등지에서 가장 많은 인체 감염자를 발생시키고 있고, 이핵악구충은 멕시코를 중심으로 한 중남미 지역에서 많은 감염자를 발생시키고 있다.

우리나라에는 토착 감염된 악구충증 환자가 보고된 일이 없다. 정말 발병례가 없어서 그런 것인지, 정확한 진단을 붙이지 못해 그랬는지 알 길은 없다. 다만 1973년 김해산 가물치에서 유극악구충의 유충이 검출되었다는 보고가 있었고, 1988년에는 살모사에서 돼지악구충의 유충이 검출되었으며, 2003년에는 꽃뱀(유혈목이)에서 일본악구충의 유충을 검출한 보고가 있다(경상의대 손운목 교수). 2010년에는 제주도에서 일본악구충의 유충이 참개구리, 쇠살모사 및 유혈목이 등에서 검출되었으며, 2011년에는 일본악구충의 성충이 제주도산 족제비에서 검출된 일도 있었다(경상의대 손운목 교수). 이런 정황들로 미루어보아 국내에 인체 감염례가 있을 가능성은 다분하다. 그러나 국내에서는 악구충증 연구가 미진한 편이며, 이 분야의 전문가도 손운목 교수 외에는 거의 없다.

일본 학자들의 악구충증 연구에서의 활약은 눈부시다. 특히 1941년에 일본악구충을 처음 발견한 Yamaguti S. 박사와 20년(1955~1975년) 이상 유극악구충 연구를 하여 일본과 동남아시아 여러 나라에서의 지역별 분포는 물론, 생활사의 전모를 밝히는 등 많은 업적을 발표한 규슈 대학의 Miyazaki I. 교수와 여러 연구원들은 악구충증 연구의 선구자들이다, 최근에는 미에 대학의 Ando K. 교수, 후쿠오카 대학의 고 Akahane H. 교수, 미야자키 대학의 Nawa Y. 교수 등이 맹활약을 하고 있다. 특히 Nawa 교수는 세계 곳곳에서 문의해 오는 악구충증 의심 환자에 대해 혈청진단과 자문을 해 주는 등 이 분야의 최고 권위자이다.

일본 다음으로 악구충증 연구에 세계적인 권위를 가진 나라는 태국이다. 특히 방콕 마히돌 대학 열대의학부는 현직 교수만 해도 Jitra Waikagul, Wichit

Rojekittikhun, Malinee Thairungroj Anantaphruti 등 기라성 같은 학자군을 가지고 있으며, 분류, 역학, 분자생물학, 면역, 증상, 진단, 치료 등 거의 모든 분야에서 첨단 연구를 이끌고 있다. 태국의 악구충증 연구가 이렇게 발전되어 있는 중요한 이유 중 하나는 태국 전역에서 환자 발생이 매우 많기 때문이다. 또한 이웃나라 라오스, 캄보디아, 미얀마, 말레이시아, 베트남 등지에서도 많은 환자가 발생하며, 진단과 치료를 위해 방콕으로 모여들기 때문에 연구의 필요성이 그만큼 높기 때문이다.

일본과 태국 다음으로 악구충증 연구에 심혈을 기울이고 있는 나라는 멕시코이다. 필자는 1991년 6월, 국제원자력기구(IAEA)가 주최한 '방사선을 이용한 식품매개성 기생충 관리 회의'와 2002년 3월 '제1차 세계악구충증 학술대회'에 논문발표차 멕시코시티와 시날로아를 각각 방문한 일이 있었다. 1991년의 회의는 방사선을 평화적으로 이용하고자 하는 차원에서 IAEA가 주최한 것이었는데, 기생충이 들어 있는 식품에 방사선을 쬐어 기생충을 살멸시킬 수 있는지 연구하게 하고 그 결과를 종합, 발표하는 모임이었다. 이때 악구충 유충을 방사선 조사로 죽일 수 있는지에 대한 논문 발표가 있었다.

또한 2002년 3월의 학회에서는 멕시코와 중남미에 이핵악구충 감염이 크게 유행하고 있으며, 악구충 감염으로 인한 안과 환자와 피부과 환자도 매우 많다는 사실이 발표되었다. 많은 학자들이 이핵악구충증 연구에 매진하여 수준 높은 논문을 발표했다. 인상 깊었던 발표는 Rafael Lamothe Argumedo 교수의 강연과 오후 늦게 진행된 악구충증의 임상 및 병리에 관한 심포지엄이었다. 특히 증례 사진들이 매우 인상적이었는데, 피부 증상이나 안구 증상(그림 53)이 너무 심하여

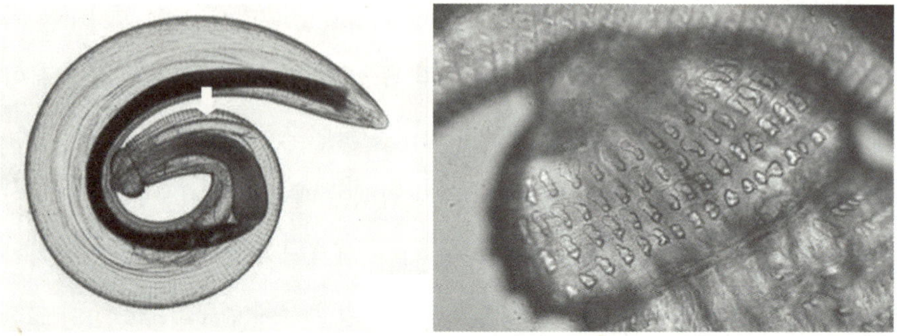

[그림 53] 이핵악구충과 사촌 격인 유극악구충 유충의 모습(미얀마 중부지방 민물고기에서 분리). 유충 전체(왼쪽)와 머리 부위(오른쪽). 목 부위 주머니(화살표)가 특이하다. Jung et al.[36] Korean J Parasitol 2008; 46: 285–288에서 인용(승인).

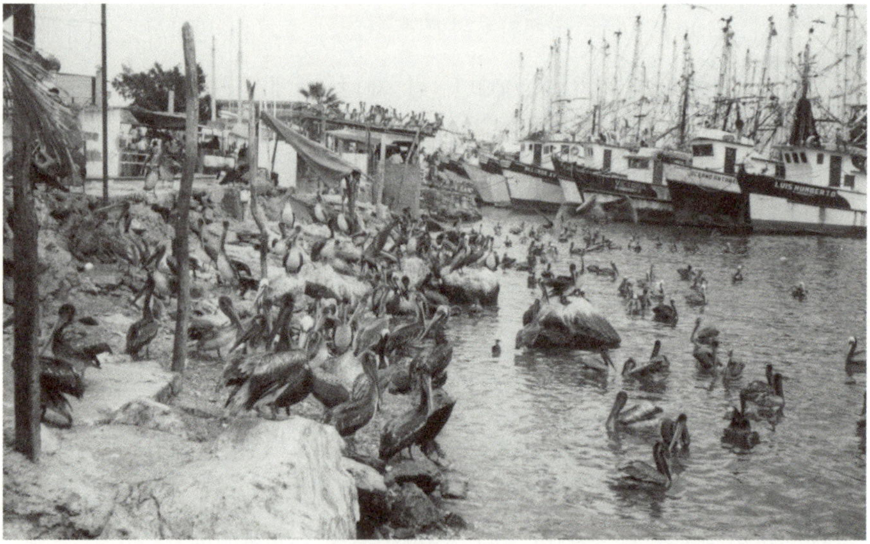

[그림 54] 이핵악구충의 자연계 보유숙주인 펠리칸이 떼를 지어 선착장 부근에 서식하고 있다. 펠리칸은 감염된 물고기를 많이 잡아먹어 감염이 계속 체내에 축적된다. 멕시코의 시나로아(Sinaloa) 지역.

참석자들의 탄식을 자아내기도 했다. 또한 자연계 보유숙주로 해안가에 서식하는 펠리칸이 중요한 역할을 한다는 점도 관심의 초점이 되었다. 회의 종료 후 선착장에 나가 펠리칸 떼를 직접 목격하기도 했다(그림 54).

회의 참석자 중에는 한국, 일본, 태국, 멕시코, 미국 및 라틴 아메리카의 여러 학자들이 주빈이었고, 현지 학부 학생들과 대학원생들도 대거 참석하여 회의장을 가득 메웠는데 마치 자그마한 축제를 방불케 했다. 발표 자료에서 본 악구충증의 혐오스러운 피부 사진과는 달리 회의장 분위기는 젊은 남녀 학생들의 열기로 가득하여 활기가 넘쳤으며, 조직위원장인 Sylvia Paz Diaz Camacho 교수(여성 학자)의 유머러스한 진행으로 더욱 화기애애한 분위기가 연출되었다. 학회 후에는 해안 크루즈(태평양 쪽)를 즐기는 도중에 갑판 위에서 즉석 캉캉 댄스파티가 벌어져서 참석자들을 즐겁게 해 주었다.

유럽 국가들의 간질 감염 유행

소, 양, 염소 등 가축들의 간, 특히 담도에 기생하여 담도 폐쇄를 초래함으로써 간 기능을 저하시키고, 소화불량, 흡수장애 등을 일으켜 가축들을 무기력하게

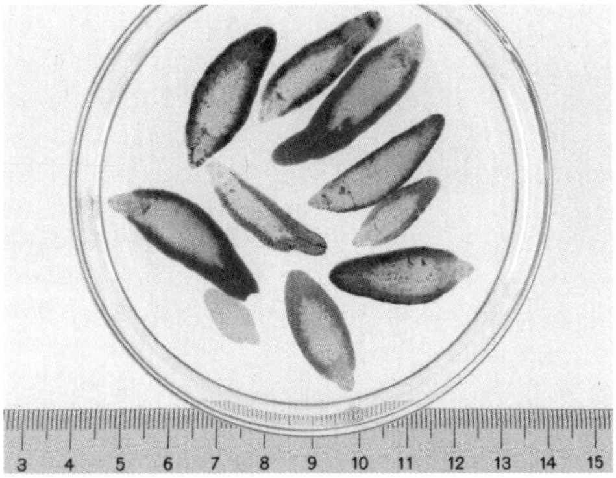

[그림 55] 간질 성충의 모습.

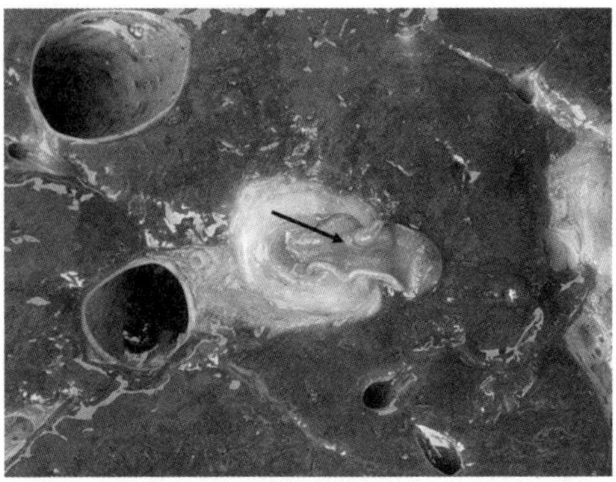
[그림 56] 소의 간 담도에서 빠져나오고 있는 간질의 성충(화살표). 필자가 라오스 한 농촌의 정육점에서 촬영한 것임.

하며, 양질의 육고기 공급에도 차질을 초래하게 하는 기생충으로 간질(*Fasciola hepatica*)(그림 55)과 거대간질(*Fasciola gigantica*)을 들 수 있다. 흡충류임에도 충체 길이가 2~3 cm(간질) 또는 3~8 cm(거대간질)로 매우 커서 도살장에서 소나 양의 간을 처리하는 도중 칼질을 할 때 눈에 쉽게 띈다(그림 56). 그래서인지 충체를 처음 발견, 기록한 것도 다른 흡충류에 비해 500년 정도 앞선 1379년이었다. 이 두 가지 흡충은 인수공통 감염 기생충의 대표적인 예로서 인체 감염을 곧잘 일으킨다.

간질 및 거대간질의 감염은 얕은 물에 서식하는 수초(미나리 등)나 마름, 수죽(물대나무)의 죽순 등 수생 식물의 표면에 피낭유충이 붙어 있어, 가축들이 풀을 뜯어 먹을 때 유충이 함께 섭취되어 일어난다. 사람도 수초나 죽순을 날로 먹거나 덜 익혀 먹는 것이 주된 감염경로이다. 그러나 명확하진 않지만 피낭유충이 들어 있는 물을 마셔 감염될 위험성도 완전히 배제할 수는 없다. 또한 소의 간을 날로 먹는 경우 피낭유충 시기에서 탈낭한지 얼마 안 된 유약충을 섭취하여 감염될 위험성도 제시되었다(가천의대 조승열 교수/성균관의대 공윤 교수).

사람이나 가축의 소장까지 내려온 피낭유충은 장벽을 관통하고, 복강으로 나간 다음 간(肝)을 찾아다닌다. 그렇게 하여 감염 6일 후면 성공적으로 간에 도달한다. 그러나 간에 도달한 후에도 5~6주 동안 간 조직을 뜯어 먹고 돌아다니며, 그런 다음에야 담도로 들어가 성충으로 자란다. 사람에서는 감염 3~4개월 후 완전한 성충이 되며, 충체 수명이 매우 길어 9~13년(양에서는 11년, 소에서는 매우 짧아 1년 정도)으로 알려져 있다. 담도와 소장을 경유하여 분변으로 배출된 충란은 얕은 민물에서 부화하고 섬모유충이 된 후 부근에 서식하는 패류(*Lymnaea* sp.)에 침입한다. 패류에서 스포로시스트, 레디아를 거쳐 유미유충까지 발육한 다음 근처에 있는 수초의 표면(물에 잠긴 쪽)에 붙어 꼬리를 떼고 껍질을 뒤집어쓰면서 신속히 피낭유충이 된다.

사람이나 가축 체내에서의 긴 여행 도중 길을 잃은 유약충(어린 벌레)이 간이 아닌 다른 장기에 침입하여 이소간질증(ectopic fascioliasis)을 일으키는 경우가 종종 있다. 사람에서는 장벽, 췌장, 비장, 심장, 혈관, 폐, 늑강, 뇌, 안구 등 안 가는 곳이 거의 없을 정도이며, 소에서는 폐에도 잘 간다. 사람의 경우 담도 감염보다 이소간질증이 임상적으로 더 중한 질환을 초래한다.

간질과 거대간질은 세계적으로 널리 분포하나, 특히 서유럽(프랑스, 스페인, 포르투갈 등), 동유럽(러시아, 폴란드 등), 북부 아프리카(이집트), 서인도제도(쿠바, 푸에르토리코 등) 및 남미(페루, 우루과이, 아르헨티나, 브라질) 등지에 농후하게 분포한다. 세계 문헌에 보고된 인체 간질증 및 거대간질증 2,594예를 1990년에 종합 정리한 Chen M.

G.와 Mott K. E. 박사의 보고에 의하면 프랑스에서 963예, 포르투갈에서 538예, 쿠바에서 216예가 보고되어 1위에서 3위까지를 차지했고, 페루, 스페인, 러시아 및 이집트에서 각각 100예 이상씩 보고되었다. 그러나 이 통계는 빙산의 일각일 뿐이며, 이 분야 전문가인 Mas-Coma S.와 Bargues M. D. 교수의 1997년 보고에 의하면 프랑스에서만 몇 차례 대유행이 있었고, 1983년까지 최소한 3,297예가 확인되었다고 한다.[37] 지금도 매년 상당수의 증례가 보고되고 있으며, 새로운 유행지도 많이 발견되고 있다고 한다. 특히 이란에서는 카스피 해에 접하고 있는 서부 지역을 중심으로 최근까지 30,000예 이상이나 진단되었다고 한다.

국내에는 다행히 간질 또는 거대간질 환자로 보고된 증례 수가 그리 많지 않다. 1990년 이전까지 단 3례가 보고되었고, 그 후 지금까지 15~20례 정도가 진단되었다. 그러나 이 점은 해석하기가 조금 어려운 부분이다. 과거 국내의 소나 양의 감염률을 보면 지역에 따라 25~75%로 높은 곳이 많았고, 전국적으로도 4~5% 정도를 유지해 왔기 때문이다. 이는 이란의 고도 인체 감염 유행지인 카스피해 서부 지역의 가축 감염률 25.4%(소)와 7.3%(양)에 비해 결코 낮지 않은 유행도이다. 우리나라에 인체 감염증례가 적은 이유는 명확히 알기 어렵다. 아마도 지역 병원에서 진단이 제대로 내려지지 않기 때문인 것으로 추측된다. 필자에게 의뢰하러 오는 환자만 해도 연간 5~6명 정도는 된다.

유럽에서는 간질과 거대간질의 인체 감염이 많이 보고되고 있어 이 두 흡충은 매우 중요한 기생충으로 취급되고 있다. 예를 들어 얼마 전 스페인의 발렌시아에서 열린 제9차 EMOP(유럽 기생충학 멀티콜로키움)와 프랑스 마르세이유에서 열린 제16차 ICTM Congress(세계 열대의학 및 말라리아 학회)에서 간질증(fascioliasis)에 관한 독립된 세션을 만들어 주제발표와 자유연제 발표 등을 통해 심층 토론을 했을 정도이다. 필자는 제9차 EMOP가 유럽 국가 간의 학회라 처음에는 참가를 주저했으나 조직위원장을 맡은 발렌시아대학 약학부의 Mas-Coma S. 교수가 세션 특강을 의뢰해 오는 등 무척 적극적이어서 국내 기생충학자 몇 분과 함께 참가하게 되었다.

필자를 비롯하여 스페인을 처음 방문하는 분들이 많았는데 발렌시아 공항에 도착하자마자 동료 학자 한 분이 중요한 짐 하나를 잃어버리는 난감한 사건이 발생했다. 유럽 여행 시 가져야 할 경각심을 강조하고자 그 사건을 잠깐 소개하고자 한다.

인천 공항을 출발해서 파리를 경유한 후, 발렌시아 공항에 한국 학자 10여 명이 도착하였다. 호텔까지 직행하는 버스가 있는 것 같아 짐을 입국장 로비의 한 곳에 모아두고 몇 사람이 정보를 알아보느라 분주했다. 이런 와중에 중년 여자 한 사람이 다가오더니 어딜 가려고 하느냐, 몇 사람이냐, 호텔은 어디냐 등을 묻고는 이쪽으로 해서 저쪽으로 가라는 등 손짓을 하며 우리 일행의 시선을 완전히 사로잡고 있었다. 어이없게도 그 여자의 손가락이 향하는 곳마다 일행 모두의 시선이 일제히 따라 움직이고 있었던 것이다. 바로 그 틈에, 누군가가 몸을 낮춘 채 가방 하나를 들고 달아나 버린 것이었다. 가방 주인이 잠깐 화장실에 다녀온 1~2분 사이였다. 가방 속에는 여권, 신용카드, 비행기 표, 노트북 컴퓨터, 현금 등 중요한 것들이 모조리 들어 있었다고 한다. 흔적도 없이 사라진 그 가방을 찾아보려고 몇 사람이 공항을 이리 뛰고 저리 뛰며 이 잡듯 뒤졌으나 찢겨진 가방마저도 발견되지 않아 발을 동동 구르기도 했다. 주인은 급히 신용카드를 정지시키고, 경찰에 신고하고, 대사관과 여행사에 연락했다. 이 과정 중에 최소한의 피해로 막을 수 있도록 협조를 아끼지 않은 Mas-Coma S. 교수에게 무척 감사하게 생각한다.

중국 광시성 묘족 마을의 무구조충 유행

넓디넓은 국토에 14억에 달하는 방대한 인구를 가진 나라 중국에 한국의 기생충학자들이 진출했다. 1995년 3월의 일이었다. 한국건강관리협회(이하 건협)의 당시 회장 임한종 교수와 한인수 부장, 그리고 필자 세 사람은 서울에서 상하이로 향하는 비행기에 몸을 실었다. 상하이 기생충병연구소(현 중국 질병관리본부, Chinese CDC)의 Feng Zheng 박사와 일행이 우리를 맞아 주었다. 이 연구소는 중국 예방의학과학원 산하에 있으면서 중국 전체의 기생충병 관리 문제를 총괄, 지휘하고 있는 매우 중요한 기관이다.

찻잔을 마주한 채 협의하기를 7~8시간, 강행군 끝에 드디어 중국 4개 성(몇 개 표본지역)을 대상으로 하는 한 · 중 기생충관리협력사업에 대한 양국의 실무적인 합의가 이루어지는 순간이었다. 합의 내용은 대략 이러했다. 안휘성, 장시성, 광시성, 랴오닝성을 대상으로 3~4년간 주요 기생충 질환에 대한 조사와 투약사업을 공동으로 수행하되, 기술, 이론 등은 모두 한국 측이 제시하는 조건대로 시행하며, 일부 예산을 한국 측이 지원한다는 것이었다. 이 내용을 상위기관인 중국 예방의학과학원에도 알리고 추인을 받기 위해 베이징으로 날아갔다. 베이징에서도 그 안이 그대로 잘 통과되었다.

이렇게 시작한 한·중 기생충관리협력사업(제1차 사업)은 건협의 예산 일부와 한국국제협력단(KOICA)의 민간기구 지원 예산 및 보건복지부연구비 등으로 1996~1999년까지 4년간 원만하게 수행되어 일차 사업을 일단락 짓게 되었다. 그러나 여러 지역에서 회충, 구충, 간흡충 등 기생충 감염률이 매우 높다는 사실을 밝힌 성과 이외에 더 이상의 진전이 없어 아쉬운 상황이었다. 다행히 이 사업을 향후 5년간 더 계속해 달라는 중국 측의 집요한 요청과 우리 측의 다각적인 노력으로 KOICA로부터 2000~2004년 5년간 사용할 수 있는 예산 100만 달러를 다시 확보하는 결실을 얻었다. 이에 힘입어 한·중 기생충관리 제2차 사업이 다시 출범하게 되었다.

제2차 사업은 장시성(필자와 연세의대 용태순 교수 담당), 광시성(현 을지의대 민득영 교수와 충북의대 엄기선 교수 담당) 및 헤이룽장성(현 가천의대 조승열 교수와 서울의대 홍성태 교수 담당)의 3개 성을 대상으로 했고, 장시성에서는 회충 및 토양매개성 기생충 관리를, 광시성에서는 조충증 및 간흡충증 관리를, 헤이룽장성은 주로 간흡충증 관리를 목표로 했다. 이 2차 사업은 2004년 말에 종료되었는데 우리나라 공적원조(ODA) 국제협력사업 중 모범적 사례로 높이 평가되고 있다.

사업기간 동안 한국의 기생충학자 20~30명이 매년 1~2회, 1인당 총 2~10

회씩 중국을 방문하였고, 중국 측에서는 기생충학자, 보건관계자 등 총 80여 명이 한국을 방문하여 세미나 및 연수교육에 참여했다. 이들이 한국을 방문할 때마다 한국의 발전상에 크게 놀람은 물론, 한국으로부터 조금이라도 예산 배정을 더 많이 받으려고 애쓰는 것을 보면서 양국의 역사적인 관계까지 떠올라 잠깐 생각에 잠긴 일도 있었다. 한국 기생충학자들의 중국 방문 시에도 현지 마을 지도자들은 물론이고, 초등학교 학생들까지 모두 몰려 나와 폭죽을 터뜨리며 환대해 주었다.

필자는 2003년 9월 광시성(廣西省) 묘족(苗族) 마을을 충북대 엄기선 교수, 건협의 김병길 현 본부장과 함께 방문하고 무구조충(일명 민촌충) 감염자 치료를 해 준 일이 있었는데 이는 매우 특이한 경험이었다. 광시 묘족 자치구(광시성 '다난' 북쪽의 산악 마을)는 '룽슈이'라는 소도시에서 봉고차를 타고 찾아가는 데만 해도 6~7시간이 소요될 만큼 첩첩산중에 자리하고 있었다. 깎아지른 듯한 절벽 길을 굽이굽이 돌고 돌아, 산을 몇 십 차례나 넘고 또 넘고, 이제 제발 그만 좀 갔으면 할 때 비로소 산등성이에 자그마하게 묘족 마을(그림 57)이 나타났다. 평화롭고 아담하지만, 중남미나 아프리카의 원주민들보다 더욱 열악한 환경에 살고 있는 그들을 처음 보았을 때 무척 안쓰러웠던 기억이 남아 있다. 소수 민족의 서러움을 이겨내면서 산속에 숨어 살아온 그들(그림 58)의 모습에 '사람 산다는 건 대체 무엇일까'하고 생각에 잠기기도 했다.

마을 주민들은 거의 자급자족하며 살고 있으며, 소, 돼지, 닭 등 가축을 기르고 있었는데, 이런 가축들의 육고기를 날로 먹는 관습을 가지고 있었다. 매우 열악하게 생긴 자가 발전기(전기를 만들어내는 기계) 하나에 온 마을이 매달려 있어 전

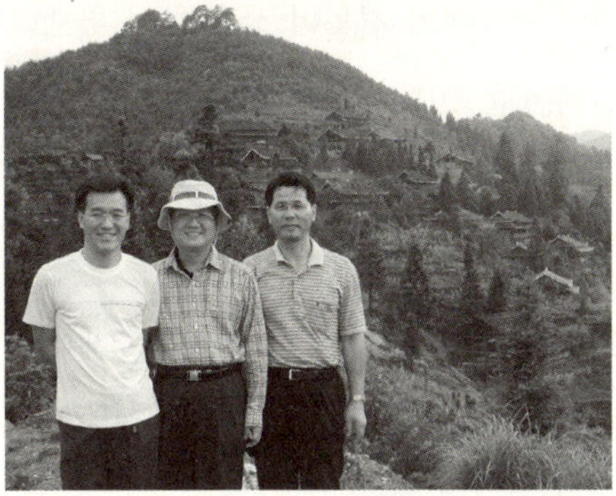

[그림 57] 광시성 묘족 마을 입구에 선 우리 일행(왼쪽부터 충북의대 엄기선 교수, 필자, 한국건강관리협회 김병길 현 본부장).

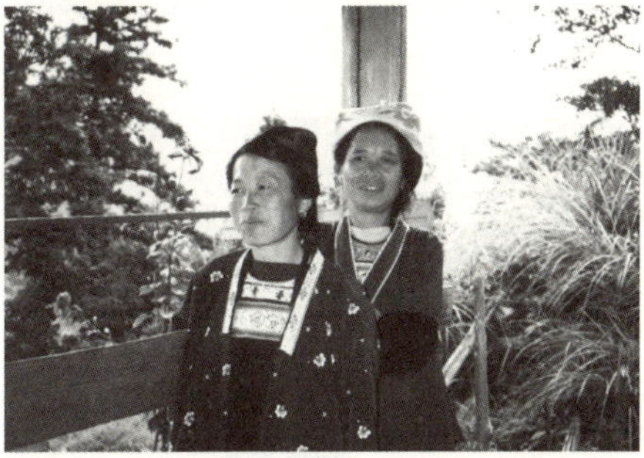

[그림 58] 광시성 묘족 자치구 산악 마을의 아낙네들. 의상과 헤어스타일, 모자가 특이하다.

기는 없는 것이나 다름없었고, 주변의 땔감은 아껴 써야 했기 때문에 다른 마땅한 가열 방법이 없어 오랜 기간 동안 육고기를 날로 먹는 관습이 지속되어 온 것이 아닐까 싶다. 그런데 소는 무구조충(*Taenia saginata*)의 중간숙주이며, 돼지는 유구조충(*Taenia solium*)과 아시아조충(*Taenia asiatica*)의 중간숙주이다. 그러므로 쇠고기나 돼지고기를 날로 먹을 경우 조충에 감염될 위험성이 매우 크다. 분변에 칼국수 조각 같은 것(촌충의 조각인 편절)이 섞여 나온다는 주민 7명이 공복상태로 대기하고 있다가 나타났다. 그들에게 조충 약제를 투여하고 설사제를 주었더니 얼마 후 길이 5 m가 넘는 무구조충을 1마리 또는 2마리씩 배출했다(그림 59). 방문 기간이 짧아 정확한 조사를 할 수는 없었지만 아마도 마을 주민의 20~30% 이상이 무구조충 또는 다른 종의 조충에 감염되어 있는 것이 아닐까 추측되었다.

마을 주민들에게 소와 돼지를 어떻게 요리해 먹는지 물어보았더니 한 주민이 보관하고 있던 육고기를 꺼내 금새 조리해 왔다. 우리나라 육회처럼 거의 날 것인 상태였다. 우리 일행에게도 먹어 보라고 약주까지 곁들여 상을 보아 왔으나 필자는 차마 입에 넣지는 못하고 사진만 찍었고 적당히 밥과 나물로 점심을 때웠다. 맛있게 육고기를 먹는 사람 중에는 조금 전에 길이 5 m가 넘는 무구조충 한 마리씩을 배출한 바로 그 청년과 대머리 아저씨도 끼어 있었다. 마을 주민들을 모아놓고 가급적이면 육류를 날로 드시지는 않도록 설명했지만 과연 제대로 지켜질지는 의문이었다. 순박한 마을 분들은 우리와 헤어지는 것을 아쉬워했지만 어두워지기 전에 우리 일행은 서둘러 하산을 시작했다.

무구조충 이야기가 나왔으니 여기에서 콘돔 이야기도 잠시 언급하는 것이 좋겠다. 길이 5 m가 넘는 대형 기생충을 사람 몸에서 나오자마자 그대로 보존하여 실험실로 운반하는 방법 중 절묘한 한 가지는 바로 콘돔을 사용하는 것이다. 성병 예방과 피임 목적으로 사용하는 콘돔은 부드럽고 탄력 있는 고무 재질로 만들어져 있고 내면, 외면이 모두 매끈하다. 생물체를 여기에 담아 운반하면 외부와 완벽하게 차단되고 장시간 이들을 보존할 수 있다(얼음을 채움). 기생충학자들은 실제로 여기에 무구조충과 같은 기생충을 담아오는 것은 물론이고, 외국에 나가 생선을 구해 비행기로 가져올 때도 이것을 사용한다.

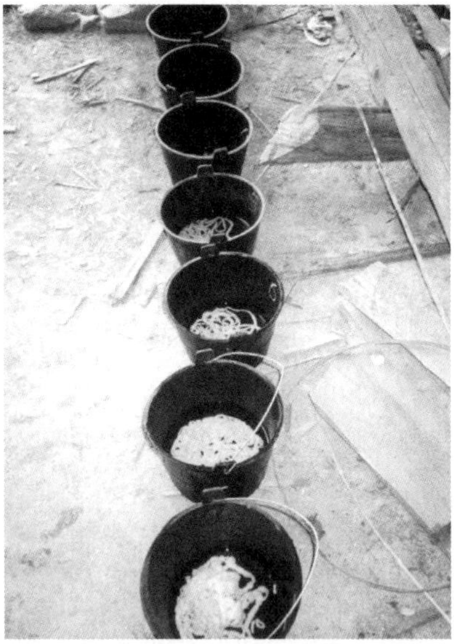

[그림 59] 묘족 마을 주민 7명이 치료 후 순식간에 쏟아낸 무구조충들. 엉켜 있는 무구조충 한 마리의 길이는 5 m가 넘는다.

이와 관련된 재미있는 일화가 있는데, 기생충관리 국제협력사업을 하러 해외 출장을 떠나는 남편(충북의대 E 교수)의 짐 속에서 콘돔 뭉치를 발견한 아내가 경악을 하고 말았다. “아니, 당신 이게 뭐예요? 이걸 왜 가져가는 거죠?” 출장을 가면서 이렇게 많은 콘돔을 어디에 사용하려는지 물으며 아내는 그저 펄펄 뛰기만 했다. 언성을 높이는 아내를 진정시키느라 진땀을 뺀 남편은 크기가 큰 기생충이나 물고기 같은 중간숙주를 담아오기 위한 것이라고 자세히 설명을 하여 겨우 위기(?)를 모면했다고 한다. 경상의대 S 교수의 짐 속에도 항상 콘돔이 들어 있다. 라오스, 캄보디아, 미얀마의 민물생선이나 우렁이를 채집하여 한국으로 가져올 때 필수품으로 사용하기 때문이다.

중국 장시성 마을의 회충 고도 유행

최근 우리 국민의 기생충 감염은 간흡충, 요충, 장흡충류(요코가와흡충을 비롯한 20여 종) 등 장내 연충류 감염이 주종을 이루고 있으며, 말라리아, 와포자충, 람블편모충, 톡소포자충 등 원충 감염이 그 뒤를 따르고 있다. 그런데 이는 과거와 크게 달라진 양상이다. 또한 특이한 현상 한 가지는 전체적인 기생충 감염률은 감소하고 있으나 충체 종류는 복잡 · 다양해지고 있고, 새로운 감염체가 나타나 진단 및 치료가 어려워지는 등, 기생충 질환이 극도의 전문성을 요하는 특수 질환군의 하나로 변화하고 있다는 점이다.

회충은 고전적 기생충의 대표적인 예로서 한동안 우리 나라 사람들의 감염률이 매우 높아(1970년 감염률 60%) 심각한 문제였다. 그러나 다행히 지속적인 감소를 보여 2012년의 전 국민 표본조사에서 0.03%로 나타났고, 회충증으로 인한 복통 유발이나, 영양실조, 담도 폐쇄와 같은 합병증을 가진 환자는 최근에 찾아보기조차 힘들 정도가 되었다. 우리나라 회충 감염률의 이러한 엄청난 감소(42년 만에 2,000분의 1로 감소)는 세계 역사상 유례를 찾을 수 없을 만큼 드문 일이다.

이웃나라인 중국만 해도 1995년 전국 147만 명 표본 추출 검사에서 회충 감염률이 47%(남 45%, 여 48%)로서 전체 장내 기생 연충류 중 가장 높은 감염률을 보였고 그 후 20년이 지났지만 10~20% 이상 낮아지지 않은 것으로 보인다. 라오스 북부 산악 지방과 베트남 농촌 지역 역시 80~90%의 주민 감염률을 보이고 있다. 필리핀, 인도네시아, 미얀마, 방글라데시 등도 회충 감염률이 매우 높은 나라들이다. 남미와 아프리카의 여러 나라들도 회충 왕국으로 분류된다.

한국의 기생충학자들은 중국 농촌지역 중 비교적 열악한 곳으로 분류되는 장시성 진현현에서 회충 감염에 관한 역학조사와 관리사업을 약 8년간 수행하였다(필자와 연세의대 용태순 교수). 우리나라에서 1970년대에 실시했던 회충 관리 이론과 전략을 그대로 적용한 결과, 1998년에 50.9%였던 이 지역의 회충 감염률을 2004년에 8~10%로 끌어내리는 데 성공했다. 이 성과로 우리 측 대표 임한종 고려의대 명예교수는 중국 정부가 몇몇 외국인에게만 수여하는 '우의장(友誼奬)'

을 받았다.

처음 회충에 대한 역학적 연구를 시작했을 때는 구충제 투여 후 하루 분변 전량을 이틀 치씩 수집했는데 여기에 얽힌 몇 가지 에피소드를 소개한다. 분변 수거 목적으로 한국산 비닐봉지 5,000매(라면 박스 2개 분량 포장)를 소포로 미리 보냈는데 이게 그만 중국 세관에서 문제가 되고 말았다. 당시만 해도 거의 모든 항공 우편물이 베이징으로 간 다음 중국 내 여러 장소로 배포되고 있었는데, 관세를 물릴 만한 물건이 있는지 매우 까다롭게 찾아내며, 엄격한 통관 절차를 운용하고 있었던 것 같다. 우리가 보낸 비닐봉지 5,000매의 구매가가 한국 돈으로 3~4만 원에 불과한 데도 그런 사실을 알지 못한 베이징 세관에서는 수취인인 장시성 기생충병연구소장 Chen H. 박사에게 직접 베이징까지 와서 소포를 통관하고(세금을 내고) 찾아가라고 연락한 것이었다. 장시성 연구소가 있는 난창에서 베이징까지 다녀오려면 비행기나 기차를 타야 하는데 비행기를 타려면 경비가 최소한 20만 원이 소요되므로 배보다 배꼽이 몇 배나 큰 격이고, 기차는 24시간 이상을 가야 하므로 무척 고생스러운 길이다.

결국은 소포 찾기를 포기하고 난창에서 야외 도시락 통으로 흔히 쓰고 있는 소형 스티로폼 박스 5,000개를 급히 구해 하루치 분변을 수거하게 되었다. 그런데 이 스티로폼 박스가 너무 허술하고 제대로 닫히지도 않아 속에 든 분변이 옆으로 삐져나와 다른 박스에 묻기도 했고, 회충 한두 마리가 박스 밖으로 빠져나오기도 하여 검사 및 통계의 정확성에서 많은 문제가 발생했다. 우리가 일했던 작업실에 이런 박스 수천 개가 산더미처럼 쌓여 있었으니 그야말로 가관이었다. 어떤 주민 한 사람에서는 회충 100여 마리가 쏟아져 나오기도 했는데(그림 60), 이 경우에는 박스 1개가 모자라 2~3개를 사용했으며, 그 박스들이 모조리 회충으로 가득 차 있기도 했다.

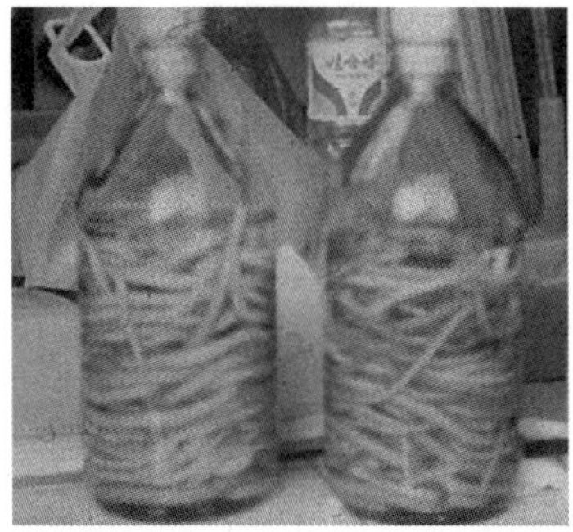

[그림 60] 중감염자 한 사람에서 나온 100여 마리의 회충.

작업 도중 을탕(乙湯) 마을을 방문했다. 마침 비가 온 후라 땅이 무척 질퍽거렸다. 마을 길을 걷기에도 힘들 지경이었다. 흙의 점토성이 너무나 강해 구두나 운동화는 아예 바닥에 붙어서 떨어지지 않았다. 장화를 빌려서 바꿔 신은 후에야 겨우 뒤뚱거리며 걸어 다닐 수 있었다. 그런데 마을 아이들을 보니 아예 신발을 신지 않고 있었다. 그리고 손에 흙을 듬뿍 묻히고는 무슨 놀이를 하고 있었다. 이런 광경을 지켜본 후에야 이 마을에 회충이 크게 유행하는 원인을 알 수 있을 것 같았다. 왜냐하면 과거 우리나라나 일본의 경우 김치 또는 인분으로 재배한 날채소나 과일 등에 의해 회충란이 전파되는 것으로 알려져 왔는데, 중국은 채소를 완전히 익혀서 먹기 때문에 뭔가 다른, 특이한 회충 감염 방식이 있을 것으로 추측되었기 때문이었다. 즉 이 지역의 회충 감염은 손가락에 충란이 묻어 입을 통해 감염되는 이른바 분변-경구(fecal-to-oral) 감염 방식에 의한 것으로 풀이할 수 있었다.

좋은 자료를 많이 얻을 욕심에 분변들을 모두 물로 세척하고 회충만을 골라내는 무척 힘든 작업을 했는데, 함께 갔던 용태순 교수와 김재립 선생(당시 서울의대)의 도움이 없었으면 불가능한 일이었다. 더구나 작업실이 반지하였고, 춥고 너저분하며 환기 장치마저 없어 악취가 진동을 했으니, 참으로 고생이 많았다. 메스꺼울 때마다 껌을 씹거나 하여 겨우 진정하곤 했는데, 이렇게 메스꺼움을 참은 김재립 선생의 노력이 결국 허사가 되고 말았다. 점심식사를 동네 허름한 음식점에서 먹었는데 비위가 약한 김 선생이 개구리 요리가 등장한 것을 보고는 '윽'하고 그만 밖으로 뛰어 나간 다음 한참을 돌아오지 않았던 것이다.

다음 날 아침 식사 때는 귀한 손님을 대접한답시고 자라탕(자라로 국을 끓인 요리)을 끓여 내왔다. 넓은 접시에 뽀얀 국물이 찰랑찰랑한데 한가운데 바가지 같은 것이 둥둥 떠 있는 게 아닌가? 그 바가지(자라의 등)를 보자마자 김선생은 또다시 참지 못하고 밖으로 뛰어 나갔고, 그 후 며칠 동안 어떤 음식도 입에 대지를 못하고 빵 몇 조각으로 겨우 버텨 나갔다. 결국 며칠만에 회복했고, 작업에도 별다른 지장은 없었으니 그나마 다행스러운 일이었다.

일본의 기생충 질환과 연구동향

일본이 1860년대 메이지유신을 통해 국가의 문호를 개방하고 과감히 서양 문물을 받아들여서 국가의 잠재력을 일깨운 것은 익히 알려진 일이다. 서양 문물의 도입에서 매우 중요한 부분 중 하나가 바로 의학에 관한 것이었고, 그 중에서도 기생충 질환에 관한 연구는 매우 중요한 부분을 차지했다. 오늘날 일본이 1997년 미국 덴버 G7 정상회담에서 하시모토 전 총리의 입을 빌어 '향후 세계 개발도상국의 기생충 관리문제에 대해서는 일본이 선취권을 가지겠으니 이에 동의해 달라'는 이른바 '하시모토 선취권(Hashimoto Initiative)'을 제안하여 타국 수뇌들의 동의 및 찬사를 받은 일은 이와 연관된 점이 많다.

메이지유신 이후 일본은 무서운 기세로 세계 기생충학 연구 경쟁에 나섰다. 수많은 업적 중에서도 1904년 일본주혈흡충(*Schistosoma japonicum*)의 세계 최초 발견은 일본 천황이 1998년 지바에서 개최된 국제기생충학회(ICOPA)에서 외국 학자들에게 자랑삼아 장시간 언급할 정도로 뿌듯하게 생각하는 업적이다(천황은 원래 생물학자이며 기생충 질환에도 관심이 많다고 한다). 간흡충 및 폐흡충의 중간숙주와 종숙주 등 생활사 전모의 발견, 요코가와흡충의 세계 최초 발견 및 생활사 완성, 사상충증에 관한 선도적 연구, 악구충류(gnathostomes) 연구, 회충 및 토양매개성 연충에 관한 연구 등은 언급하지 않으면 서러워할 정도로 일본 학자들의 크나큰 업적들이다.

이런 학문적 업적 성취와 함께 일본인의 기생충 감염 문제도 빠르게 호전되었다. 태평양전쟁에 패한 1945년 이후 1950년대 초반까지 일본인들의 회충, 구충, 편충 등 장내 기생충 감염률은 73%까지 높아졌으나(표 8) 그 후부터 1960년대에 걸쳐 급속도로 호전되어 1970년대에 들어서는 5% 이하가 되었고, 1980년대에는 1% 이하로 감소한 것으로 알려져 있다. 이는 우리나라와 비교할 때 20년 정도 빠른 셈이다. 간흡충, 폐흡충 및 요코가와흡충도 일부 유행지를 제외하고는 거의 박멸되기에 이르렀다. 일본에서 처음 발견된 일본주혈흡충도 끈질긴 박멸

사업의 전개에 힘입어 이제 일본에서는 찾아볼 수 없고, 중국이 세계적인 유행지가 되었으며, 그 외 필리핀 등지에서 일부 유행지가 발견되고 있다.

그러나 지금 일본에서도 문제가 되고 있는 기생충이 몇 종류 있다. 매년 2,000명 이상 발생하고 있는 고래회충증이 그 한 예이며, 북해도에서 주로 유행하고 있는 포충증, 애완동물에서 유래하는 개회충증, 담수어를 통한 악구충증, 민물

표 8. 일본과 한국의 장내 기생충 감염률 추이 비교

연도	장내 연충류 전체(%)		회충(%)		구충(%)	
	일본(주민)*	한국(학생)**	일본(주민)	한국(학생)	일본(주민)	한국(학생)
1922~1926	74	–	61	–	23	–
1927~1935	59~68	–	42~56	–	11~14	–
1937~1945	41~58	–	35~52	–	9~11	–
1946~1951	62~73***	–	55~63다	–	3~6	–
1952~1959	25~59	–	18~55	–	3~5	–
1961~1967	9~18	–	4~13	–	2~3	–
1969~1973	4~9	65~77	0.6~4	48~55	0.2~1.1	0.3~1.7
1974~1979	–	23~53	–	15~39		0.008~0.1
1980~1982	–	12~20	–	6.9~12.2		0.002~0.004
1983~1986	–	2.7~8.4	–	1.4~4.7		0.002
1987~1991	–	0.3~1.9	–	0.1~0.9		0.0004~0.001
1992~1995	–	0.2	–	0.02~0.07		0.0001~0.0004

* Hara T(1997) Collected Papers on the Control of Soil-Transmitted Helminthiases (by APCO) Vol. VI: 356–363에서 인용.

** 한국건강관리협회 자료(1969–1995)에서 인용.

*** 전쟁에 패한 후 양성률이 급격히 증가했다.

게와 가재를 통한 폐흡충증 등이 있다. 이 감염증들은 진단이 쉽지 않은 종류들인데 임상 환자에 대한 첨단 진단법의 발달로 종종 증례보고가 나오고 있다. 전세계에 걸쳐 유행되고 있으며, 중요한 열대질환 중 하나인 말라리아는 일본 열도 내에는 현재 유행이 없다.

일본 기생충학 연구에 있어서 특징적인 현상의 하나는 자국에 유행하는 질환뿐 아니라 세계적으로 중요한 질환을 주요 연구대상으로 하고 있다는 점이다. 한마디로 'We(일본) are the world.'이다. 말라리아가 일본에는 없지만 연구의 최첨단 국제 경쟁에 나서서 미국, 영국, 프랑스와 어깨를 겨루고 있는 점은 대표적인 예이다. 말라리아 연구 결과는 백신 개발 특허권 확보 등 국제 관계에서 영향력이 매우 크다는 점은 물론, 유력한 노벨상 후보 분야이기도 하다는 점 때문에 정부에서만 해도 도쿄대학을 중심으로 전국 여러 대학에 연간 100억 원 정도의 말라리아 연구비를 지원하고 있다(우리나라의 말라리아 연구비는 연간 1억 원이 되지 않음). 필연적으로 말라리아 백신 개발에 매달리는 연구자들이 늘어나고 있고, 국제적으로 경쟁력 높은 논문들이 쏟아져 나오고 있다.

1970~1980년대 우리나라에서 말라리아가 한동안 사라지자 말라리아 연구에 대한 국내 연구비 지원이 전면 중단되었다. 이 때문에 우리나라의 어느 기생충학자도 말라리아 연구에 손을 댈 수가 없게 되었다. 그 대신 국내 유행도가 높은 기생충에 대해서만 소규모 연구비를 지원해 왔다. 우리가 국내 기생충 질환 문제 해결에 급급하고 있는 동안 일본은 세계를 호령할 야심 찬 국가 프로젝트를 운영하고 있었던 셈이다.

필자는 얼마 전 일본의 '하시모토 선취권' 관련 회의 차 도쿄를 방문했다. 일본은 '하시모토 선취권'을 수행하기 위해 10여 년 동안 자국으로부터의 예산 배정은 물론, WHO, UNICEF, World Bank 등으로부터 지원을 받아 세계 각국의 지역별 기생충 관리를 위한 국제협력 사업을 수행했다. 동남아 및 아프리카 국가들을 주요 대상국으로 선정했으며, 동남아 센터는 태국 방콕에(센터명은 ACIPAC), 동부 및 남부 아프리카 센터는 케냐의 나이로비에(ESACIPAC), 서부 아프리카 센터는 우간다의 아크라에(WACIPAC) 각각 두고 수많은 일본 기생충학자들과 의학자, 보건전문가들이 왕래하면서 활동을 벌여 왔다. 최근에는 남미와 카리브 국가에까지 확대할 준비를 하고 있다.

이미 많은 성과를 얻은 것도 인정된다. 그러나 이번 도쿄 모임에서 '하시모토 선취권'의 활동이 다소의 난관에 부딪친 것이 아닌가 하는 우려가 제기되었다. 기생충 관리문제는 전문가가 해당 지역에 깊숙이 들어가 발로 뛰어다녀야 성공할 확률이 높은데, 행정적인 문제(예를 들어 매뉴얼 지키기 등)에 너무 비중을 둔 것이 아닌가 하는 분석이 있었기 때문이다. 예를 들어 어느 지역의 초 · 중 · 고등학교 학생을 대상으로 기생충 검사와 투약을 할 경우, 전문가 몇 사람이 들어가 열심히 발로 뛰면서 하면 인력, 비용 및 효율성 면에서 만족스러운 결과를 얻을 가능성이 큰데도, 이를테면 교사들이 기생충에 의한 피해를 잘 이해하도록 워크샵이다 초청연수다 하여 시간을 끌며, 학교를 관장하는 시도 교육감, 나아가 교육부 장관에게까지 단계적으로 모두 보고하고 장기간에 걸쳐 결재를 얻은 후 비로소 일을 수행하는 식이기 때문이다. 약을 나누어 줄 때도 행동대원 몇 사람이 직접 차를 운전하고 다니면서 배포하면 매우 효율적인데, 행정계통을 통하면 시간이 걸리며, 잘못하면 도중에 약이 사라져 버리거나 캐비넷에 그대로 몇 년씩 방치

되는 경우도 있다.

불행히도 일본에는 이런 일에 대한 경험과 노하우를 갖춘 기생충관리 전문가 그룹이 이미 연로하여 대부분 2선으로 후퇴했다. 젊은 학자들은 세계 첨단 연구를 하느라 분자생물학, 생명공학, 면역학 등 테크놀로지에 몰입하여 여념이 없다. 이런 이유 때문에 '하시모토 선취권'의 실행 책임자인 다케우치 교수(게이오 대학 기생충학)는 노하우를 갖춘 한국 기생충학자들의 협조를 원하고 있다. 그러나 아쉽게도 우리나라 젊은 학자들도 대부분 테크놀로지에 몰입한 상태여서 기생충관리 전문가는 극히 드물다. 향후 기생충 관리를 위한 국제협력사업에 우리나라가 적극적으로 참여하기 위해서는 경험과 노하우를 갖춘 젊은 기생충학자(특히 역학 전문가)의 양성이 필수적이다.

일본인들은 오래전부터 스스로 자신들이 세계의 중심이고, 아시아의 맹주라는 생각을 가져 왔다. 자신들이 세계의 주역이 되겠다는 당찬 포부를 가졌음은 물론, 자국의 번영과 이익을 도모하겠다는 생각이 포함되어 있다. 기생충학과 기생충관리 분야에 있어서도 세계의 주도권 쟁취를 위한 그들의 활동과 규모, 수행 방법의 절묘함을 볼 때 감탄을 금할 길이 없다.

미국 덴버에서 1997년에 있었던 G7 정상회담 때 일본의 하시모토 전총리가 저개발국이나 개발도상국의 기생충관리 문제를 일본 정부가 주도하여 해결해 주겠다는 하시모토 선취권을 발표한 후 한동안 일본 보건의료계가 떠들썩했다. 일본 정부가 저개발국이나 개발도상국에 기생충 관리를 위한 돈(30억 달러)과 기술 두 가지를 모두 제공하겠다는 것이었다. 언뜻 생각하면 "일본이 손해만 보는 일인데 무엇 때문에 구태여 그런 일을 할까?"라고 생각되지만 그것은 단견일 가능성이 크다. 기생충 문제의 해결을 도와주는 것은 그 나라에 진출하기 위한 교두보를 마련할 목적도 있는 것이다. 기생충관리를 도와주면서 친분관계를 두텁게 하고 일본을 철저히 신뢰하게 만든다. 그러고는 얼마 후 친절한 일본의 세일즈맨이 나타나게 될지도 모른다. 결국 개발도상국의 기생충 문제를 해결해 주는 데에 투자한 돈은 그만큼 다시 일본으로 유입되고, 일본 경제를 부흥시키는 데에 일조를 하게 될 것이다.

하시모토 선취권이 진행되면서 많은 저개발국이나 개발도상국들이 기생충관리 문제(이론, 전략 등)에 있어서 일본 정부와 일본 학자들의 절대적인 영향을 받을 것임은 자명하다. 이와 더불어 일본 문화의 엄청난 확산은 물론, 일본 상품의 시장이 확대될 가능성이 크다.

동남아시아 열대의학의 메카, 태국

태국은 우리에게 관광의 나라로 잘 알려져 있다. 방콕의 왕궁과 에메랄드 사원, 수상 가옥들, 파타야 해변, 치앙마이 북쪽의 고산족 마을, 그리고 얼마 전 쓰나미로 해안 마을들이 물에 잠겼던 푸켓도 유명한 관광지이다. 한편 태국은 열대 또는 아열대성 기후 때문에 각종 열대병이 유행하고 있어 의학적으로 독특한 나라이기도 하다. 주변국인 라오스, 캄보디아, 미얀마, 베트남, 말레이시아, 인도네시아, 필리핀 등도 기후 때문에 열대병이 만연하고 있는 나라들이다. 이 나라들은 태국을 중심으로 동남아 의학협력기구(SEAMEO)를 구성하고 있다.

일찍이 서양 문물을 받아들인 태국은 동아시아의 일본처럼 학문 연구에 무척 발 빠른 행보를 보여 왔다. 열대의학에 있어서도 예외가 아니었다. 세계적으로 유명한 방콕의 마히돌 대학교는 열대의학 전문 단과대학인 열대의학대학(Faculty of Tropical Medicine)을 가지고 있다(그림 61). 이로 인해 열대의학 연구 수준이 매우 앞서 있다. 이 단과대학은 200병상 규모의 열대병 전문병원을 부속병원으로 운영하고 있기도 하다. 우리나라에는 열대병(또는 감염병) 전문병원이 없는 것은 물론, 의과대학 교육과정에서 열대의학 강좌마저도 거의 전무하다. '우리나라는 지리적으로 열대지역과 거리가 떨어져 있는데 열대의학이 왜 필요한가?'라고

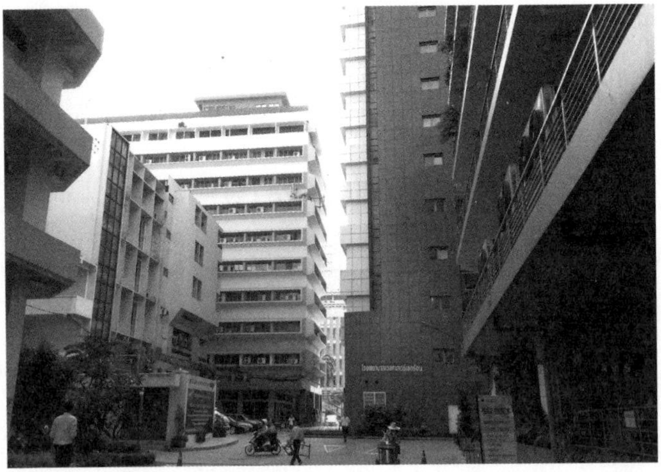

[그림 61] 방콕의 마히돌 열대의학대학과 부속병원의 모습.

하는 식이기 때문이다. 그러나 세계화, 국제화를 부르짖으려면 이런 생각을 바꿔야 한다.

마히돌 열대의학대학은 11개 교실, 1개의 부속병원으로 구성되어 있는데, 전임교수 수만 해도 700명이 넘는다. 학장을 보좌하는 부학장이 9명 있고, 부속병원도 학장의 지휘 감독 하에 있다. 교실 중에는 원충학교실, 연충학교실, 의용절지동물학(의용곤충학)교실, 미생물학 및 면역학교실, 열대위생학교실, 열대소아과학교실 등이 있으며, 한 교실에 30~40명씩 훌륭한 교수진을 갖추고 있다.

마히돌 열대의학대학은 1960년에 태국 열대의학의 대부 격인 Chamlong Harinasuta 교수와 그의 부인 Tranakchit Harinasuta 교수가 공동으로 설립했다. 두 분은 모두 작고했는데, 태국 왕과 공주와의 친분이 두터워 이 단과대학 설립이 가능했다고 한다. 총 12층짜리 연구전용 빌딩을 새로 짓는 데도 태국 공주의 후원과 도움이 컸다고 한다. 이 대학은 현재 열대의학 분야 SEAMEO-Tropmed의 주무를 맡고 있으며, 일본의 하시모토 선취권에 의한 기생충관리 국제협력사업을 도와 SEAMEO 국가들의 대표(ACIPAC)로 활동하고 있다.

얼마 전까지 이 대학의 학장을 맡았던 Late Prof. Sornchai Looareesuwan은 열대열 말라리아의 화학요법에 있어서 세계적 권위자인데, 학장을 지내는 동안 SEAMEO 국가들에 대한 국제협력 지원사업을 적극적으로 전개함으로써 맹주 역할을 톡톡히 해 냈고, 이를 발판으로 삼아 국제무대로 진출하여 지난 5년간 세계 열대의학 및 말라리아 학회(International Federation of Tropical Medicine: IFTM)의 회장으로 활약하기도 했다. 또한 그는 우리나라가 2008년에 이 학회를 제주도에 유치할 수 있도록 많은 도움을 주었다. 필자는 ICTM 2008(IFTM의 공식 학회명)의 조직위원장을 맡은 후부터 이 연맹 활동에 적극 참여하여 지금은 IFTM의 사무총장 겸 재무이사를 맡고 있다.

태국의 인체 기생충(연충) 질환은 매우 다양하다. 동북부 지역의 타이간흡충증 및 장내 흡충류 감염증을 비롯하여, 서부(태국-미얀마 국경지대)의 사상충증은 대표적인 종류이다. 그 외에도 전국적으로 유행하는 구충증, 선모충증, 유극악구충증, 광동주혈선충증, 유·무구·아시아조충증 및 낭미충증 등이 있다. 마히돌 열대의학 전문병원의 환자 분류표를 보면, 열대성 피부 질환이 가장 많고, 유극악구충증이 다음이며, 삼일열 말라리아, 열대열 말라리아, 설사병, 간염, 호흡기 질환이 뒤를 잇고 있다. 유·무구·아시아조충증, 타이간흡충증, 분선충증, 구충증, 뎅기열 및 사상충증도 외래 및 입원 환자의 상당 부분을 차지하고 있다.

필자는 1989년 8월 국제원자력기구 주최로 방콕에서 열린 '방사선을 이용한 식품-매개성 기생충병 관리 회의'에 참석하여 논문 발표를 한 후 최근까지 여러 차례 방콕, 파타야, 치앙마이, 콘켄 등을 방문했다. 태국 첫 방문에서 겪은 잊혀지지 않는 일화 하나를 소개한다. 주최 측에서 정해준 방콕의 한 호텔에 무작정 혼자 묵게 되었는데, 비행기가 저녁 무렵 공항에 도착했고 호텔에 도착하니 저녁 9시(우리나라 시간으로는 저녁 11시)가 넘은 시각이었다. 배가 몹시 고파 호텔 식당에 내려가 식사 주문을 하려고 메뉴를 들여다보니 뭐가 뭔지 도무지 알 수 없게 써져 있었다. 그래서 중국식 볶음밥인 듯 보이는 'Fried rice'라고 되어 있는 것을 주문하고는 우리나라의 새우볶음밥 정도일 것으로 기대하고, 군침을 삼키면서 'Singa beer' 한 병을 비웠다. 그런데 한참 만에 나온 음식은 필자의 기대와는 전혀 다른 것이었다. 우선, 풀 냄새가 나는데 무척 역겨웠다. 그래도 눈을 딱 감고

한 술 뜨려는데 밥알이 풀풀 날리듯 죄다 흩어지는 게 아닌가? 밥알 사이사이에는 잘게 썰어놓은 파 같은 녹색의 풀이 들어 있었는데 그 풀이 바로 냄새의 진원지였다. 아무리 풀을 골라내도 냄새는 없어지지 않았다. 입맛이 싹 가셨고, 다른 음식을 주문할 수도 없고 하여 맥주만 한 병 더 마시고는 일어서고 말았다. 그날 밤에 배가 고파 잠까지 설쳤던 일, 다음 날 아침부터 속이 쓰리고 아프기 시작한 후 며칠 동안 계속 아파서 고생했던 기억이 생생하다.

지금이라면 태국어로 그 풀의 이름이 팍치(packchee)인 것을 알아서 넣지 말아달라고 부탁하면 된다. 또 밥알이 풀풀 날리면 'sticky rice'를 주문하면 훨씬 낫다. 그러나 당시에는 그 풀의 이름도 몰랐고, 'sticky rice'가 있는지도 몰라 그런 봉변을 당했던 것이다. 그 사건 이후로 필자는 라오스, 캄보디아, 미얀마, 베트남을 방문할 때면 그 풀을 넣은 음식이 나올까봐 항상 긴장한다. 가장 어려운 경우는 현지인이 친절히 자기 집에 초대하는 경우이다. 그 풀을 넣지 말라고 미리 말할 틈도 없고, 그렇게 부탁하기도 미안해서 그냥 방문하면 예외 없이 풀 냄새 나는 음식과 마주하게 되기 때문이다. 그러나 풀을 넣지 말아달라고 말할 수 있게 된 지금은 오히려 필자의 미각이 좀 바뀌었다. 풀(팍치)이 좀 들어 있어도 먹는 데 별 문제가 없게 된 것이다. 조금만 더 있으면 그 풀 맛을 오히려 찾아 즐기게 될지도 모르겠다.

면역타협 환자의 심장병과 아프리카 교수

1940년대 필리핀 마닐라의 한 의과대학에 Candido M. Africa라는 교수가 근무한 일이 있었다. 그러나 그는 불행히도 40세가 채 안된 젊은 나이에 요절하고 말았다. 연구실에 앉아 있던 그를 독립운동가(반일 인사)로 오인한 일본군이 총격을 가하여 그렇게 되고 말았다는 설이 있다.

그 교수가 요절한 것을 애석해 하는 이유는 당시 마닐라 시에서 노숙인들이(면역기능이 떨어진 면역타협 상태로 추정됨) 길거리에서 급사하는 일이 많았는데, 그가 사망 원인을 면밀히 검토하여 이형흡충류(heterophyid)라는 기생충이 심장이나 뇌, 척수 등을 침범했기 때문임을 처음으로 밝혔기 때문이다.[38] 아프리카 교수는 마닐라 시립 변사체공시소의 부검 담당으로서 노숙인 100여 명에 대한 부검(사망한 환자의 조직이나 장기를 채취하여 검사하는 일)을 시행하였는데, 사망 원인은 심장 판막 염증에 의한 심장마비로 판명되었고, 심장 판막 및 뇌, 척수 조직을 떼어 내어 연속절편을 만들어 면밀히 검경한 바, 이형흡충류(*Haplorchis*, *Procerovum*, *Stellantchasmus* 등)의 충란이나 충체가 육아종을 형성하고 있는 것을 발견하였던 것이다. 즉 기생충이 심장마비의 원인이 될 수 있다는 사실을 세계 최초로 밝혔던 것이다. 그러나 애석하게도 그가 요절한 후 이 질환에 대한 좀 더 상세한 과학적 추구가 지금까지도 거의 없어 매우 안타깝다.

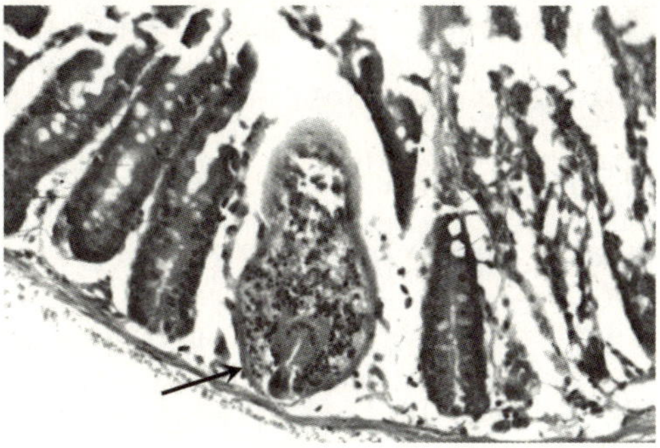

[그림 62] 요코가와흡충이 면역억제된 숙주에서 소장 점막하 조직까지 깊이 침입한 광경(화살표). 이런 경우 충란이 혈액으로 휩쓸려 들어갈 가능성이 커진다. Chai et al.[39] Korean J Parasitol 1995; 33: 313–321에서 인용(승인).

다만, 일본의 Yokogawa S. 교수가 아프리카 교수의 논문을 읽고 그 환자들이 면역타협 상태였기 때문일 것으로 추정한 논문이 발표된 일이 있다. 보통 이형흡충류는 사람의 면역 기능이 정상일 경우 장 상피층 면역세포들의 방어효과 때문에 점막하층으로 깊이 침입하지 않는다. 따라서 이형흡충류에 감염되어도 면역기능만 정상수준을 유지하면 설사, 복통 정도의 증상만 나타나고 심한 경과를 밟는 일은 드물다. 그런데도 이런 병리 현상(심장 판막염)이 나타난 것은 면역타협 상태가 아니고서는 설명하기가 매우 어렵다는 것이다. 충체가 점막 내로 깊이 침입해야 하며(그림 62), 혈액을 타고 다니면서 충란을 방출해야 한다는 전제 조건이 충족되어야 이러한 현상에 대해 설명이 가능하기 때문이다.

필자도 이런 점에 착안하여 우리나라의 이형흡충류 감염자에서 심장 질환이 일어날 수 있는지에 대해 커다란 관심을 가져왔다. 그러던 중 전남 고흥에 살면서 우측각블록(right bundle branch block)이라는 심장병을 앓고 있는 한 청년을 만난 일이 있었다. 그 청년을 만나게 된 연유는 심장병을 앓고 있는 것 외에도 여러 가지 이형흡충류에도 심하게 감염되어 있었기 때문이었다. 종종 배가 아프고 설사도 나며, 가슴이 자주 두근거리는 증세가 있다고 했다. 또한 분변검사에서 이형흡충류 충란이 다수 검출되어 약제로 치료하고 하제를 투여하여 충체 수백 마리를 뽑아 준 일이 있었다. 이 청년의 심장병에 대해 관심이 있어 전화번호도 알아두고 계속 추적하려 했으나 곧바로 포기하고 말았다. 그 청년이 사망하지 않는 한 심장병의 병리적 원인을 밝힐 길이 없었기 때문이었다(심장 판막 등 조직을 떼어 검사하지 않고는 진단을 붙일 방법이 마땅히 없었기 때문). 또한 연구차 자주 찾아갔던 전남 강진군 탐진강 변의 요코가와흡충 유행지에서는 한동안 친하게 지냈던 마을 이장님이 얼마 전 심장마비로 급사했다는 말을 듣고 깜짝 놀랐다. 정말 이형흡충류가 심장에 침입했던 것이 아닌가 하는 의심이 들었으나 이미 지난 일이어서 안타까운 마음만을 전달했을 뿐이다.

아프리카 교수가 필리핀 마닐라에서 100여 명의 이형흡충류 감염에 의한 심장병(판막염 등) 환자를 부검으로 확인하고 보고한 이후에는 문헌에 보고된 이형흡충성 심장 판막염 환자가 그리 많지 않았다. 이 때문에 많은 학자들은 이런 병리 현상이 쉽게 일어나지 않는 것이 아닌가 생각하게 되었다. 더욱 심한 경우는 아프리카 교수의 논문 자체를 믿지 않거나 폄하하는 경우마저 종종 있어 왔다. 이 문제는 이형흡충류들이 면역기능이 떨어진 환자에서 장 점막 아래로 깊이 침입하고 혈관(장간막정맥 등)까지 침범하거나 아니면 충란을 낳아 이 충란들이 혈관으로 들어가 온몸(특히 심장, 뇌, 척수)에 퍼져 나가도록 할 수 있는가 하는 의문을 풀어야만 해결될 수 있다. 그런데 이 의문을 푸는 일이 결코 간단하지가 않다.

그 이유는 다음과 같다. 위에 언급한 그런 병리 현상을 관찰하려면 가급적 사람만큼 큰 실험동물이 있어야 제대로 실험을 할 수 있다. 혈관의 크기(직경)가 충체나 충란의 크기보다는 훨씬 커야 이 가설을 검증할 수 있을 것이며, 심장과 판막의 크기도 충분히 커야 사람에서와 같은 실험적 여건 조성이 가능할 것이기 때문이다.

어떤 학자는 혈청 내 항체 형성 여부를 검사하는 혈청학적 검사로 가능하지 않겠느냐고 하지만 장내에 감염되어 있는 경우에도 혈청 내 항체는 양성으로 나올 것이므로 감별이 불가능하다. 아무튼 심장 판막염이 있는 환자에서 이형흡충류 감염이 있는지에 대해 지속적으로 관찰한다면 우리나라에서도 이형흡충성 심장병 환자 발생을 조만간 확인할 수 있게 될 것이라고 전망한다. 그리고 이와 관련하여 원인이 확실치 않은 심장마비 환자에 대해 부검을 할 수 있는 제도적 장치가 마련되었으면 좋겠다.

베트남의 새로운 인체 기생 장흡충

베트남은 극동지방에 유행하는 간흡충과 인도차이나반도에 유행하는 타이간흡충이 공존하는 유일한 나라로서 기생충학자들의 관심이 매우 뜨겁다. 우리와는 월남전으로 인한 인연은 물론, 최근의 한류로 인해 더욱 가깝고 친근해졌다. 베트남의 영토는 남북으로 길쭉하게 생겼는데, 중부 지방을 경계로 하여 간흡충은 북부 하노이와 남딘 등 북위 20도 부근에, 타이간흡충은 북위 15~17도 정도의 다낭, 푸옌 등 중부와 메콩강 유역인 남부 지방에 유행을 보이고 있다. 두 종 모두 민물고기가 매개한다. 그래서 어류-매개성 기생충 질환에 대한 관심이 매우 높다.

그런데 간흡충과 타이간흡충 이외에 *Haplorchis*와 같은 장흡충류의 유행에 대해서는 전혀 보고가 없었다. 그러던 중 필자와 경상의대 손운목 교수, 서울의대 김재립 선생 등 국내 기생충학자들이 2004년 11월과 2005년 4월에 하노이와 남딘을 방문하여 *Haplorchis* 3종(*H. pumilio*, *H. taichui* 및 *H. yokogawai*)과 *Stellantchasmus* 1종(*S. falcatus*), 그리고 비대흡충(*Fasciolopsis buski*) 등 모두 5종의 인체 장흡충류 감염이 베트남에 유행하고 있다는 새로운 사실을 처음으로 확인했다.[40] 이러한 사실을 우리 연구진이 처음 확인하게 된 연유와 과정을 간단히 소개하고자 한다.

많은 인구(7,000만 명 이상)와 풍부한 자원, 빠른 경제발전 등으로 세계 여러 나라가 베트남과의 교류를 원하고 있다. 특히 수산학이나 보건학 등의 분야에서는 사업의 선취권을 따내려 하는 움직임이 매우 활발하다. 덴마크의 국립 주혈흡충 연구소도 하노이와 남딘에 아예 사무실까지 차려 두고 흡충류 연구와 관리사업을 직접 지원하고 있다. 이들은 FIBOZOPA(fish-borne zoonotic parasites)라는 이름의 전담기구를 만들어 예산 지원은 물론 전문 인력까지 파견하고 있는데, 궁극적으로는 기생충 없는 안전한 민물고기를 양식하여 공급하기 위한 것이 목적이라 한다. 만일 그런 민물고기가 대량으로 생산된다면 그 부가가치는 엄청날 것이다. 기생충 걱정 없이 안심하고 먹을 수 있는 민물고기의 대량 생산이라니, 참으로 환상적인 일이다. 매우 어려운 일일지 모르지만, 어쩌면 성공할지도 모른다는 생각이 든다.

덴마크의 기생충 전문가 중에 필자가 미국 유학 중(1980년대 중반) 알고 지냈던 Darwin Murrell K. 박사가 있다. 이 분은 미국의 오랜 연구소 생활(미 농무성 농업생명과학 연구단지의 총 Director까지 지냄)에서 은퇴한 후 지금은 고향인 덴마크와 미국, 그리고 베트남을 오가며 FIBOZOPA 일을 돕고 있다. 2003년 12월 태국 방콕의 국제학회에서 다시 만난 Murrell 박사가 필자에게 FIBOZOPA 일을 좀 도와달라고 부탁했다. 무슨 일을 도울지 물었더니 "어류-매개성 기생충에 대해 경험과 안목이 풍부하니 베트남의 젊은 요원들에 대한 훈련(강의 및 실습)을 좀 해 줄 수 있겠느냐?"는 것이었다. 기꺼이 수락한 후 2004년 11월에 하노이를 방문하였다.

하노이 근교의 FIBOZOPA 본부(어류 양식 연구소 내에 있음)에서 젊은 요원들에게 강의와 실습을 해 주던 중 이상하면서도 재미있는 현상 하나를 발견하게 되었다. 실습 내용 중에 간흡충의 피낭유충을 현지 민물고기에서 분리하여 보여 주도록 되어 있었는데, 현지 담당자들이 말하는 중간숙주인 잉어류, 즉 silver carp이나 common carp, Indian carp 등을 아무리 검사해도 간흡충의 피낭유충이 거의 나오지 않는 것이 아닌가? 간흡충 대신 *Haplorchis pumilio* 등 장내 흡충류의 피낭유충이 훨씬 자주 눈에 띄었다(그림 63). 혹시 잘못 봤나 해서 고배율로 확인하고 또 확인했지만 틀림없었다. 우리가

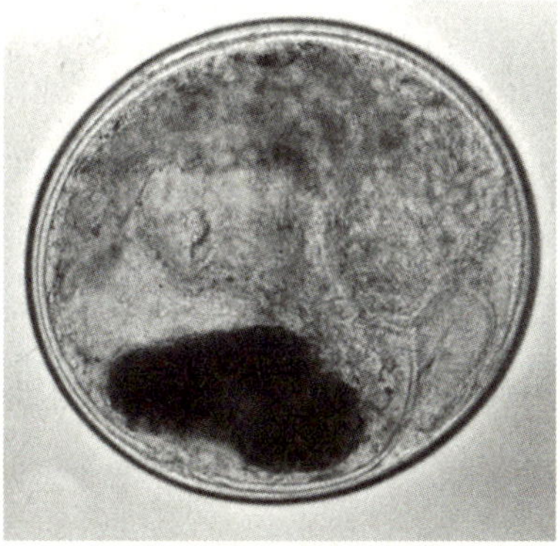

[그림 63] 베트남의 민물고기에서 검출한 *Haplorchis pumilio*의 피낭유충. 간흡충 피낭유충과 매우 비슷하다.

알고 있는 간흡충 피낭유충은 100:1 이하로 극소수에 불과했다. 우리도 놀랐고, Murrell 박사도 매우 놀랐다.

현지 담당자들은 그럴 리가 없다고 하면서, 최근까지 잉어류에서 간흡충 피낭유충이 많이 나왔고, 그 피낭유충으로 생화학적 및 분자생물학적 실험도 했다고 하는 것이었다. 다른 종의 피낭유충은 본 일이 없다고 했다. 그러나 추측하건데 피낭유충의 형태를 상세히 관찰하지 않고 잉어에서 나오는 피낭유충이면 응당 간흡충일 것으로 간주하고 분리해서 실험에 계속 사용해 왔던 것으로 보였다.

Murrell 박사와 우리는 피낭유충을 마우스에 실험 감염시키기로 했다. 성충을 얻기 위해서였다. 현지 실험실 사정은 매우 열악했다. 실험용 마우스 몇 마리를 겨우 구해 피낭유충을 감염시키고 며칠 후 간과 소장을 조사했는데 간에서는 아무것도 나오지 않았고 소장에서만 *Haplorchis*와 *Procerovum* 흡충들이 검출되었다. 이 실험 과정을 베트남 보건부 산하 연구소 NIMPE(National Institute of Malariology, Parasitology, and Entomology)의 Nguyen Van De 박사(현 하노이 대학 교수)에게 보여 주었다. De 박사는 깜짝 놀라면서 자신도 이런 사실을 전혀 몰랐다고 했다.

문제를 제기하고 한국으로 돌아온 우리에게 Murrell 박사로부터 다시 와줄 수 있겠느냐는 이메일이 왔다. 충체 수집을 통해 사람의 감염을 직접 확인해야 하겠는데 자신들은 경험이 없으니 좀 도와달라는 것이었다. 베트남 사람의 분변검사에서 지금까지 간흡충과 타이간흡충의 충란만 검출되었다고 하는데, 실제로 맞는지 충체 수집을 해 보아야겠다는 것이었다. 간흡충 충란과 장흡충류 충란의 모습이 너무나 흡사해서 장흡충을 모두 간흡충으로 취급했을 가능성이 제기되었던 것이다.

하노이 남쪽 200 km 정도에 위치한 남딘(강 하구 삼각주 지역)에 여장을 푼 후 감염된 주민들을 프라지콴텔로 치료하고 하제로 설사를 유도했다(2005년 4월). 설사 변에서 수집된 충체는 주민 1인당 수백에서 수천 마리였는데, 간흡충 1마리에 장흡충(*Haplorchis* 3종 등) 99마리의 비율로 장흡충 감염이 월등히 많았다. 주객이 완전히 전도된 것이었다. 이런 놀라운 사실을 확인하는 순간 우리 일행은 너무 기뻐 손을 잡고 힘차게 흔들었다. 인근 장터에서는 각종 민물고기들을 팔고 있는 아낙네들이 눈에 많이 띄었다(그림 64).

베트남에서 처음 확인한 인체 기생 장흡충류 5종에 대한 자료와 논문 보고는 베트남 학자인 De 박사 일행에게 모두 맡기고 우리는 흐뭇하고 가벼운 마음으로 귀국길에 올랐다. 기생충학자들은 이럴 때 가장 커다란 기쁨과 보람을 느낀다.

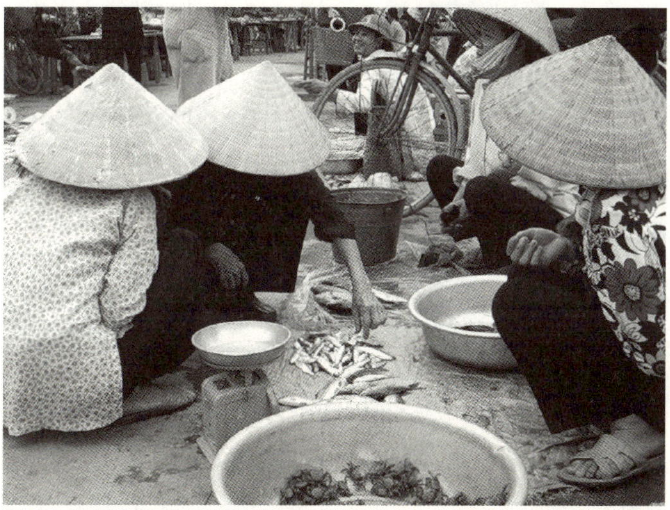

[그림 64] 베트남의 남딘 장터에서 민물고기를 팔고 있는 아낙네들.

맨발에 잘 걸리는 구충 감염

두비니구충(*Ancylostoma duodenale*)과 아메리카구충(*Necator americanus*)은 선충에 속하며, 두 가지를 통틀어 구충(鉤蟲; hookworms)이라고 한다. 우리나라에서는 십이지장충이란 이름으로 오랜 기간 알려져 왔다. 이들은 길이가 1 cm 정도로(그림 65), 사람의 소장 벽에 붙어 피를 빨아먹고 살면서 빈혈, 장염 등을 일으키는 고약한 놈들이다. 두비니구충은 아시아와 유럽에 오랜 세월 유행해 왔으며, 아메리카구충은 아프리카에서 기원하여 북미, 중미 및 남미 전역으로 전파되었고, 지금은 아시아 여러 나라에도 널리 퍼져 있다. 감염 인구는 세계적으로 13억 명에 달하며, 세계 곳곳에 구충 감염으로 인해 행복한 삶을 누리지 못하고 있는 나라와 민족이 무수히 많다.

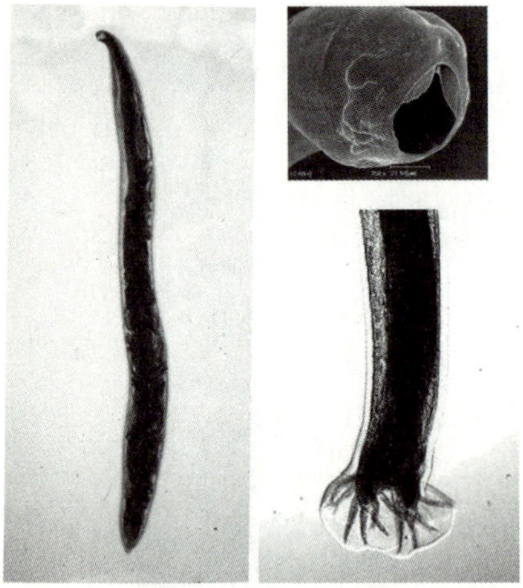

[그림 65] 아메리카구충의 모습. 암컷(왼쪽), 구강(오른쪽 위), 수컷의 말단부위(오른쪽 아래). 충체의 길이는 1 cm 정도이며, 구강에는 치판 한 쌍이 보인다.

구충은 빈혈, 장염뿐만 아니라 어린이들의 발육 장애, 복수, 복부팽만, 정신박약 등 다양한 증상과 합병증을 초래하는 박멸 대상 1순위의 기생충이다. 충란이 흙 속에서 발육하여 부화한 후 유리된 유충이 직접 흙을 통하거나 또는 채소 등을 통해 감염되는 토양매개성 기생충의 대표적인 종이며, 인분을 비료로 사용하거나, 인분 처리 시스템이 부적절하게 이루어지고 있는 지역에 많다. 따라서 필연적으로 그 지역이나 나라의 생활수준, 경제상태 등과 밀접한 연관성을 가지게 된다. 우리나라에는 두 종 모두 오랜 기간 유행했으나 최근에는 거의 감염자를 찾아보기 어렵게 되었다. 그러나 중국이나, 베트남, 라오스, 캄보디아 등의 농촌 마을에서 기생충 역학조사를 벌일 때면 예외 없이 구충 감염이 첫 번째나 두 번째 또는 세 번째 정도로 감염률이 높게 나타난다.

구충의 인체 감염은 두 가지 경로로 일어난다. 맨발로 흙 위를 걸어 다닐 때 제3기 유충이 피부를 뚫고 침입하는 경우가 주된 경로이며, 또 하나는 제3기 유충에 오염된 채소를 날로 먹을 때 입을 통해 감염되는 경로가 있다. 즉 구충 감염은 신발을 제대로 신고 다니는 문화권에서는 감염률이 낮을 수밖에 없으며, 맨발로 다니거나 부실한 신발을 신고 다니는 지역에서는 감염률이 높을 수밖에 없다.

오래전에 필자가 우리나라에서 경험했던 구충 감염 가족 이야기를 잠깐 소개하는 것이 좋을 것 같다. 경상남도 진양군의 한 농촌 마을이었다. 마을 주민의 장내 기생충 조사를 실시하던 중 구충 감염률이 20% 정도로 매우 높다는 사실을 알게 되었다. 더욱 놀란 것은 한 가구 내의 주부, 큰 아들, 작은 아들, 딸 일가족 4명(아빠는 출타하여 없었음)이 모두 감염되어 있는 집이 있었고, 감염량도 매우 많아 1인당 200~300마리씩은 되었다. 그 정도 감염량이면 소장에서 매일 최소한 100~150 cc의 혈액 손실이 일어난다는 뜻이며, 아무리 잘 먹고 철분 보충을 해 준다고 해도 극심한 빈혈 상태에서 헤어나지 못하게 된다. 그러나 안타깝게도 구충제 복용은커녕 매일매일 끼니 때울 걱정이 끊이지 않을 정도로 찢어지게 가난한 극빈 가정이었고, 마당은 물론, 마루와 심지어는 안방까지 흙투성이여서 쉽게 재감염에 노출되고 있는 환경이었다. 아니나 다를까, 가족 모두 눈의 흰자위가 백지장 같이 하얗게 되어 있었고, 어린이들은 영양결핍과 발육부전은 물론 정신적으로 멍한 상태였고, 무관심, 무기력 상태에까지 도달해 있었다. 필자 일행이 몇 가지 물어보아도 대답 없이 무관심한 표정이었고, 우울하고 괴로운 듯한 표정으로 마당 한 구석에 웅크리고 앉아 있기만 할 뿐이었다.

구충 감염을 치료해 주면 어떻게 되는가를 드라마틱하게 보여 주는 일이 벌어졌다. 구충제를 투여한 후 약국에 가서 1,000정들이 황산철(FeSO4) 한 병을 사서 아이들의 어머니에게 전달하면서, 쇠고기 국이라도 끓여 드시라고 하며 남은 여비까지 모조리 털어 주고는 돌아왔다. 정확히 21일 후였다. 구충제의 투여효과를 판정하기 위해 다시 그 마을을 방문했다. 마을 어귀를 들어서서 그 집 근처를 지나가는데 마당에서 대문으로 머리를 쏙 내민 큰 아들 녀석이 '안녕하세요?'라고 말하며 고개 숙여 인사를 하는 게 아니가? 눈과 귀를 의심할 만한 일이었다. 작은 아들 녀석도 생글거리며 옆에 웃고 서 있었다. 아이들의 혈색들이 눈에 띄게 좋아져 있었다. 그렇게도 무관심하고 우울한 기색이던 녀석들이 이렇게 변하다니, 참으로 놀랄 일이었다. "너희들 변 좀 받아올 수 있겠니?"라고 하니 총알같이 빨리 받아왔다. 실험실로 돌아와 검사해 보니 구충 감염이 깨끗이 음성으로 전환되어 있었다. 구충 감염을 없애 준 후 철분까지 공급해 주어서 몸과 정신 상태가 크게 호전되었던 것이다.

이런 구충 감염률이 베트남, 라오스, 캄보디아, 중국 지역에 무척 높다. 2001년 한·중 기생충관리사업 지역인 중국 장시성 농촌 마을에서는 10~20%, 2000~2004년의 한·라오스 기생충관리사업 지역인 사바나켓 주(Savannakhet Province)의 몇 개 마을에서는 33%에 달했다. 베트남에서는 지역에 따라 격차가 있으나, 30~40% 정도의 감염률을 보이는 지역이 많다. 베트남에서는 신발을 신지 않은 어린이들을 흔히 볼 수 있다(그림 66). 베트남 북부 산악지대인 라오카이(Lao Cai)라는 곳은 85%나 되는 감염률을 보였다. 이런 나라의 경우 빈혈로 고생하는 인구수는 얼마나 될 것인지 추측하기가 그리 어렵지는 않을 것이다. 앞에서도 말했지만, 구충 감염률과 신발을 신는 인구의 비율은 반비례한다. 아직도 지구 상 인구의 절반은 신발을 신지 않고 산다.

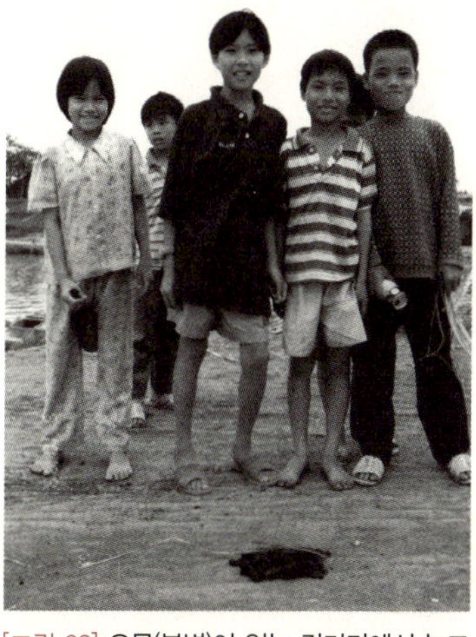

[그림 66] 오물(분변)이 있는 길거리에서 놀고 있는 동남아 지역 구충 유행지의 어린이들. 두 어린이가 신발을 신지 않고 있고, 몇 어린이는 슬리퍼를 신고 있으나 맨발과 크게 다를 바가 없다.

구충은 고약한 기생충이라 꼭 박멸해야 하지만, 정반대로 쓸모가 있는 경우도 있어 무척 역설적이다. 예를 들어 보자. 사람의 질병이란 천태만상이어서 빈혈과 정반대인 경우도 있는데, 그 경우 역시 질병이다. 즉 적혈구가 과잉으로 있을 경우인데, 적혈구과다증 또는 다혈증(多血症; polycythemia)이라고 한다. 이런 질병에 구충을 일부러 감염시켜 흡혈하게 함으로써 적혈구수를 조절해 주는 치료법이 시도된 일이 있었다. 그런데 최근에는 더욱 흥미로운 인체 실험이 영국 Nottingham의 University Park 약학대학에서 시도되고 있어 큰 화제이다(4장 참조). 기관지천식 환자에게 구충(개구충)을 실험적으로 감염시켜 천식 증상을 완화해 주는 치료법이 바로 그것이다. 구충에 감염된 사람의 경우 알레르기를 초래하는 면역글로블린(특히 IgE)이 다량 소모되어 없는 반면, 구충과 같은 기생충 감염이 없는 사람에서는 IgE 면역글로블린이 축적되며, 그 결과 천식과 같은 알레르기 질환을 잘 일으킨다는 데에 그 이론적 배경을 두고 있다.

박멸해야만 하는 것으로 생각했던 기생충. 그러나 다른 질병 치료에 이용되기도 하는 기생충. 병원성은 낮고, 안전하며, 영양분 흡수만 저지하는 온순한 기생충들을 골라 젊은이들의 다이어트 목적으로 감염시키는 기상천외의 요법이 등장할 날도 멀지 않은 것 같다(6장 참조).

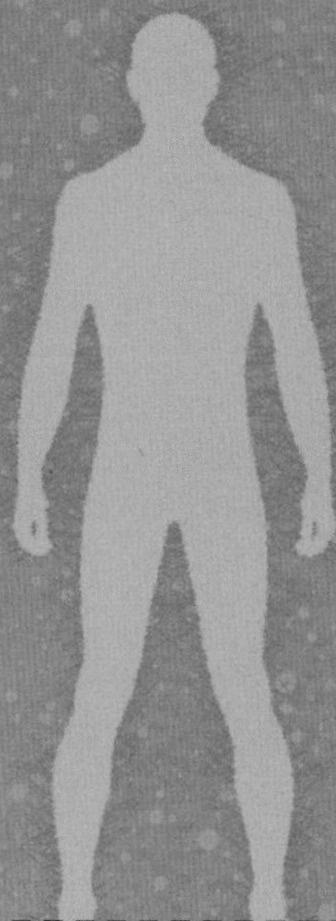

5장

세계의 기생충(2부)

Parasites of the global people (Part 2)

라오스에 진출한 기생충학자

한 · 중 기생충관리협력 제1차 사업(1996~1999년)을 성공리에 마친 국내 기생충학자들과 한국건강관리협회 직원들은 2000년부터 라오스에 진출하게 된다(필자와 고려의대 임한종 명예교수, 을지의대 민득영 명예교수, 충북의대 엄기선 교수, 경상의대 손운목 교수, 연세의대 용태순 교수, 한국건강관리협회 황의혁 현 부본부장 등). 총 8년 동안 진행된 제1차(2000~2004년) 및 제2차(2007~2011년) 한 · 라오스 국제협력사업은 우리나라 기생충관리 ODA 국제협력사업을 본궤도에 올리는 계기가 되었다. 사업기간 동안 우리가 보인 열과 성의에 라오스 보건부의 실무국장 Bounlay Phommasack 박사를 비롯한 여러 보건 관계자들이 크게 감복했고, 진심으로 우리나라에 대해 고마운 마음을 가지게 되었다고 했다.

라오스는 머리가 큰 토끼 모양의 국토를 가지고 있는데, 북부는 중국의 서남부 및 미안마와 인접하면서 주로 고원 및 산악지대로 이루어져 있고, 중부와 남부는 베트남과 국경을 이루는 동쪽을 제외하고는 대부분 강 유역과 낮은 평야지대로 되어 있다. 메콩강은 중국 서남부에서 기원하여 미안마 및 태국 북부와의 국경 부근을 흐른 다음, 중부 및 남부 지방을 경유하여 캄보디아로 유입된다. 따라서 라오스 북부와 중, 남부는 생태계나 생물상이 판이하게 다르며, 유행하는 인체 기생충의 종류도 크게 다르다.

기생충 질환 중 임상적 중요성으로 보면 말라리아와 메콩주혈흡충이 매우 중요하다. 말라리아는 거의 전국적으로 발생하고 있으며(각 도마다 말라리아 센터를 운영하고 있다), 평야지대인 중부 및 남부 지역에 더욱 만연하고 있다. 필자가 몇 개 도립병원을 방문하면서 놀랐던 일은 입원 환자의 대다수가 주변 농촌 지역에서 후송된 말라리아 환자였기 때문이었다. '아! 이렇게 말라리아 환자가 많구나!' 다른 긴 설명이 필요하지 않았다. 그러나 말라리아 이야기는 다음 기회로 미루기로 하자. 메콩주혈흡충은 남부 챰파삭 주의 콩섬(Khong Island) 주변에 주로 유행하며, 전국적으로 유행하지는 않아서 그나마 다행이었다.

라오스 북부 중심지인 루앙프라방은 과거 라오스 왕조가 도읍으로 삼았던 고대 도시로서 고원 지대에 위치하며, 이 도시와 주변 지역은 회충, 편충, 구충 등 토양매개성 기생충이 매우 많은 곳이다. 이 지역 초등학교 학생들은 회충 70~80%, 편충 60~70%, 구충 20~45%의 높은 감염률을 보인다. 그러나 이 지역의 타이간흡충 또는 소형장흡충 감염률은 0~18% 정도로 중부나 남부에 비하면 현저히 낮은 편이었다(후에 대부분 소형장흡충 감염임이 확인됨). 따라서 루앙프라방 지역의 기생충 관리에 있어서는 회충, 편충 및 구충이 단연 1순위 대상 기생충이다. 토양매개성 기생충이 이 지역에 만연하는 까닭은 주민들의 생활습관(분변 처리 문제, 사회경제적 여건, 맨발 등)과 밀접한 관계가 있다.

북부 지방과는 대조적으로 중부의 비엔티안 광역시, 볼리캄사이 주 및 캄무안 주와 남부의 사바나켓 주, 사라반 주, 그리고 챰파삭 주 등의 초등학교 학생들은 회충 5~18%, 편충 9~20%, 구충 3~17% 정도로 토양매개성 기생충 감염률이 비교적 낮은 편이다.[41] 그러나 상대적으로 타이간흡충은 21~32%로 월등히 높다. 초등학생들은 민물 생선으로 요리한 음식을 적게 먹는 데도 이 정도 감염률이 나타난다. 몇 차례 조사에서 일반 주민의 타이간흡충 감염률은 70~80%에 달했다. 이는 우리나라 김해 등 낙동강 유역 간흡충 감염률이 매우 높았던 1960~1970년대의 40~50%에 비해서도 월등히 높은 편이다. 중부 및 남부 지역에 타이간흡충이 이렇게 많은 까닭은 메콩강과 지류를 끼고 있어 민물고기가 풍부하고, 민물고기를 덜 익혀서 먹는 전통적인 식습관이 몸에 배어 있기 때문이다. 물고기를 물에 넣어 약간 부패시킨 후 먹는 젓갈 비슷한 음식(som-fak, pla-som, pla-ra라 부름)(그림 67)이나, 야채샐러드에 날생선 근육을 무쳐 먹는 음식(koi-pla라 부름)(그림 68)이 중요한 감염원이다. 여러 종류의 민물고기에서 타이간흡충의 피낭유충(그림 69)이

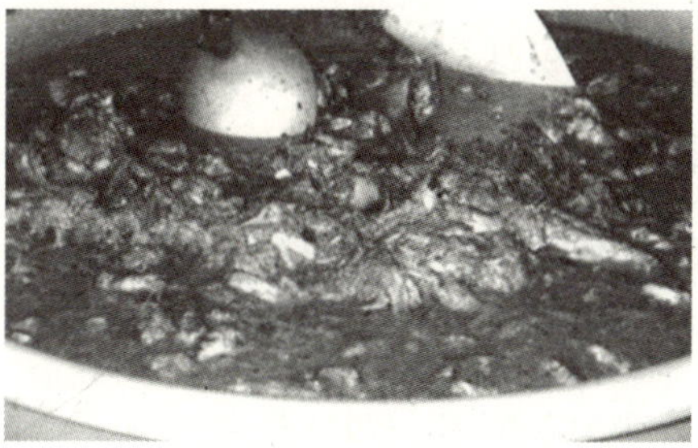

[그림 67] 라오스 주민들이 즐겨 먹는 민물 생선 젓갈 Som-fak의 모습. 젓갈 내에서 타이간흡충 유충이 일정 기간 살아 있다.

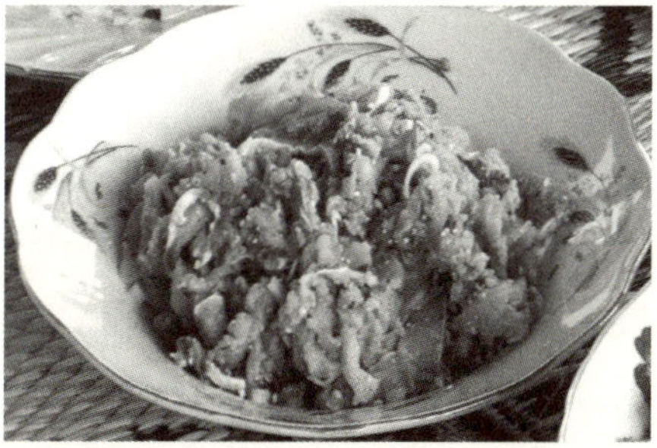

[그림 68] 라오스 주민들이 즐겨 먹는 민물 생선회 야채 무침, 일명 koi-pla.

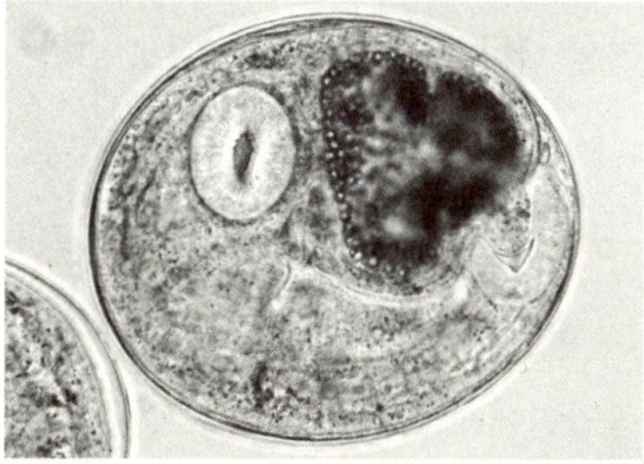

[그림 69] 민물 생선에서 검출된 타이간흡충의 피낭 유충.

검출된다.

타이간흡충은 태국의 동북부 지방에도 크게 유행하고 있다. 그곳의 주민들도 비슷한 민물 생선 요리를 즐겨 먹기 때문이다. 이에 비해 흥미롭게도, 태국의 서부나 남부 등 다른 지역에는 타이간흡충 유행이 그리 높지 않다. 날생선을 먹지 않으며, 인종도 라오스인들과는 조금 다르기 때문이다. 이런 점에서 기생충 유행이 숙주(인류)의 역사, 지리, 환경, 생태 등과 밀접한 연관성을 가지고 있다는 사실을 다시 확인할 수 있다.

라오스에서 기생충의 특이한 지리적 분포를 보면 이웃나라와의 관계, 특히 태국과의 역사적 관계까지도 연관 지어 생각할 수 있다. 태국인들은 중국계, 인도-서역계, 남방계 및 라오스계 등으로 혼합된 민족이며, 북동부 주민 대부분은 라오스계이다. 중세에는 라오스와 태국 북동부가 '대 라오스 왕국'으로 한 나라에 속했다고 한다. 이 '라오스 왕국'이 태국에 의해 함락되었고, 한참 후에야 국토가 절반으로 줄어든 현재의 라오스가 독립하였다. 과거 거대한 라오스 왕국이 2개로 쪼개져 하나는 현재의 라오스가 되고, 다른 하나는 태국에 흡수되어 태국의 북동부를 이루고 있는 것이다. 그래서 그런지 언어도 태국어와 라오스어가 거의 같아 서로 막힘없이 서로 잘 알아들으며(라오스 국민은 태국 북동부의 콘켄 등에서 오는 태국 TV 방송을 즐겨 듣는다), 관습이나 풍습도 매우 비슷하다.

필자는 1995년 처음 라오스를 20일간 방문했을 때 식사 등을 스스로 해결해야 할 경우가 많았다. 그래서 현지에서의 생존을 위해 라오스 말 몇 가지를 호텔 종업원에게 속성으로 배운 일이 있었다. 이때 "안녕하세요", "고맙습니다" 외에 "얼마입니까?"를 말하고, 숫자를 알아듣는 두 가지 일이 가장 시급한 문제였다.

길거리 식당에는 영어를 하는 사람이 전혀 없어 "How much is it (do I pay)?"라고 하면 쳐다보기만 하거나 "물을 주랴?"라고 하는 등 전혀 말이 통하지 않았기 때문이다. 그래서 '타오 다이(얼마냐)?'와 '능, 송, 삼, 시(일, 이 삼, 사),…'를 10,000(심판)까지, 나아가 100,000(로이판)까지 열심히 공부하여 2~3일 후에는 식당에 가서 큰 문제없이 음식 값을 치르고 나올 수 있게 되었다.

그런데 또 한 가지 문제가 생겼다. 한국인에게 역겨운 냄새를 풍기는 채소 몇 종류를 음식에 듬뿍 넣는다는 점이었다. 볶음밥 같은 음식에 이 채소를 썰어 넣으면 필경 한국인이나 일본인은 역해서 그대로 숟가락을 놓고 말거나 화장실로 달려가는 사람이 있을 정도이다. 몇 차례 손짓, 발짓으로 그런 채소를 제발 넣지 말아달라고 부탁했지만, 여지없이 '푹' 쏘는 냄새와 함께 그 채소가 들어 있곤 했다. 그래서 그 채소를 라오스 말로 뭐라고 하는지 꼭 배워야 할 필요성이 생겼다. '홈뻬이'와 '홈뽐'이라고 하는(태국에서는 '팍치'라고 함) 채소를 넣지 말라는 뜻으로 '보 사이, 홈뻬이, 홈뽐'을 말할 수 있게 된 다음부터는 이 문제가 너무나 쉽게 해결되었다. 그렇게 해서 먹어 본 라오스의 음식 맛은 일품이었고, 우리 입맛에도 아주 잘 맞았다.

메콩주혈흡충증

사람의 혈관 내에 서식하는 기생충으로 주혈흡충이 있다. 인체 감염을 일으키는 주혈흡충에는 5종이 알려져 있는데, 일본주혈흡충, 만손주혈흡충, 방광주혈흡충, 장간막주혈흡충과 메콩주혈흡충이 그것들이다. 이 흡충 감염으로 초래되는 질환인 주혈흡충증은 세계보건기구가 1차적 관리대상으로 정한 6대 열대질환 중 하나이다. 우리나라에는 패류 중간숙주가 서식하지 않아 주혈흡충 유행이 없는데 이는 무척 다행스러운 일이다.

주혈흡충은 패류 중간숙주에서 유출된 유미유충(cercaria)이 물속에 있다가 사람의 피부를 뚫고 침입하며, 장간막정맥, 방광정맥총 등 정맥 혈관에 기생한다. 혈관 내에서는 암수 2마리가 짝을 지어 있으면서 충란을 낳는데 충란 중 일부는 분변이나 소변으로 나오게 되지만 대다수는 간 조직에 가서 육아종을 만들고 만성화하며, 간종대, 복수 및 간경화증으로 발전한다. 유행지에서는 어린 시절부터 이 병에 걸리게 되며, 그럴 경우 청년기를 넘기지 못하고 사망하는 일이 흔하다. 치료를 잘 하면 생명을 구할 수는 있으나 간 기능이 회복될 때까지 오랜 기간이 소요된다.

감염은 주로 물속에서 일어나므로 유행지나 인근 지역을 여행할 때 강이나 호수, 연못 등 물속에 함부로 들어가서는 안 된다. 중간숙주인 패류가 살고 있어 유미유충을 배출하고 있을 가능성이 높기 때문이다. 벼농사, 빨래, 목욕, 수영, 군인들의 도하 작전 등은 유행지에서 실제적이고도 중요한 감염 이유가 된다. 또한 유행지에서는 검증되지 않은 물을 마시는 일도 매우 위험하다. 호텔에서 제공하는 병에 든 물 정도면 안심할 수 있다. 한편 중동 지역 회교 국가에서는 신도들이 세례를 받기 전에 몸을 깨끗이 하고자 물속에 들어가는 경우가 많은데 이때 주혈흡충에 감염되는 경우가 많다는 점은 잘 알려진 사실이다.

일본주혈흡충은 약 100년 전 일본에서 처음 발견, 기록되었으나 지금 일본에서는 이 흡충을 찾아볼 수 없고, 중국 양쯔강 유역과 보양호(장시성과 안휘성 사이에 있는 큰 호수) 주변, 필리핀 등지에 많은 유행지를 형성하고 있다(추청 감염자수 155만 명). 중국 몇 개 성(Province)의 경우에는 보건부 주요부서 중에 주혈흡충 관리국이 있을 정도로 문제가 심각하다. 만손주혈흡충은 이집트 및 중서부 아프리카, 남미 등지에(감염자 수 8,331만 명), 방광주혈흡충은 사우디아라비아 등 중동, 이집트 및 남서부 아프리카의 광활한 지역에(감염자 수 1억 1,388만 명) 각각 유행이 만연하고 있다. 장간막주혈흡충은 중서부 아프리카에(173만 명), 메콩주혈흡충은 라오스, 캄보디아에(91만 명) 고도의 유행지가 있다.

메콩주혈흡충의 농후한 유행지로 라오스와 캄보디아 국경 부근을 흐르는 메콩강 유역 삼각주 지역의 콩 군도(Khong Islands), 즉 콩섬과 4,000여 개의 크고 작은 섬들을 빼놓을 수 없다. 필자는 1997년과 1999년에 이 섬을 방문하고 메콩주혈흡충 환자들을 면담하고 진료 자문을 해 준 일이 있었다. 이 섬은 라오스의 수도 비엔티안에서 남쪽으로 1,000km 정도 떨어져 있는데, 그 곳을 방문하려면 비엔티안에서 남부 도시 팍세까지 비행기로 간 다음, 자동차로 3~4시간은 더

가야 한다. 그리고 다시 나룻배를 타야만 콩섬까지 갈 수 있다.

자그마한 나룻배를 타고 닿은 콩섬은 우리나라 여의도의 절반이나 될까 싶을 정도로 작았다. 그런데 그 섬 주위의 크고 작은 많은 섬에 수천 명의 메콩주혈흡충 감염자가 있다는 것이다. 병원이 한 곳 있었는데 인사차 들렀다. 마침 외래에 찾아온 환자가 있다고 하며 환자를 만나게 해 주었다. 고등학생쯤 되어 보이는 여자 환자인데 복수가 많이 차지는 않았으나 하복부가 약간 부어 있었고 무척 쇠약해 보였다. 현지 의사는 얼마 전 동네에서 메콩주혈흡충증으로 사망한 환자가 하나 있었다고 했다. 그리고 현재 치료 중인 환자 명단을 보여 주었다. 그 명단을 들고 마을을 한 바퀴 돌았다. 한 중증 환자는 중년 남자였는데 복수가 찬 지 10년 정도 되었고, 치료를 받기 시작한 지는 2년 정도 되었다고 했다. 치료 전에는 배가 산만큼 불렀는데 지금은 많이 가라앉았다고 했다(그림 70). 마을 곳곳의 실개천에서 패류 중간숙주인 *Tricula aperta*를 발견할 수 있었다.

필자를 경악하게 한 것은 주민들의 생활습관이었다. 어린이고 어른이고 할 것

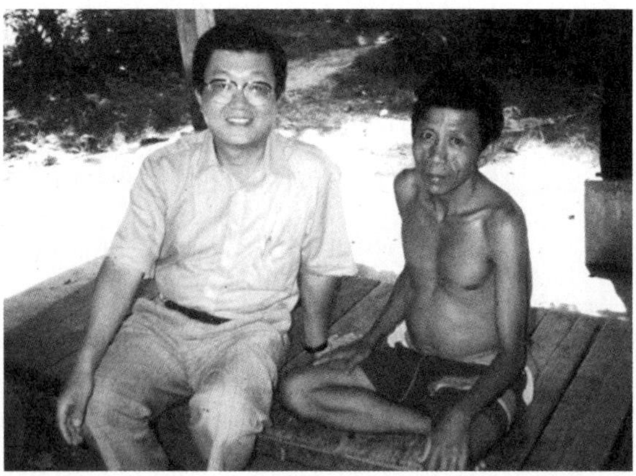

[그림 70] 라오스 콩섬(Khong Island)의 메콩주혈흡충에 감염된 주민 방문. 이 환자는 2년 동안 치료를 잘 받아 복수가 많이 빠지고 호전된 상태이다.

없이 하루 종일 물속에 들어가 살다시피 하고 있었는데(그림 71) 동행한 라오스 보건부 관리에게 왜 이토록 주민들의 생활습관을 바꿀 수 없느냐고 물었더니, 주민들의 일상생활 자체가 물에서 이루어지는 경우가 많아(목욕, 빨래, 고기잡이 등), 물에 들어가지 말라고 하면 일상생활이 불가능해지므로 어쩔 수 없는 형편이라는 설명이었다. 한 마디로 주민들의 생활 자체가 물과 직결되어 있으므로 물과의 관계를 피하려면 다른 곳으로 이사하는 도리밖에는 없다고 했다. 그러나 대대로 살아온 고향 마을을 두고 어디로 이사를 간단 말인가? 안타깝지만 납득하지 않을 수 없는 일이었다.

한동안 WHO 등에서 관리 사업을 지원해 주어 이 지역 주민에 대한 대대적인 투약사업을 전개한 결과, 감염률이 현저히 감소했는데 그 결과가 1997년 필자의 첫 방문 당시의 정도라고 했다. 그런데 아쉽게도 8년 후인 2005년 3월 필자가 팍세 보건국을 다시 방문했을 때 콩 군도 주민의 메콩주혈흡충 감염률이 다시금 크게 증가하여 10~15년 전 수준으로 되돌아갔다는 안타까운 소식을 전해 들었

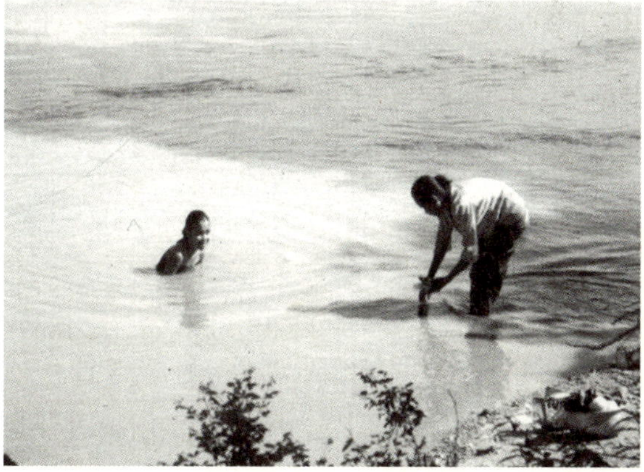

[그림 71] 물과 함께 생활하는 콩섬 주민들. 이런 생활습관을 바꿀 수 없어 메콩주혈흡충의 유행이 지속되고 있다.

다. 섬 주변에 엄청나게 많이 기르고 있는 물소들이 자연계 보유숙주 및 충란 오염원 노릇을 하고 있고, 패류 중간숙주가 풍부히 서식하고 있기 때문에 주민들에 대한 투약만으로는 집단관리가 성공적으로 이루어지기 어려웠기 때문이었으리라. 다만, 주민들에 대한 투약만이라도 계속 시행했으면 좋았을 것을 그마저도 예산 부족으로 투약조차 계속해서 시행하지 못했던 것이다. 그 결과는 감염률의 대폭 재상승으로 나타나고야 말았다.

우리나라 기생충학자들이 지난 6년 간 실시한 한 · 라오스 기생충관리협력사업은 회충, 구충, 타이간흡충, 장흡충 및 폐흡충 퇴치에 집중하여 시행되었다. 메콩주혈흡충 관리문제를 도와주지 못해 늘 무거운 마음이다. 우리나라의 ODA 사업을 콩 군도의 메콩주혈흡충증 관리에까지 확대했으면 하는 마음이 간절하다.

라오스에서 극구흡충 유행의 발견

사람이나 동물의 장내에 기생하는 흡충류 중에서 크기가 비대흡충 다음으로 큰 종류로 극구흡충류(echinostomes)가 있다. 극구흡충류의 입(구흡반) 주변에는 가시가 여러 개 돋아나 있는데 이들은 숙주 장벽에 흡착하고 오랜 기간 머무는 데 필요한 구조물이다. 극구흡충류는 원래 조류의 기생충이었으나 오랜 기간 진화를 거쳐 사람이나 포유동물에게까지 감염력을 갖게 된 것으로 보인다. 2001년 전북 부안군 갯벌 마을 주민 10명에서 감염이 확인된 한국극구흡충(*Acanthoparyphium tyosenense*)도 1939년 한국산 청동오리에서 처음 발견, 기록되었던 종이다. 충체 발견 후 62년 만에 인체 감염이 처음 확인된 것이다. 조류의 장내 기생충 조사 시 거의 예외 없이 극구흡충류가 발견되는 점도 이러한 가설을 뒷받침해 준다.

극구흡충과(family Echinostomatidae) 흡충 중 현재까지 인체 감염이 확인된 속(屬; genus)은 세계적으로 *Echinostoma*, *Echinochasmus*, *Euparyphium*, *Himasthla*, *Artyfechinostomum* 및 *Acanthoparyphium*의 6개가 알려져 있다. 이 6개 속에서 총 30종 이상이 인체 감염에 관여한다. 그러나 이 30종은 빙산의 일각일 뿐이며, 훨씬 많은 종이 실제로 인체 감염을 일으키고 있을 것으로 추정된다. 감염원은 패류에서부터 양서류, 파충류, 어류 등 매우 다양하다. 생식을 즐기는 관습이 있는 국가들, 즉 아시아 및 동유럽에 걸쳐 넓은 지역에 유행지를 형성하고 있다.

중국, 라오스, 태국, 캄보디아와 베트남을 굽이굽이 흐르는 메콩강 유역은 비옥한 토양과 깨끗한 자연환경이 보존되어 있어 온갖 생물체들의 낙원이라고 할 만하다. 진화적으로 극히 발달된 생물체의 하나인 기생충도 이런 지역에 농후하게 분포하게 마련이다. 강 유역 주민들은 패류, 양서류, 어류 등을 날로 먹거나 덜 익힌 채로 먹는 것이 관습화되어 있다. 그러므로 앞에서도 언급한 바와 같이 각종 기생충, 특히 타이간흡충이나 타이쫑이형흡충(*Haplorchis taichui*) 등 흡충류 감염이 크게 유행하고 있다.[42] 그러나 극구흡충류의 인체 감염은 최근까지도 알려지지 않은 상태였다.

그 주된 이유는 진단의 어려움 때문이었다. 사람의 극구흡충류 감염을 진단하기 위해서는 정확한 분변검사가 필요하다. 분변검사로는 성충이 아닌 충란만을 검출하게 되는데, 문제는 극구흡충류가 회충이나 편충 등 선충류와는 달리 충란 산출량이 매우 적은 편이어서 검출될 확률이 매우 낮다는 점이다. 이것이 진단을 어렵게 하는 가장 중요한 요인이다. 또한 극구흡충류의 종에 따라 충란 형태에 별반 차이가 없어 종 감별이 어렵다는 점도 또 하나의 문제이다. 확진은 더욱 어려워 수술을 통해 장내에서 성충을 분리해 내거나, 구충제 투여 후 설사를 유도하여 성충을 배출시키는 방법이 살아 있는 사람을 대상으로 할 수 있는 두 가지 방법이다.

국내 기생충학자들(필자와 고려의대 임한종 명예교수, 을지의대 민득영 명예교수, 충북의대 엄기선 교수, 경상의대 손운목 교수, 연세의대 용태순 교수)과 한국건강관리협회 직원(황의혁 현 부본부장 등)이 한 팀이 되어 총 8년 동안 연 2회 라오스 메콩강 유역의 현지를 방문하여 강 유역 주민들이 말레이극구흡충(*Echinostoma malayanum*), 외선극구흡충(*Echinostoma revolutum*) 등 여러 종의 극구흡충류에 감염되어 있다는 사실을 처음 밝히는 성과를 올렸다(그림 72).[43] 우리 팀이 사용한 방법은 구충제 투여 및 설사 유도법이었다. 설사 유도의 필요성에 대해서는 현지 보건관계자를 통해 환자 개개인에게 충분히 알린 후 시행하였다(그림 73).

이 방법은 사실상 매우 너저분한 일이다. 하제 투여 후 1시간 남짓 지나면 슬슬 설사가 시작되는데, 환자 10여 명이 한꺼번에 플라스틱 통을 들고 화장실로

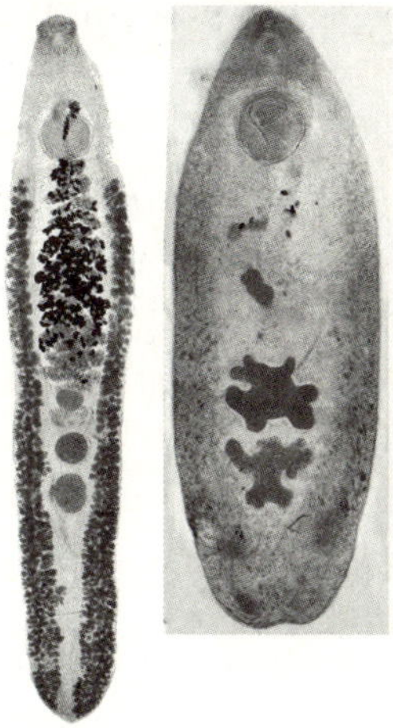

[그림 72] 메콩강 유역 주민에서 검출한 외선극구흡충(왼쪽)과 말레이극구흡충(오른쪽)의 모습.

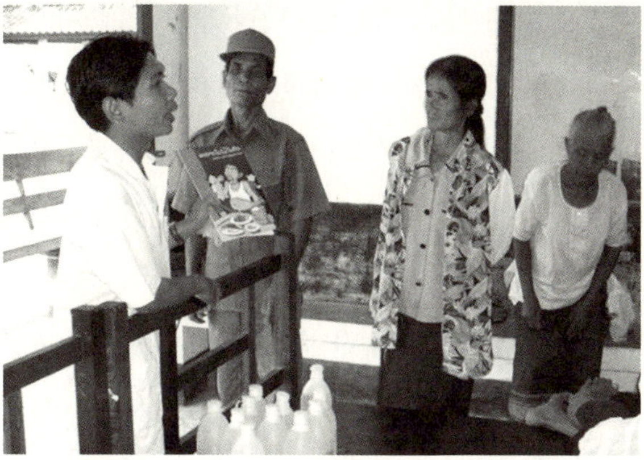

[그림 73] 현지 관계자가 환자들에게 장흡충 치료 과정 및 설사변 수집에 대해 설명하는 모습.

몰리는 경우도 있다. 이때 화장실이 몇 개 되지 않아 기다리다 미처 참지 못하고 바깥에서 일을 볼까 아슬아슬한 경우도 있다(충체도 함께 야외에 버려지기 때문). 설사변을 담은 플라스틱 통들이 실험실로 모이면 냄새도 냄새려니와 모습도 결코 아름답지는 않다. 설사변이면 오히려 나은 편이다. 고형변이 들어오면 그 모습과 냄새는 말로 표현하기 어렵다. 물로 씻고, 새 물로 갈아주고 침전시킨 후 다시 새 물로 갈아주는 과정을 여러 차례 반복하면 상층액이 깨끗해지기는 하는데, 겉옷, 내의 할 것 없이 우리들의 옷에는 고약한 냄새가 깊이 배고 만다.

라오스에서 이런 힘든 작업 후 겪은 에피소드 하나를 소개한다. 어느 날 저녁 무렵 우리는 녹초가 되어 피로도 풀 겸 라오스 식 사우나를 가 보기로 했다. 사우나에는 우리나라에 늘 있는 공동탕(큰 욕조)은 없었고, 엉성한 탈의실과 5~6명이 들어갈 수 있는 작은 사우나방 2~3개, 1인용 샤워실 3~4개가 전부였다. 탈의실에 들어가니 목욕 타월 하나만 걸친 여자 손님 두어 명이 왔다 갔다 하고 있는 것이 아닌가? 깜짝 놀란 필자는 몸을 움츠리고 몸을 가리고 말았는데 다행히도 아래에는 아직 옷을 입은 채였다. 순간적으로 남녀 공용이라는 사실을 알아차리고는 그때부터 조심하기 시작했다.

그런데 우리 일행 중 한 분이 분명 'Men'이라고 쓰여 있는 사우나 방으로 문을 열고 들어가다가 깜짝 놀라며 뛰쳐나오는 게 아닌가? 왜 그러느냐고 물었더니 "저 안에 아가씨가 누워 있어서…"라고 하며 얼굴을 붉히는 게 아닌가? 우리는 폭소를 금치 못했다. 한바탕 웃은 우리는 아무런 글씨도 쓰여 있지 않은 옆 사우나 방으로 들어가 땀을 낸 다음 샤워실로 들어갔다. 그런데 샤워실도 남녀용이 따로 없었다. 필자가 들어가려고 문을 연 샤워실도 마침 한 여자 손님이 사용 중이었다. "앗" 소리를 내며 문을 닫았음은 물론이다.

라오스에는 '남녀 칠세 부동석'이라는 개념이 별로 없는 것 같다. 사우나 방에 남녀가 함께 들어가 서로 쳐다보아도, 자신의 샤워 광경을 목격당해도 별 문제가 되지 않는 것이었다. 그래서 그 아가씨는 'Men'이건 'Women'이건 가리지 않고 들어갔던 것이고, 공연히 놀란 우리만 그녀를 피해 옆방으로 들어갔던 것이다. 조심조심 샤워를 끝내고 복도로 나오니 거기에도 타올만 걸치고 허벅지를 드러낸 여자 손님 2~3명이 사우나 방에 들어가려고 의자에 앉아 있었다. 필자는 민망하여 몸을 움츠렸고, 타월이 흘러내리지 않게 단단히 쥐고는 그 옆을 쏜살같이 빠져 나왔다.

라오스에 만연하는 *Haplorchis* 흡충

기생충은 여러 생물체 중에서도 숙주와 특이한 상호관계를 가진다는 점에서 다른 생물체와는 많이 다르다. 숙주와의 특이한 상호관계 때문에 특정 지역에 서식하는 특정 숙주만을 택하게 되며, 이런 이유 때문에 기생충들이 종류에 따라 지리적으로 특이한 분포를 하는 점도 무척 재미있는 특성 중 하나이다. 세계 어느 곳에서도 발견되지 않는 기생충이 우리나라에만 존재하는 것이 있는가 하면, 세계에 널리 퍼져 있는 기생충이 유독 우리나라에만 존재하지 않는 경우도 있다. 우리나라에만 유행이 알려진 참굴큰입흡충, 동남아시아에 널리 퍼져 있으나 우리나라에서는 발견하지 못한 *Haplorchis* 흡충은 각각 그 대표적인 예 중 하나이다.

Haplorchis 흡충은 사람에 대한 병원성이 높은 것으로 알려져 있어(면역타협 환자에서 심장, 뇌 등을 침범할 수 있다고 함) 국내 분포 여부를 밝혀내고 예방 및 치료 대책을 세워야 할 필요가 있다. 그러나 우리 연구진이 1980년경부터 20년 동안 전국 방방곳곳을 찾아다니며 조사했으나 결국 찾아내지 못했다. 이는 매우 다행스러운 일이다. 그랬던 흡충인데 2002년 라오스 사바나켓 주의 현지 주민들로부터 드디어 충체 분리에 성공했던 것이다. 이어서 2003년에는 비엔티안 주를 비롯하여

캄무안 주, 사라반 주 등 라오스 4개 지역 주민들에서 이 흡충의 농후한 유행을 확인하게 된다. 특히 사라반 지역은 1인당 감염 충체 수가 3만 마리 이상인 경우까지 있어 충체 분리에 너무나 오랜 시간이 소요되어 고개를 내저을 정도였다.[44] 2005년 4월에는 베트남의 북부 남딘 지역 주민 20여 명으로부터 수만 마리를 검출하기에 이르렀다. 라오스나 베트남 모두 현지 주민들에서 *Haplorchis* 감염을 충체 수까지 자세히 조사한 경우는 처음 있는 일이었다.

Haplorchis 흡충의 병원성이 강하다는 사실을 처음 밝힌 사람은 필리핀의 유명한 기생충학자 Africa C. M.이었는데, 이에 대해서는 이미 앞 절에서 설명했다. 기생충학을 처음 전공할 즈음부터 필자는 장내 흡충류 연구에 몰두했는데, 그때 Africa 교수의 논문을 접하게 되었고 크게 감명을 받았던 기억이 있다. 전공 공부를 시작할 당시에는 요코가와흡충이라는 장흡충이 국내에서 가장 문제였는데 이 흡충은 은어를 날로 먹으면 감염된다. 요코가와흡충은 지금도 남해안의 섬진강, 보성강, 탐진강 유역과 동해안 여러 지역의 오십천 및 남대천 유역에 널리 유행하고 있다. 필자는 요코가와흡충 감염 시 초래되는 숙주의 장 병변에 대해 연구했는데, 면역 기능이 정상인 흰쥐에서는 충체가 주로 장 점막에서 염증 등의 병변을 일으키며, 점막 하부로 깊이 침입하지는 않음을 알게 되었다. 그러나 마우스를 면역억제시켰을 경우에는 충체가 점막하조직까지 깊이 침투하는 것이 관찰되었다. 이 결과는 *Haplorchis*, *Stellantchasmus* 등 장흡충류가 심장병, 뇌염 등의 원인이 되었다는 Africa 교수의 보고를 어느 정도 뒷받침해 주는 것이어서 흥미로운 것이었다.

그런데 요코가와흡충과 *Haplorchis* 흡충의 병원성이 얼마나 다른지가 매우 궁금했다. 충체 종에 따라 병원성이 다를 가능성이 얼마든지 있기 때문이다. 그래서 *Haplorchis* 흡충을 국내에서 찾아보려고 전국 방방곳곳을 돌아다녔다. 결국 국내에서는 찾지 못했고, 20년이 흐른 후 라오스와 베트남에서 찾아내게 된 것이다. 라오스와 베트남에서는 주민들의 감염원 역할을 하고 있는 민물고기 여러 종류를 발견하기도 했는데(경상의대 손운목 교수와의 공동연구), 어떤 종류의 물고기는 길이 5 cm의 작은 어체에서 무려 1,000마리의 피낭유충이 검출되는 경우까지 있었다. 드디어 *Haplorchis* 흡충의 병원성이 얼마나 강한지 민물고기에서 피낭유충을 분리하고, 동물에 대한 실험 감염으로 연구할 수 있게 되었다. 그런데 이때 *Haplorchis* 흡충의 병원성에 대한 연구를 태국 치앙마이대학이 막 시도하고 있다는 사실을 알게 되었다. 그들은 Chalobol Wongsawad 교수 팀(치앙마이대학 자연대학)인데 필자와는 매우 가까운 사이이다. 2002년부터 필자를 치앙마이대학 대학원생의 공동지도교수로 계속 초청하고 있으며, 지금도 필자의 지도학생들이 여러 명 재학 중에 있다. 그리고 그들과 공동으로 여러 연구도 진행하고 있다.

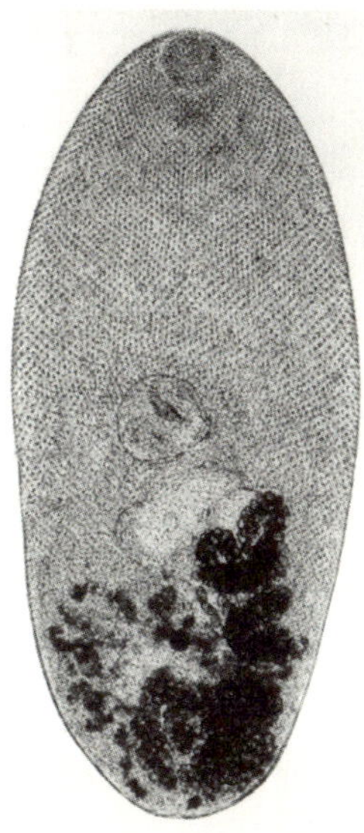

[그림 74] 라오스 현지 주민에서 분리한 *Haplorchis taichui* 흡충의 모습. 길이 1 mm 정도로 매우 작다. 아래쪽에 둥글게 생긴 기관이 고환이며, 고환 오른쪽 옆의 검은 부분이 자궁이다.

태국 치앙마이대학을 여러 차례 방문하면서 그 지역 민물고기에서 분리한 피낭유충과 마우스 등에 감염시켜 얻은 *Haplorchis* 성충을 관찰하면서 *Haplorchis* 흡충과의 인연이 참으로 묘하다고 생각했다. 학생들은 태국 정부에서 수여하는 Royal Jubilee Fund(우리나라 BK21과 비슷한 대학원생 지원제도임)의 장학생으로 1년에 3~4개월씩 6개월 정도 필자의 실험실로 유학을 와서 논문 지도를 받고 있다. 지금은 Preeyaporn 학생이 필자 실험실에서 실험 연수중이다.

캄보디아에서 타이간흡충 인체감염의 발견

인도차이나 반도의 국가들 중 우리에게 가장 생소하고 먼 나라 중 하나가 바로 캄보디아로, 한때 '크메르' 또는 '캄푸치아'로 불리기도 했다. 그러나 1970년대에 있었던 'Killing field' 사건과 최근 동남아 단체여행 코스로 '앙코르와트' 관광이 인기를 얻으면서 점차 우리에게 알려지게 되었다. 특히 크메르루즈(Khmer Rouge) 집단에 의해 수백만 명이 사망한 'Killing field' 사건은 인류 역사상 가장 커다란 참극의 하나이며, 지금도 군데군데 후유증이 남아 있다고 한다. 그렇지만 지금은 입헌군주제 하의 복수정당제 민주주의를 채택하고 있어 정치, 경제적으로 많이 안정된 상태이다. 캄보디아 국토는 남한의 2배 정도이며, 인구는 1,300만 명이고, 고온다습한 열대 몬순 기후로서 쌀농사를 3모작 이상 하고 있다. 국민 1인당 GNP는 300달러 정도로 아직 생활이 넉넉하지는 못하다. 크메르족이 95%를 차지하며, 일부 중국계, 베트남계, 남방계, 고산족 등이 소수 민족을 이룬다.

캄보디아의 기생충 감염상황은 상당 부분 베일에 싸여 있었다. 회충, 구충 등 토양매개성 기생충이 어느 정도 유행하는지, 타이간흡충, 장흡충류 등의 유행은 또 어떤지 알려진 자료가 많지 않았다. 캄보디아는 태국이나 라오스와 달리 생선을 덜 익혀 먹는 주민들의 관습이 거의 없어 타이간흡충이나 장흡충류와 같은 어류-매개성 흡충류 감염이 적을 것이라고는 하나 구체적 자료나 증거가 별로 없었다.

그러나 말라리아와 메콩주혈흡충의 유행은 잘 알려져 있었다. 북동쪽 라오스와의 국경을 거쳐 수도 프놈펜을 지나 남서쪽으로 흐르는 메콩강 유역에 메콩주혈흡충의 유행이 심각한 수준이었다. 특히 북동부의 크라티에주와 스퉁트라잉주의 경우 초등학교 학생의 70%까지 감염된 학교가 있고 상당수의 학생들이 아랫배가 크게 부풀어 있는 중증 상태라고 한다. 일본의 사사카와재단이 메콩주혈흡충 관리 7개년 사업을 이 지역에서 전개하여 많이 호전되었다고는 하나, 그 사업마저 곧 중단될 예정이어서 보건관계자들의 걱정이 크다고 했다.

한 · 라오스 기생충관리 제1차 국제협력사업이 끝난 2005년 필자와 한국건강관리협회의 황의혁 현 부본부장은 한 · 캄보디아 기생충관리 국제협력사업 전개 가능성 타진을 위해 수도 프놈펜을 4일간 방문했다. 우리나라 국립보건원의 말라리아-기생충과에 해당하는 정부 기구인 'Center for National Malaria Control(약자로 CNM)'을 방문하여 센터 소장인 Duong Socheat 박사와 부소장

Sinuon Muth 박사를 만난 결과 이 분들이 한국과의 국제협력사업을 강렬히 원하고 있음을 알게 되었다. 연구소를 돌아보았는데 섭씨 37도가 넘는 무척 더운 날씨임에도 실험실마다 에어콘을 켜지 않고 있었으며(에어콘 설치는 되어 있었지만), 일부는 고장 난 채 방치된 것들도 있었다. 우리 팀이 만일 그 연구소를 이용하여 일을 할 경우 필시 땀을 뻘뻘 흘리며 현미경 검사를 해야 할 것이고, 작업 능률이 떨어질 가능성이 매우 컸다. 하지만 우리가 전기료를 조금 부담한다면 쾌적한 작업 환경을 만들어 일할 수도 있겠다는 생각이 들었다.

현지 한국대사관과 국제협력단 사무실을 방문하여 전해들은 내용은 캄보디아가 이제 문호를 완전 개방한 상태이며, 국제협력사업을 적극적으로 유치하고 있고, 특히 한국의 참여를 갈망하고 있다는 것이었다. 그리고 이미 WHO, UNICEF, World Bank, Sasakawa Foundation 등 여러 국제협력 기구들이 들어와 다양한 보건관련 사업을 전개하고 있다고 했다. 이에 따라 이듬해인 2006년부터 2008년까지 3년(제1차 사업), 그리고 2009년부터 2011년까지 3년(제2차 사업) 동안 한·캄보디아 기생충관리 국제협력사업이 진행되게 되었다.

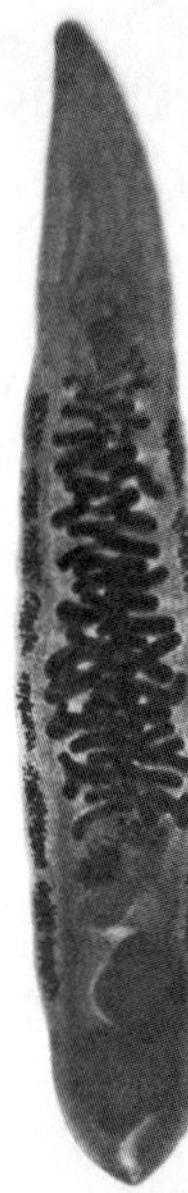

[그림 75] 캄보디아 주민에서 처음으로 검출, 확인한 타이간흡충 성충의 모습. 길이 1 cm 정도.

제1차 사업에서는 프놈펜을 중심으로 하여 북동쪽으로는 캄퐁참 주, 남쪽으로는 타케오 주, 북서쪽으로는 캄퐁츠낭 주와 펄삿 주 등의 학생들과 일부 주민으로부터 분변을 수거하여 검사를 계속했다. 그런데 프놈펜 시에서는 불과 몇 명 정도에서 검출되던 소형 흡충란(간흡충과 *Haplorchis* 장흡충 등이 소형 흡충란을 배출한다)이 타케오 주에서는 1,799명 검사에서 무려 855명(47.5%)이나 양성으로 나타난 것이다.[45] 우리 팀은 깜짝 놀라고 말았다. 이 정도의 양성률이면 베트남이나 라오스의 유행지 못지 않은 높은 감염률이기 때문이다.

문제는 이 충란이 타이간흡충인지 *Haplorchis* 장흡충인지를 확인해야 하는 점이었다. 우리는 충란 양성자 6명을 뽑아 프라지콴텔을 투여하고 하제를 주어 설사를 유도하는 방법을 적용했다. 그 결과 6명 전원에서 타이간흡충 성충이 1~14마리 검출되었고 *Haplorchis* 장흡충은 전혀 검출되지 않았다. 이로써 타케오 주 주민들에서 검출된 소형 흡충란의 주범은 타이간흡충임이 확인되었다. 문헌을 뒤져 보던 우리는 캄보디아에서 타이간흡충의 성충이 사람에서 분리, 확인된 것은 이번이 처음이라는 사실에 다시 한 번 놀랐다. 캄보디아로서는 의학적

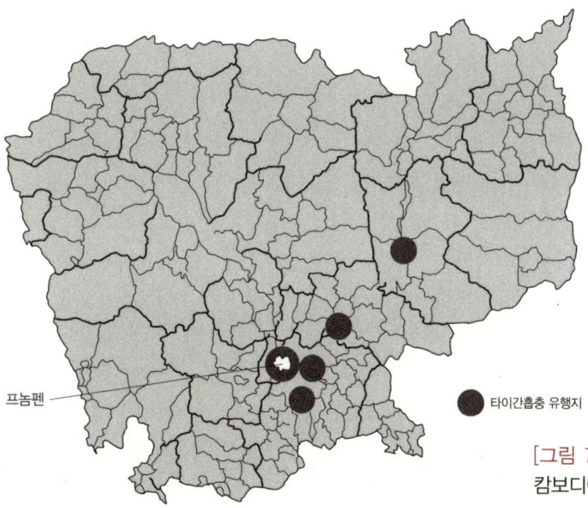

[그림 76] 우리 연구진이 처음 밝힌 캄보디아의 타이간흡충 유행지 지도.

으로 매우 중요한 한 가지 사실이 처음으로 밝혀진 것이기 때문이었다.

사업을 계속 하던 우리 팀은 2011년 제2차 사업 지역이었던 크라티에 주에서도 양성률은 다소 낮지만 소형 흡충란 양성자가 나타나는 것을 발견하게 되었다. 총 검사 수 2,101명 중 241명(11.5%)에서 충란이 검출되었는데, 동일한 방법으로 성충을 수집한 결과, 이번에도 충란 양성자 2명에서 타이간흡충 4마리와 18마리가 각각 검출되었다. 다른 충체는 검출되지 않았다. 이상의 두 차례 결과로 보아 캄보디아에는 메콩강 유역에(크라티에 주와 타케오 주는 모두 메콩강 유역에 위치한다) 타이간흡충이 낮게 또는 고도로 유행하고 있다는 사실을 한국의 기생충학자들이 처음으로 밝히는 성과를 올린 것이다(그림 76). 후에 들은 이야기로는 이 두 지역, 특히 타케오 지역에는 베트남계 사람들이 모여 사는 곳이 많아 이들이 민물생선을 덜 익혀 먹는 관습을 가지고 있기 때문이라는 해석이 있었다.

캄보디아의 인체 기생충 분포

한 · 캄보디아 기생충관리 국제협력사업(2006~2011년)을 수행하는 동안 캄보디아의 여러 지역을 방문하게 되었다. 연 2회 봄과 가을에 방문했으니 총 12차례를 다닌 셈이다. 검사한 학생과 주민의 수는 모두 32,201명으로 결코 적지 않은 숫자이며 무엇보다도 캄보디아 전국을 다 둘러볼 수 있도록 다양한 지역을 대상으로 했다. 프놈펜을 중심으로 한 중부지방에서 10,741명, 코콩 주 등 서남부지방에서 9,441명, 시엠립 주 등 북부지방에서 6,224명, 크라티에 주 등 동부지방에서 5,805명을 검사했는데 포함된 주는 모두 19개에 이르렀다.

캄보디아에서 가장 높은 감염률을 보이는 연충은 구충이었다. 구충은 신발을 신지 않고 다니는 어린이들이나 농부 등에서 감염률이 높은데 캄보디아 전역에 걸쳐 비교적 고른 감염률(전국 평균 9.6%)을 보였다. 그러나 북쪽에 위치한 오도르민체이 주, 시엠립 주, 반테아이민체이 주가 가장 높은 감염률을 보였고, 프놈펜을 중심으로 한 중부지방은 비교적 낮았다.

우리 기생충학자들이 처음 찾아낸 인체 타이간흡충 감염 지역은 타케오 주(23.8%), 캄퐁참 주(24.0%), 크라티에 주(3.4%)로서 메콩강 유역에 집중되어 있었다. 북부지방과 서남부 지방의 타이간흡충 감염률은 매우 낮은 편이었다. 회충은 코콩 주와 시아누크 주에서 17~20% 양성률을 보여 가장 높았다. 조충란(*Taenia* spp. eggs) 양성률은 전체적으로는 평균 0.4%로 낮았으나 특이한 점은 코콩 주가 월등히 높은 양성률(1.6%)을 보였다는 점이다.

사업기간 중 타이간흡충의 인체 감염을 처음 발견한 일 못지않게 흥미로운 일은 펄삿 주, 오도르민체이 주, 타케오 주, 크라티에 주에서 발견한 인체 극구흡충류(echinostomes) 감염의 유행이었다. 가장 먼저 발견된 펄삿 주는 캄보디아 중서부 지역의 톤레삽 호수(Tonle Sap Lake)의 서남부에 위치한 지역으로서 많은 가구들이 호수 위에 떠 있는 집에서 거주하는 특성을 가지고 있었다. 톤레삽 호수는 메

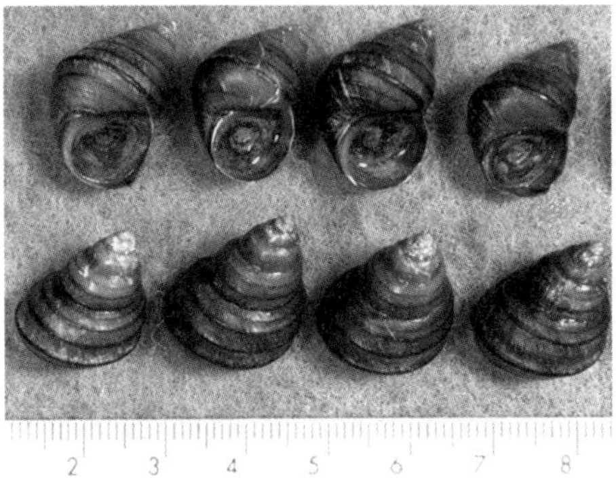

[그림 77] 캄보디아를 비롯한 인도차이나 반도에 농후하게 분포하는 담수산 우렁이(*Filopaludina* sp.)의 모습. 덜 익혀 먹을 경우 극구흡충의 감염원이 될 수 있다. Chai et al.[46] Korean J Parasitol 2011; 49: 449–455에서 인용(승인).

콩강과 연결되어 있으나 건기에는 메콩강과의 연결이 끊어지고 물이 역류하여 호수의 물을 보호하며, 우기에는 메콩강과 연결되어 물을 메콩강으로 끌어내는 오묘한 기능을 가지고 있다고 한다.

이 지역에는 각종 우렁이(그림 77)의 서식도 많고 수산자원도 풍부하다. 펄삿 주의 초등학교 학생 471명의 분변을 검사하던 중 56명(11.9%)에서 특이한 모양의 흡충란이 발견되었다. 이 흡충란은 길이 100마이크론을 넘을 정도로 큰 대형 흡충란이었으며 10세에서 13세 정도의 어린이에서 감염률이 높았다. 이 흡충의 정체를 밝히기 위해 4명의 학생을 선정하여 구충제를 투여하고 하제로 설사를 유도했다. 그 결과 2~12마리의 극구흡충(echinostome)의 성충이 각각 검출된 것이다. 충체 동정을 위해 형태를 면밀히 관찰한 후 이들을 외선극구흡충(*Echinostoma revolutum*)으로 동정하여 논문으로 발표했다. 그런데 최근 이 충체의 유전자를 뽑아 증폭하여 염기서열을 조사하니 외선극구흡충과는 다소 차이를 보여 향후 새로운 종으로 다시 보고할 예정이다. 흥미로운 점은 감염원이 무엇인가 하는 점인데 학생들이 방과 후 집으로 오는 도중에 길거리에서 골뱅이(우렁이를 적절히 조리한 것)를 사서 먹는 일이 많다는 것이다. 골뱅이를 덜 익힌 채로 팔고 있는 것 같았다. 그러므로 이 흡충 예방을 위해서는 학생들이 길거리에서 골뱅

이를 사 먹지 않도록 보건교육을 해야 할 필요가 있다.

그런데 이 충체들과 똑같은 염기서열을 보이는 극구흡충의 성충이 타케오 주와 크라티에 주에서도 각각 사람으로부터 검출되었다. 이 충체들은 두극의 수가 37개로 형태학적으로는 외선극구흡충에 가장 가까우나 유전자 배열로 볼 때 특이한 점을 보이고 있었다. 이 충체들과 펄삿 주에서 검출된 충체를 모두 묶어 하나의 새로운 종으로 보고할 예정이다.

그런데 이들과는 전혀 다른 또 한 종의 극구흡충이 발견되었다. 지역은 태국과의 국경 지역인 오도르민체이 주였는데 검사한 1,287명의 학생과 주민 중 13명(1.0%)이 극구흡충류 충란을 배출했다. 양성자 중 2명을 선정하여 구충제로 치료하고 하제로 설사를 유도한 결과 극구흡충 성충 1마리와 14마리가 각각 검출되었다. 이 충체들을 형태학적으로 관찰했더니 두극의 수가 49~51개로 펄삿 주나 타케오 주, 크라티에 주의 충체와는 전혀 다른 종으로 판정되었다. 즉 충체의 최종 진단은 일로코스극구흡충(*Echinostoma ilocanum*)이었다.

우리 팀의 또 한 가지 흥미로운 업적은 코콩 주의 조충류 충란 양성자를 대상으로 한 조충류의 종 분석이었다(충북의대 엄기선 교수, 전형규 박사). 조충류 충란 양성자 21명으로부터 충란이 들어 있는 분변 샘플을 확보하여 우리나라로 가져온 후 유전자(cox1) 분석을 시행한 결과, 21명 중 19명이 무구조충(*Taenia saginata*)이었고, 나머지 2명은 유구조충(*Taenia solium*)이었다. 기대했던 아시아조충(*Taenia asiatica*)은 검출되지 않았다. 이 결과로 미루어 볼 때 캄보디아에는 무구조충과 유구조충이 분포하며 이들이 조충류 중 우점종인 것으로 추정되었다.

따라서 우리나라의 기생충학자들이 캄보디아에서 확인한 인체 기생충은 최소한 10종이 넘게 되었다. 즉 회충, 구충, 타이간흡충, 편충, 요충, 일로코스극구흡충, 외선극구흡충(종 진단이 바뀔 예정임), 무구조충, 유구조충, 왜소조충 등이 충란 또는 성충으로 확인된 것이다. 이들 외에 메콩주혈흡충, 폐흡충 등을 포함하면 연충류만 해도 14~15종이 넘을 것으로 전망된다.

미얀마 한국 교민들의 유극악구충 집단감염

미얀마는 과거 버마(Burma)로 부르던 인도차이나반도의 불교 국가로서 인구는 약 5,400만 명으로 우리나라와 비슷하며, 국토는 한반도의 약 3.5배로 남한의 7배 정도이다. 열대성 몬순기후이며 연평균 강수량이 2,513 mm로 연중 고온다습한 편이고, 국토는 비옥하여 쌀농사는 연 3모작도 가능하다. 원유를 생산하고 있으며 각종 지하자원 매장량도 많아 무한한 잠재력을 보이고 있다.

필자가 미얀마의 수도 양곤에 위치한 한국 대사관의 대사로부터 긴급한 전화를 받은 것은 2001년 3월 말경 학교에서 퇴근하여 집으로 가는 도중이었다. 자동차 소리가 요란한 길거리 한 모퉁이에서 받은 전화 내용은 미얀마 양곤에 거주하는 한국 교민 중 약 60여 명이 양곤 시내의 한 한국식당에서 생선회를 먹은 후 피부가 가렵고, 눈이 잘 보이지 않으며, 무슨 이물질(기생충)이 피부 밑을 기어 다니는 그런 병에 집단적으로 걸려 문제가 심각하니 한국의 전문가가 좀 와 줄 수 있느냐는 내용이었다. 낮에 외교부로부터 미리 연락을 받아 약간의 내용은 이미 알고 있던 터였다.

전화내용을 들어 보니 국내에는 별다른 유행이 없지만 동남아, 중남미 등에 국소적으로 유행하고 있는 유극악구충증(有棘顎口蟲症; gnathostomiasis)일 것 같다는 생각이 들었다. 이 같은 진단은 현지 일본 대사관의 촉탁의사 Hirota 박사와 태국 의사 등 몇 사람에 의해서도 제기되었고, 후에 필자가 이를 최종 확인했다.

유극악구충은 회충이나 요충과 비슷하게 생긴 기생 선충의 하나로서, 야생 포유동물, 즉 고양이, 들개, 족제비, 호랑이 등 육식동물의 위벽이나 장벽에 기생한다. 물벼룩을 제1중간숙주로, 민물고기(가물치, 메기, 뱀장어, 미꾸라지 등)를 제2중간숙주로 하며, 파충류(뱀 등), 조류, 포유류 중 운반숙주 역할을 하는 것들이 있다. 사람은 우연숙주의 하나이며, 유충 상태로 조직을 이행하기만 하고 성충으로 자라지는 않는다.

감염된 교민들이 이 문제를 해결해 달라고 대사관으로 몰려와 농성을 하고 있으니 어떻게든 좀 와주었으면 좋겠다고 했다. 유충이 피부 아래를 기어 다녀 피부가 붓고 가려운 것은 물론, 눈이 잘 보이지 않거나, 불면증과 두통에 시달리기도 하고, 어떤 분은 노이로제와 강박 신경증까지 보이기도 하여 상황이 긴박하다는 것이었다. 사정이 무척 딱하게 되어 있어 곧 방문하겠다고 답하지 않을 수 없었다. 곧이어 대사관 실무자와 일정을 협의한 후 방문일자를 며칠 후인 4월 1일(3박 4일)로 잡았다.

실무자가 보내 온 팩스 서류의 기록을 보니 대충 이러했다. 양곤 시내에 한국 식당 하나가 새로 개원을 했는데 생선회를 시작한다고 하여 교민 60여 명이 방문하여 먹었다고 했다. 그 생선회는 너무나 쫄깃쫄깃하고 맛있어서 인기가 높았다고 한다. 그런데 한 1주일 후부터 뭔가가 피부 속을 기어 다니는 것 같은 증상이 몇 사람에게서 시작되었고, 급기야 40명 가량이 집단적으로 비슷한 증상을 호소했다. 그래서 식당 주인에게 항의를 하고 대사관으로 몰려와 문제해결을 요구했던 것이다. 더구나 한국 대사관에는 한국인 의사가 없어서 교민들의 답답한 상황을 해결해 주지 못했고, 몇몇 교민들은 일본 대사관의 일본 의사에게 가서 진료를 받거나 태국 방콕으로 비행기를 타고 가서 열대병 전문병원을 방문했는데, 의사소통에 문제가 있어 매우 불편하다고 했다. 미얀마 사람들은 생선회를 먹지 않아 이 병에 잘 걸리지 않으며, 의사들도 대부분 이 병을 잘 모르고 있었다. 필자가 교민들을 면담하면서 알게 된 사실이지만 당시 교민들이 매우 알고 싶어 한 점은 이 병의 치유 가능성과 예후(예측되는 경과)였다. 태국 병원에서 악구충증(gnathostomiasis) 같다고 하면서 눈이나 뇌 등에도 침범한다고 설명해 준 것이 교민들을 한층 불안하게 만들었기 때문이었다.

저녁 무렵 양곤에 도착하여 여장을 푼 후 다음 날 아침 대사관으로 가서 관계자들을 만나본 후 증상을 호소하는 교민들을 한 사람씩 차례로 불러 면담했다. 증상은 사람에 따라 매우 다양했으나 이동성 피하 발적(빨갛게 되어 붓는 증상)(그림 78)과 가려움증이 가장 보편적이었고, 눈이나 뇌 증상을 호소하는 경우도 더러 있었다. 대사관 관저의 주방장도 심하게 감염되어 있었는데 등과 허리 피하에 유충 여러 마리가 이리저리 기어 다녀 차마 못 볼 정도로 피부 증상이 대단했다.

준비해 간 알벤다졸(albendazole)과 이버멕틴(ivermectin)을 전원에게 투약하고(이 혼합 치료법은 필자가 세계 최초로 시도한 것임), 혈청 내 항체 역가를 측정하기 위해 혈액을 채취했다. 채취한 혈액은 호텔로 가져와 혈청을 분리한 후 아이스박스에 담아 우리나라로 가져왔다.

치료 다음 날 필자가 생각하기에도 신기할 정도로 교민들의 증상이 크게 완화되었다고 대사관 직원이 알려주었다. 우선 급한 불은 끈 것 같다는 생각이 들었다. 그러나 알벤다졸은 총 3주간 투약하도록 했기 때문에 좀 더 지켜보기로 했다(이버멕틴은 1회만 투여). 다음으로 해야 할 일은 감염원이 정확히 무엇인지 찾는 일이었다. 식당 주인을 불러 어떤 물고기를 조리했는지 물어보았으나 불안해 하면서 솔직히 털어놓지를 않았다. 마치 오리발을 내미는 것처럼 이런 생선을 조리했다고 하면서 커다란 생선(돔 종류 같았음) 몇 마리를 가져와 조사해 보라고 하였다. 근 이틀을 보내면서 슬라이드 압평법으로 근육을 눌러 철저히 현미경으로 보았으나 유충을 검출할 수 없었다. 감염원 찾는 일은 이제 포기해야 되겠구나 생각하고 귀국 준비를 하고 있는데 저녁식사를 대사관 관저에서 함께 하자는 연

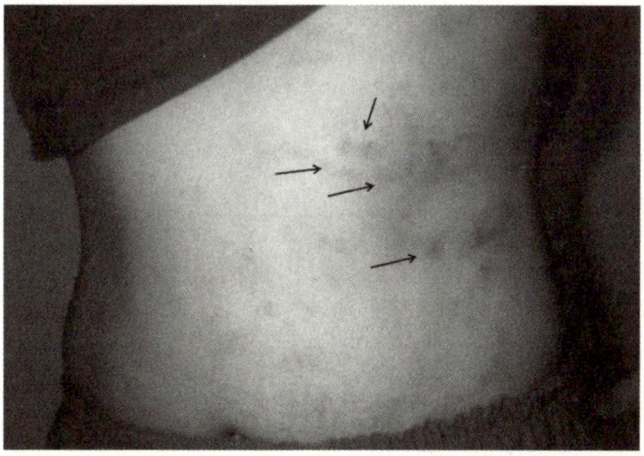

[그림 78] 유극악구충증 환자(교민)의 피부 발적 소견. 유충이 피하에서 이동한 모습이 남아 있다.

락이 왔다. 그곳에는 교민회장과 현지에서 사업을 크게 하는 사장 몇 분이 함께 계셨다. 이들로부터 한국식당에서 조리한 생선이 여러 가지였지만 가물치와 메기도 많이 사용되었다는 사실을 알게 되었다. 가물치와 메기, 뱀장어 등은 이 병을 매개하는 매우 중요한 중간숙주라 귀가 번쩍 띄었다.

그렇지만 다음날 새벽 일찍 비행기를 타야 해서 시간이 없어 감염원 조사는 틀린 것 같다고 말씀드리고 호텔로 돌아왔다. 다음 날 새벽 호텔을 출발하려고 하는데 전날 만났던 사장님 한 분이 새벽시장에서 사 왔다고 하시면서 가물치 2마리와 메기 5마리를 박스에 넣어 건네주시는 게 아닌가? 크게 감사드리고 우리나라로 그 물고기들을 가지고 왔다. 실험실에 도착하여 물고기들을 풀어놓고 검사를 시작했다. 면밀히 조사하는 도중 드디어 메기 한 마리에서 유극악구충의 유충이 발견되었다. 우리 연구원들은 기뻐서 만세를 불렀다. 이번 집단발생의 감염원이 확인되는 순간이었다. 또한 혈청을 면역효소법(ELISA)으로 검사했더니 대부분의 교민들이 양성 반응을 보여 진단도 명확해졌다(악구충 항원과 양성 표준혈청은 일본 미야자키대학 Nawa 교수가 제공).

그 후 몇 년에 걸쳐 재발한 교민이 3~4명 있었으나(귀국하여 필자의 실험실로 찾아온 분들) 나머지 교민들은 거의 치유된 것으로 판단된다. 이 일련의 과정과 결과를 모두 엮어 국제적인 열대의학 전문학술지에 한 편의 논문으로 발표할 수 있었다.[47] 짧은 일정의 미얀마 양곤 현지방문으로 이 병의 집단발생을 해결하고, 논문까지 발표한 일은 무척 보람 있었고, 행운이 함께한 일이었다.

한·미얀마 기생충관리 국제협력사업의 시작

필자는 2001년 교민들의 유극악구충 집단감염을 치료하면서 언젠가는 미얀마에서도 기생충관리 국제협력사업을 시작해야겠다는 생각을 가졌다. 그 생각이 2013년부터 한국건강관리협회의 국제협력사업으로 드디어 실현되었으니 무척 기쁘다. 하지만 성사과정은 결코 쉽지 않았고 우여곡절이 많았다.

미얀마는 최근 민주 정권이 들어서고 문호를 개방하면서 빠른 속도로 발전을 거듭하고 있다. 그러나 보건의료의 측면에서는 아직도 많은 문제점을 가지고 있어서 국제사회의 도움을 절실히 필요로 하고 있다. 결핵, 성병, 설사, 호흡기질환이 만연하고 있고, 어린이 질병(백일해, 홍역, 디프테리아 등)도 높은 유병률을 보이고 있다. 기생충 질환으로는 말라리아, 사상충증, 회충증, 편충증, 구충증, 요충증 등이 높은 것으로 알려지고 있으나 전국적인 자료는 매우 부족한 편이다. 기대수명은 남자 60세, 여자 65세 정도이며, 사망 원인으로는 1위 말라리아, 2위 호흡기질환, 3위 신체 손상, 4위 호흡기 결핵, 5위 폐렴 등으로 나타나 있다.

한국건강관리협회(건협)가 한·캄보디아 제1차 국제협력사업(2006~2008년도)을 진행하면서 한·미얀마 기생충관리 국제협력사업도 함께 진행해야 할 필요성이 대두되었다(당시 이순형 건협 회장, 필자, 윤청하 본부장, 황의혁 부본부장). 그런데 한·미얀마

협력사업의 타당성을 타진하기 위해 세 차례나(2005년 7월, 2007년 8월, 2008년 2월) 미얀마를 방문했지만 일의 진행은 지지부진했다. 그러던 중 2008년에는 사업계획이 거의 다 성사되는 듯 했는데 군부 정권에 대한 승려들의 반정부 시위 때문에 모든 국제협력사업 계획이 취소되거나 보류되어 버렸고, 우리의 계획도 미얀마 보건부 관리의 책상 속에서 기약 없이 잠자는 형편이 되어 버렸다.

사업 타당성을 타진하는 기간 동안(2005~2008년) 우리는 우선 미얀마의 보건 문제, 특히 기생충 감염률이 어느 정도인지가 매우 궁금했다. 이메일로 보건부에 관련 자료를 부탁했지만 전혀 무응답이었다. 필자가 2001년에 방문하여 유극악구충 감염에 대한 조사를 할 때도 미얀마 주민들의 기생충 감염 상황에 대해서는 전혀 캄캄했고, 아무런 정보도 얻지 못했다. 당시에 만났던 미얀마 의사 두 사람은 기생충 감염에 대해서는 잘 모른다고만 짧게 답했다.

다행히 2007년 양곤 소재 WHO 대표부에 근무하는 Maung Maung Lin 박사(미얀마 보건부 관리 출신)를 통해 말라리아 및 절지동물 매개질환 센터의 Saw Lwin 소장을 만날 수 있었다. 그러나 이 센터는 말라리아, 사상충증, 뎅기열을 주로 담당하며, 회충, 구충, 흡충 등 장내 기생충 문제는 다루지 않는다는 것이었다. 장내 기생충을 다루는 곳이 어딘지 물었더니 별도의 기관은 없고, 학교 보건 문제를 다루는 센터에서 부분적으로 담당하고 있다는 것이었다. 한 마디로 미얀마에서는 전 국민에 대한 장내 기생충 감염 조사 및 관리 사업을 거의 하지 않고 있다는 뜻이었다. 그래서 학교 보건센터라도 좀 방문할 수 있도록 해 달라고 했더니, 그러려면 보건부의 허락이 있어야 한다는 것이었다. 하는 수 없이 정부(보건부)의 담당 국장과 전화통화를 시도했고 우여곡절 끝에 잠시 통화를 할 수 있었다. 그의 어투는 매우 근엄했다. 당신들이 어떤 사업을 할 예정인지를 정식 계획서를 만들어 미얀마 보건부로 제출하면 자신들이 심의한 후 협조 여부를 결정하여 통보하겠다는 것이었다. 지금 당장은 학교 보건 관계자를 만날 수도 없다는 뜻이었다. 우리는 사실 말라리아, 사상충, 장내 기생충 감염 등이 만연하는 열악한 환경에 살고 있는 농촌 주민과 학생들을 도와주려고, 그 대상국을 물색하느라 온 것인데, 이렇게 문턱이 높다니. "잘 알겠다."라고 답한 후 한동안 멍하니 서 있을 수밖에 없었다.

그날 오후에는 WHO 대표부를 방문했다. 대표와 함께 배석한 Maung Maung Lin 박사로부터 WHO의 지난 몇 년간 기생충에 관한 조사 자료를 제공받았는데, 요약하면 미얀마의 장내 기생충은 흡혈을 하는 구충이 가장 큰 문제이며(지역에 따라 20~50%, 높은 곳은 80%의 감염률을 보인다고 함), 다음은 회충으로 지역에 따라 51~63%의 감염률을 보이며, 편충 감염도 51~84%로 매우 높다고 했다. 그러나 이 자료들은 소수 학생이나 주민을 대상으로 한 것이며, 전국 규모, 또는 특정 지역에 대해 집중적으로 조사한 일이 없어, 큰 규모의 조사가 시급한 형편이라고 했다.

우리로서는 이런 나라를 대상국으로 정하고, 도와주어야 더욱 신이 나고, 보람이 있을 것이다. 매우 마음 아팠던 것은 수도 양곤은 높은 건물도 있어 발전된 것처럼 보이지만, 농촌 지방으로 갈수록 전기 사정 등 생활환경이 열악하여 주민들의 불편이 극심하다는 점이었다. 보건소 같은 곳도 전기 사정이 나빠 분변검사를 하려면 반드시 거울 달린 현미경(전기 사용이 필요하지 않은 현미경)이 필요하다고 한다. 전기 사정이 이렇다면 다른 사정은 익히 짐작할 수 있을 것이다. 기생충이 잘 관리된 나라에는 기술, 설비, 예산, 기생충학자들이 풍부하나, 기생충이 만연하는 나라에는 그와 관련한 재원은 물론, 기생충을 관리해야 한다는 생각(사업 계획, 필요성 등)마저도 없는 경우가 많다.

그러던 중 2011년에 미얀마의 군부 정권이 물러나고 민주화가 진행되면서 드디어 굳게 잠갔던 나라의 빗장이 풀어지게 되었다. 우리는 2012년 6월에 또다시 미얀마를 방문했다(필자, 남서중 당시 건협 사무총장, 정후근 건협 부장). 이 방문에서 우리는 커다란 성과를 얻게 되었다. 집요한 노력의 결실로 미얀마 측은 국립보건연구원(National Health Laboratory; NHL)(그림 79)이, 우리 측은 한국건강관리협회(건협)가 각각 담당기관이 되어 향후 3년간(2013~2015년) 학생 장내 기생충관리 국제협력사업을 진행하기로 합의를 이끌어 내었기 때문이다. 이 합의를 정부로부터 인정받기 위하여 양곤(Yangon)에서 새 행정수도인 네피도(Naiphyidaw)까지 비행기를 타고 가서 보건부 국장까지 만나 대략적인 문서의 틀을 만들었고 1년 후인 2013년 6월에

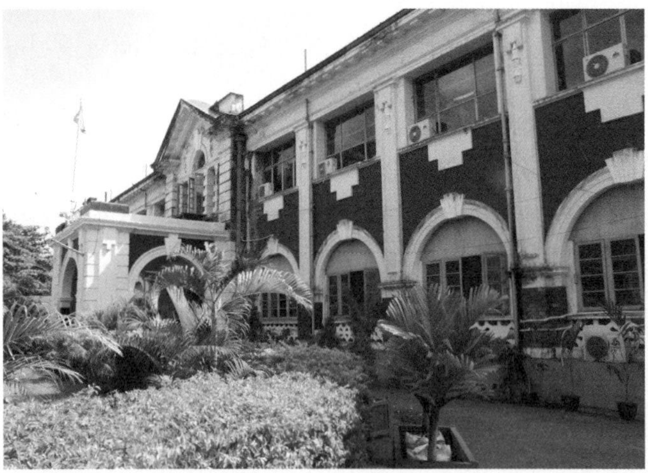

[그림 79] 미얀마 국립보건 연구원(National Health Laboratory)의 전경. 한국건강관리협회의 미얀마 측 협력기관이다.

NHL을 방문하여 드디어 양자가 서명을 하게 되었다. 그 후 지금까지 양곤 근교 초등학교 어린이들에 대한 회충, 편충 및 요충 감염(그림 80)에 대한 치료와 관리를 해 주고 있다.

미얀마는 이미 민주화되었고, 개방정책을 시행하고 있어 매우 빠른 속도로 발전할 가능성이 크다. 하지만 우리 피부에 와 닿는 불편함은 아직도 매우 많다. 그 중 한 가지를 예로 들면 물품 통관 문제를 들 수 있다. 협력사업의 일환으로 현미경, 기자재, 약품 등을 지원하려고 인천에서 배편으로 보낸 후 양곤 항에 도착하면 NHL이 이 물품들을 속히 인수해야 하는데 어찌된 일인지 물품을 보낸 지 1년이 다 되어 가는데도 통관이 되지 않고 있다는 것이 아닌가? 건협의 요원들을 통해 그 내막을 상세히 알아본 결과 참으로 기가 막혔다. 통관에 필요한 서류가 40~50종류나 된다고 하며 그 중 10여 종류는 네피도에 있는 중앙정부로부터 발급 받아야 하기 때문이라고 했다. 또 최소한 보건부, 재무부, 외교통상부

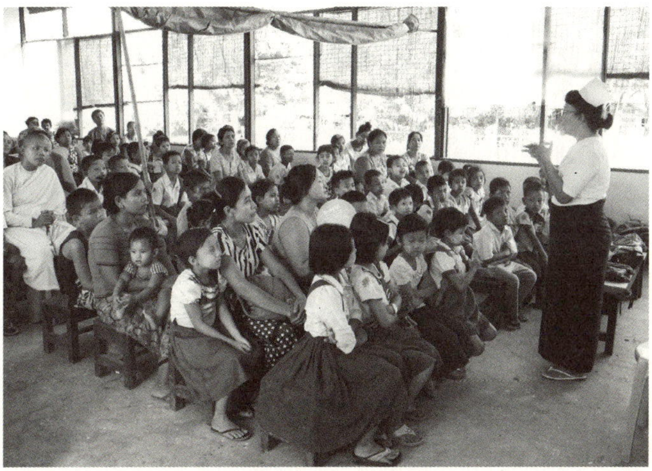

[그림 80] 양곤 근교의 초등학교 어린이들. 지역 보건소 간호사로부터 보건교육을 받고 있다.

3개 부처의 장관 서명이 필요하며(이 물품들이 상업용이 아니고 원조 물품이라는 점을 확인하기 위해), 그 외에도 서명을 받아야 하는 서류가 수없이 많다고 한다.

이렇게 관료적이고 경직된 행정으로 인하여 학생들에게 속히 투여해야 할 구충 약품이 오랫동안 양곤 항에 묶여 있었으니, 우리 사업에 많은 차질이 발생할 것이 우려되었다. 다음 방문 시에는 우리 요원들이 각자 몇 만 정씩 구충 약품을 개인 짐에 넣어 가지고 출발하여 양곤 공항 통관시 직접 부딪쳐 보는 것이 좋겠다고 생각한다.

아프리카
수면병 이야기

인간에게 비참하기 짝이 없는 질병을 가져다주는 기생 원충의 하나로 감비아파동편모충(*Trypanosoma brucei gambiense*)과 로데시아파동편모충(*Trypanosoma brucei rhodesiense*)을 빼놓을 수 없다. 이들은 수면병(睡眠病; sleeping sickness)을 일으키는 병원체로서 앞의 것은 자이레, 콩고, 가봉, 중앙아프리카공화국, 카메룬, 나이지리아, 가나 등 적도를 중심으로 한 중·서부 아프리카의 광활한 지역에, 뒤의 것은 로데시아, 말라위, 우간다, 탄자니아, 케냐 등 동·남부 아프리카의 초원지대에 농후한 유행을 보이고 있다(그림 81).

수면병이란 병명이 붙은 연유는 이렇다. 기생충 감염이 만성화하면 충체가 뇌를 침범해 환자가 혼수상태를 헤매게 되는데 동네 여기저기에 환자들이 쓰러져 있어 유럽 열강의 군대들이 들어와 보니 마치 이들이 낮잠을 자고 있는 것처럼 보여 붙여진 이름이라 한다. 혼수상태가 상당 기간 계속되면서 많은 환자들이 사망에 이르게 되는데, 이 병에 의한 사망률은 50% 이상으로 매우 높다. 로데시아파동편모충이 감비아파동편모충에 비해 병원성이 더 강하며, 사망률도 더 높다. 수면병에 의한 뇌손상뿐 아니라 의식도 없어지므로 흡혈성 모기나 파리 등에 쉽게 물린다. 그 결과, 다른 감염성 질환, 즉 말라리아, 리슈만편모충증(leishmaniasis), 뎅기열 등에 잘 걸리게 되고 이로 인한 합병증으로 사망하게 된다. 설혹 살아난다 하더라도 뇌에 치명적인 손상을 입어서 호흡 마비, 상하지 마비, 정신신경 박약, 퇴행, 치매 등을 앓게 되고, 가족이나 자식들의 절대적인 부양을 요하는 상태가 된다.

이렇게 비참한 질병인 수면병의 유행은 아프리카에서 최근 100년 간 커다란 변동을 보여 왔다. 즉 100년 전 유럽 열강들이 아프리카를 식민 지배하기 시작할 당시 중부 아프리카에서만 75만 명의 사망자를 낼 정도였는데, 식민 지배와 함께 수면병 관리 사업이 활발히 전개되어 한때 거의 박멸에 가까운 상황까지 간 적도 있었다고 한다. 그러나 안타깝게도 1960년대부터 여러 나라가 열강의 식민 지배로부터 독립한 후 수면병 문제는 오히려 악화되었고, 그 결과 1990년까지 감염률이 계속 상승하였다고 한다. 이 때문에 1990년대 후반까지 감염자 수가 10배 이상 증가했고, 현재는 매년 100만 명 정도의 감염자를 내고 있을 것

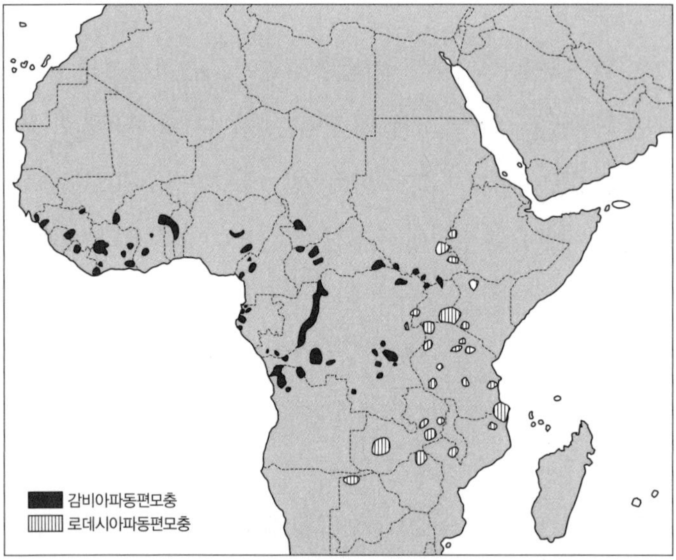

[그림 81] 수면병 유행 지역. 적도를 중심으로 15도 전후로 분포하며, 중.서부에는 감비아파동편모충이, 동.남부에는 로데시아파동편모충이 분포한다. 채종일 외.[4] 임상 기생충학 교과서. 2011. 서울대학교 출판문화원에서 인용(승인).

이라는 보고가 있다. 수면병은 현재 WHO가 정한 주요 관리대상 6대 열대질환에 포함되어 있다.

수면병의 매개체는 체체파리(tsetse fly)이며, 체체파리가 사람을 물 때 침샘에 있던 metacyclic trypomastigote가 사람의 모세혈관으로 주입되어 감염된다. 유행지인 적도 부근 아프리카 국가들의 초원 지역들은 바로 이 체체파리들의 집단 서식지이다. 어찌 보면 사람이 체체파리가 주인인 땅에 들어가 살고 있는 셈이나 다름없다. 이런 지역에서 체체파리에 물리지 않고 살아갈 방도는 거의 없다고 한다. 가축, 특히 소, 양, 염소 등은 보유숙주로서 병원체를 보유하고 있으면서 사람에 대한 감염원 역할을 하고 있다. 설상가상인 점은 가축들도 사람과 마찬가지로 뇌 감염을 일으켜 혼수상태에 빠지며, 깡마르게 되므로, 농사일을 하거나 육류 공급원으로서의 역할을 제대로 못하게 된다는 점이다. 결국 수면병이 유행하는 마을에는 사람과 가축이 함께 죽어가는 엄청난 재앙이 닥치는 셈이다.

전쟁이나 기후 변화도 수면병 유행에 중대한 영향을 미친다. 예를 들어 1980년대에 빅토리아 호수 주변의 밀림지대(특히 우간다의 Busoga 주는 체체파리의 집단 서식지이다)가 전란으로 폭격을 받아 생태계가 파괴되었고, 그 결과 엄청난 수의 체체파리가 근처 민가로 침입하여 닥치는 대로 사람과 가축을 흡혈하는 사건이 있었다. 그 결과 사람과 가축에서 수면병 유행이 급증했다고 한다.

백신 개발에 성공한다면 이 병을 다스리기가 쉬워질 것이다. 그러나 충체 표면 항원 중 가장 중요한 glycoprotein이 쉽게 변이를 일으켜서 문제이다. 마치 독감 바이러스처럼 항원 변이를 잘 일으켜 변이 주(variant; 유전자가 변이를 일으킨 충주; 蟲株) 한 개에 대한 백신을 만들면 이를 살짝 비켜가는 다른 변이 주가 생겨나는 식으로 탈바꿈을 계속 하는데, 지금까지만 해도 변이주가 1,000종류에 이른다고 하니 기가 막힌 일이다.

한국인으로는 처음으로 WHO 사무총장이 된 고 이종욱 박사가 취임 후 우리나라를 방문하여 학생들에게 감명 깊은 강연을 한 일이 있었다. 학생들이 '의대 졸업 후 WHO로 진출한 동기와 지금의 학생들은 어떻게 학교생활을 하면 좋을지'에 대해 질문을 하자, 그는 "의대생 정도 되면 향후 직업의 경제적인 면만 생각하지 말고 넓은 곳을 바라보며, 좀 더 크고 뜻있는 일을 하려는 꿈을 가져야 하지 않겠는가? 나는 순간마다 최선을 다하는 것을 목표로 했고, 그러다 보니 오늘 여기까지 오게 되었다."라고 답했다. 그는 지구 상에서 소아마비를 완전히 박멸하기 위해 개발도상국에 백신 공급을 도맡아 하는 등 많은 활동을 벌여 왔다. 그는 또한 말라리아나 주혈흡충증 등과 같은 기생충성 열대 질환의 퇴치에도 학생들이 많은 관심을 가져줄 것을 당부했다.

한국인으로서 일찍이 아프리카에 진출하여 수면병과 같은 열대 질환과의 싸움에 도전한 분도 계셨다. 작고하신 주인호 교수(한림의대 교수 역임)도 그 중 한 분이다. 그는 1979년에 아프리카의 우간다에 건너가 당시 크게 유행하던 수면병(병원체, 로데시아파동편모충) 방역사업에 3년간 참여하기도 했다. 그 사업은 WHO와 우간다 Torono 수면병연구소가 공동으로 진행한 것이었는데 당시 체체파리에 의해 가축과 사람이 모두 엄청난 공격을 당했으며, 주 교수와 방역사업단은 약 8,000명의 환자를 치료한 경험이 있었다고 한다.

그 후 아프리카 탄자니아(Tanzania)에 우리나라의 기생충학자들이 진출했는데(고려의대 임한종 명예교수, 을지의대 민득영 명예교수, 필자, 충북의대 엄기선 교수, 연세의대 용태순 교수), 이들은 한 · 탄자니아 기생충 관리 협력사업을 진행하기 위한 예비조사의 일환으로 NGO 기관인 굿네이버스(Good Neighbors International)의 도움을 받아 현지를 방문했다. 이들은 학생들에 대한 분변검사 결과 만손주혈흡충(*Schistosoma mansoni*), 사상충, 말라리아, 구충 등을 비롯한 각종 기생충 질환이 커다란 문제가 되고 있음을 확인하고 귀국했다. 곧이어 한 · 탄자니아 기생충관리 국제협력사업(2005~2009년 및 2009~2013년)이 이루어지게 된다.

한·탄자니아 주혈흡충 관리 협력사업

한·탄자니아 기생충관리 국제협력사업은 제1차(2005~2009년) 및 제2차(2009~2013년)에 걸쳐 약 10년간 계속되었다. 제1차 사업은 탄자니아 전국을 돌며 학생들의 말라리아, 사상충증, 주혈흡충증, 구충증 등을 진단하고 치료해 주는 일이었다. 제2차 사업은 탄자니아 북서부 빅토리아 호 연안에 위치한 므완자와 방대한 호수 주변 지역들에 대한 주혈흡충과 구충 등에 대한 관리 사업이 주요 업무였다.

늘 느끼는 일이지만 유행지에 사는 주민(특히 어린이)들이 어렵게 살아가는 모습을 보면 참으로 안타깝다. 제2차 사업에서 우리가 가장 심혈을 기울여 사업을 전개한 곳은 므완자 지역과 빅토리아 호수 안에 있는 작은 섬인 코메 섬이었다. 코메 섬은 인구 4만 명 정도의 그리 크지 않은 섬인데 여관 한두 곳에서 밤에만 잠깐 발전기로 전기를 공급하는 것을 제외하고는 학교든 가정이든 24시간 전기를 사용할 수 없는 곳이다.

그러다 보니 우리들마저 핸드폰 사용이 어렵고, 인터넷 접근도 거의 불가능했다. 어쩌다 신호가 겨우 잡히는 곳을 용케 찾아도 고작 1메가(1 Mb)의 서류를 다운받는 데 거의 한나절이 걸리기도 했다. 그러니 중요한 메시지를 속히 받고 답해야 할 때는 그저 답답하기만 했다. 냉장고가 없어 시원한 음료나 맥주를 마시는 것도 거의 불가능하다. 여관은 발전기를 가동하는 짧은 시간 동안에만 맥주를 약간 차게 해 둔 뒤 다음날 미적지근하게 될 때까지 두고 커다란 박스에 넣고 판매한다. 지난번에는 샤워기에서 냄새가 고약한 물이 나왔는데 그냥 참고 샤워를 했었다. 그런데 이번에는 물 펌프 돌리는 발전기 전기(석유)마저 아낀다고 우물을 파고 물동이에 받아둔 물을 쓰게 하면서 그만 샤워기마저 무용지물이 되고 말았다. 이런 상황에서 샤워 한번 하기가 얼마나 불편할 것인지는 상상하기가 그리 어렵지 않을 것이다. 아무튼 도무지 문명이란 찾아볼 수 없는 곳인 셈이다.

먹는 것도 열악하기 짝이 없고 고구마나 옥수수라도 아침, 저녁 두 끼 찾아 먹으면 잘 먹는 편이다. 초등학교에서 아침부터 아이들을 검진하다 보면 점심때가 되면서 배가 몹시 고파 오는데 교사든 교감 선생님이든 교장 선생님이든 주민이든 학생이든 누구도 점심을 먹는 것을 볼 수 없다. 식당 같은 것도 당연히 없다. 처음에는 너무 이상하게 생각했으나 차츰 그게 그들의 일상이라는 것을 알게 되었다. 우리도 덩달아 점심을 꼬박 굶고는 오후 늦게 여관에 돌아와서야 생선구이나 닭구이라도 시켜 먹을 수 있었다. 주혈흡충 치료용 약제(프라지콴텔)를 복용할 때는 아이들 모두가 빈속이라 하늘이 빙빙 돈다고 한다. 한두 명은 비틀비틀 쓰러지기도 한다. 뱃속이 비어 그렇다는 걸 알게 된 우리는 그 후로는 옥수수나 밀가루로 죽을 만들어 약과 함께 먹이고 있다.

이런 지역에서 천진난만한 아이들은 흙 속에서 뒹굴고 노는 것이 일상이며 호수나 웅덩이에 풍덩 뛰어 들어 목욕을 하거나 빨래를 하기도 한다(그림 82). 거의 맨발로 다니는 건 물론이고 개울을 풍덩풍덩 뛰어 건너다닌다. 신발이 있는 아이들도 태반은 낡고 헤지고 군데군데 구멍이 난 것들이어서 맨발이나 매한가지이다.

이 지역의 가장 중요한 열대병은 주혈흡충증과 말라리아이다. 그리고 빈혈을 일으키는 구충증이 있다. 만손주혈흡충(*Schistosoma mansoni*)과 방광주혈흡충(*Schistosoma haematobium*)은 피부가 물에 닿을 때 유미유충이 피부를 뚫고 우리 몸으로 침입한다. 눈 깜짝할 새 피하(피부 아래층)로 들어가고 혈액 순환을 타면서 감염된다. 충체는 장간막정맥이나 방광정맥총 속에 들어가 짝을 짓고 살아간다. 수컷이 암컷을 뒤에서 끌어안은 채 거의 떨어지지 않고 30~40년 동안 긴 세월을 살아간다.

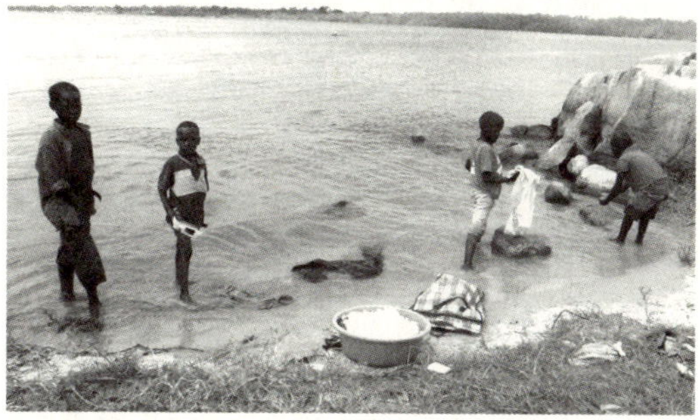

[그림 82] 빅토리아 호수 가에서 어린이들이 빨래를 하고 있다. 물속에는 주혈흡충의 유미유충이 호시탐탐 감염의 기회를 노리고 있을지도 모른다.

주혈흡충이 사람에게 병을 일으키는 근본적인 이유는 혈관 내에서 계속해서 충란을 생산하기 때문이다. 감염 여부보다도 몇 마리가 감염되었나 하는 감염 강도가 더욱 중요하다. 종족 보존의 본능 때문에 혈관 벽을 찢고 장 점막으로 충란 중 일부를 내보내 분변을 통해 외계로 나가도록 하거나(만손주혈흡충), 방광(오줌통) 벽을 찢고 방광으로 충란을 내보내 소변을 통해 외계로 나가게 하여(방광주혈흡충), 중간숙주인 우렁이가 감염되도록 함으로써 자신의 생활사가 이어지도록 하는 기전을 발휘한다. 나머지 충란은 간 문맥을 통해 간으로 운반되어 간 조직 내에 침착되고 충란 주변에 육아종을 형성하게 되는데 이렇게 되면 차츰 간경화가

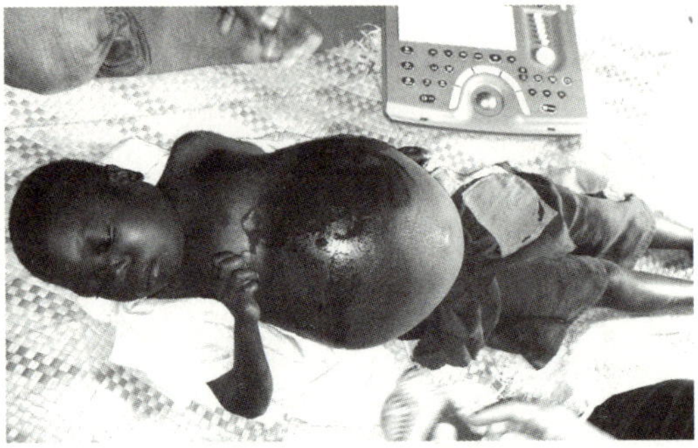

[그림 83] 만손주혈흡충증에 걸린 탄자니아 어린이. 복수가 많이 차서 숨쉬기조차 힘들다.

진행되면서 간 기능의 손상이 오고 문맥 고혈압이 생겨 복수가 차고 배가 부풀어 올라 산만큼이나 커지게 된다. 아이는 배가 커져 숨쉬기가 힘들고 나중에는 움직이는 것마저 어렵게 된다(그림 83). 대부분 오랜 기간 경과하지만 심하면 청년기가 되기 전에 사망하는 아이들도 종종 나타난다. 방광주혈흡충의 경우에는 방광 벽에 충란이 남아 있어 육아종을 만들고 심한 방광염과 혈뇨의 증상을 보이고 만성으로 진행되면 방광암으로까지 진행하게 된다.

이 병을 제대로 관리하려면 감염되지 않도록 예방하는 것이 가장 좋지만 유행지에 살고 있는 이상 결코 쉬운 일이 아니다. 그러므로 약물을 이용한 정기적인 치료가 가장 효과적이다. 우리가 2009년 2월 집단 약물투여를 처음 시작했을 때 코메 섬 어린이들의 만손주혈흡충 감염률은 40.6%였다. 그런데 2013년 1월에는 9.9%로 4년 만에 약 1/4로 감소했다. 매년 섬 주민 전원에 대한 집단투약을 1~2회 해 온 덕분이라 생각된다. 또한 보건교육과 환경개선을 병행한 효과도 있었다고 본다. 그런데 관리 사업을 갑자기 중단하면 3~4년 이내에 감염률이 다시 40%까지 올라가게 된다. 그러므로 감염률을 충분히 낮은 수준(1% 이내)까지 떨어뜨려 놓아야 한다. 그러려면 지금부터 몇 년이 또 더 걸릴 것이다.

문명의 혜택이 거의 없어 외로운 코메 섬. 주혈흡충과 말라리아가 아이들의 건강을 위협하는 열악한 곳 코메 섬. 이 섬만이라도 주혈흡충 없는 마을로 만들고자 하는 우리의 작은 소망이 부디 이루어지길 기원한다.

중동에서 건너 온 이형이형흡충

우리나라 사람의 생식 선호도는 가히 국제적이다. 일본인과 견주어도 이길 정도일 것이다. 사우디아라비아의 홍해에 연한 얀부란 항구도시에서 석유 시추 공사를 하던 한국인 2명이 홍해에서 나는 숭어를 회로 먹은 후 이형이형흡충(*Heterophyes heterophyes*)이란 장흡충(腸吸蟲)에 걸려 귀국한 것이다.

당시 필자는 장흡충 연구에 깊이 빠져 있던 시절이었다. 요코가와흡충을 비롯해서 숭어, 농어 등 반염수어류(민물과 바닷물이 합류하는 곳에서 잡히는 어류)가 매개하는 유해이형흡충(*Heterophyes nocens*), 표주박이형흡충(*Pygidiopsis summa*) 등을 연구하느라 밤낮없이 그 생각만 하고 있던 중이었다.

아침 출근 때 택시에서 만난 택시운전자가 배가 아플 때가 많다면서 내과를 찾아가면 되겠느냐고 물었다. 혹시나 하여 "날생선을 좋아하십니까?"라고 물었더니 갑자기 신이 나서 자신의 무용담을 늘어놓았다. 사우디아라비아에서 건설

노동자로 4년을 살았는데 항구 앞에 정박한 석유시추선에서 주로 근무했다고 했다. "아 거기가 말이죠. 고기 반 물 반이에요. 갑판에서 내려다보면 물속에 숭어가 바글바글해요. 바께쓰로 두레박처럼 만들어 던져도 한두 마리씩 잡혀 올라올 정도라니까요. 우리 직원들이 매일매일 실컷 잡아먹었죠."라고 하는 것이 아닌가? "회로도 잡수셨어요?"라고 물으니 "아, 물론이죠. 회로 먹어야 맛이 있지요"라고 대답했다.

필자는 직감으로 몇 가지 가능성을 느끼고는 "제가 치료해 드릴 수도 있을 것 같아요"하고 명함을 한 장 주고 택시를 내렸다. 사흘이나 지났을까, 그 운전자에게서 전화가 왔다. 한 번 들르겠다는 것이었다. 필자의 실험실로 온 그 분의 분변을 검사했더니 이형흡충류(heterophyid) 충란이 검출되었다. 약제인 프라지콴텔(praziquantel)과 하제를 주어 치료하고 설사변을 받아 면밀히 현미경으로 조사했는데 놀랍게도 우리나라에는 없는 이형이형흡충(중동, 이집트 등지에 유행)(그림 84) 18마리와 유사 종인 작은이형흡충(*Heterophyes dispar*) 129마리가 검출된 것이다.[48] 중동(사우디아라비아)에서 감염되어 귀국한 이형흡충류 감염이 국내 최초로 확인되는 순간이었다. 또한 작은이형흡충은 세계 최초의 인체 기생례가 발견되는 순간이었다.

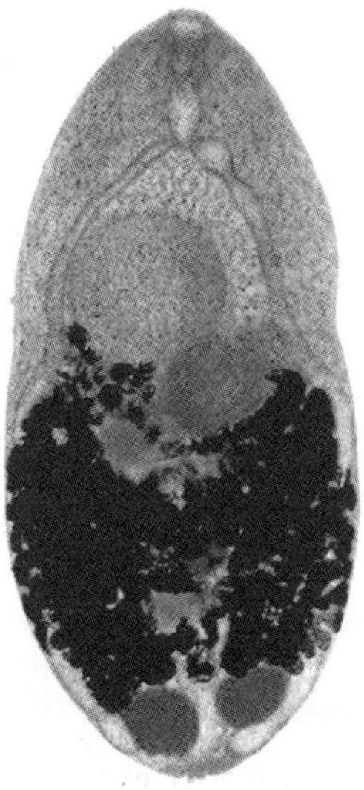
[그림 84] 중동지역에서 감염되어 귀국한 한국인 근로자에서 검출한 이형이형흡충. Chai et al.[48] Korean J Parasitol 1986; 24: 82–88에서 인용(승인).

더욱 흥미로운 것은 그 사람이 충체를 직접 현미경으로 보더니 "아휴, 이런 것이…"하고 놀라며, "저와 똑같은 사람이 또 있는데요"라고 하는 게 아닌가? 누구냐고 물으니 "제 형님이에요. 저하고 똑같이 숭어도 잡수셨고, 가끔 배가 아프고 쉬 피로하다고 그래요." 그리고 비슷한 동료들도 많다고 했다. 그래서 우선 형님을 모셔와 똑같은 과정으로 충체를 확인했더니 이형이형흡충 1마리와 작은이형흡충 11마리가 검출되었다. 두 사람 모두 충체 배출 후에는 배 아픈 증상이 사라지고 가뿐하며, 피로감도 없어졌다는 말을 전화로 몇 차례 해 왔다.

이들에게서 검출된 두 가지 이형흡충은 국내에는 분포하지 않는 종류이다. 그 대신 국내에는 사촌간인 유해이형흡충과 또 다른 4~5종이 분포한다. 중간숙주인 숭어, 농어, 문절망둑, 전어 등은 민물이 흘러들어 가는 연안 바다에 주로 서식하며, 지금도 여러 지역의 생선회 집에서 흔히 제공되고 있다. 따라서 필자의 생각으로는 국내에 이형흡충류 감염자 수가 무척 많을 것이라고 확신한다. 부산의 모 대학에 출강을 나갔던 필자의 동료도 그 대학교 앞 횟집에서 모듬회(주로 숭어)를 먹은 후 유해이형흡충에 감염된 일이 있었다. 다만, 감염 충체 수가 많지 않을 때는 분변검사에서 검출이 안 되는 경우도 많으므로 진단이 매우 어렵다.

필자에게 이형흡충류 감염에 대한 귀중한 경험을 하게 해 주고, 이형이형흡충과 작은이형흡충 성충을 확보하고 논문까지 쓸 수 있게 해 준 그 형제분들에게 감사의 인사를 드린다.

메디나충과 의료 지팡이

우리에겐 좀 생소한 이름의 기생충이지만 홍해(Red Sea) 주변의 중동 국가들을 중심으로 아프리카와 소아시아에 유행하고 있는 메디나충(*Dracunculus medinensis*)은 고대 그리스와 로마 시대부터 유행했고, 성경(민수기 21장 6절)에도 등장하는 유명한 기생충이다. 성경에는 "이스라엘인들에 대한 fiery serpent(화염을 뿜는 독사)"라는 별명으로 기록되어 있다. 피부에 수포가 생겨 불같이 뜨겁고, 그 속에서 하얀 실 같은 벌레가 길게 이어져 나오는 것을 보고 뱀처럼 독한 벌레라는 뜻으로 붙여진 이름인 것 같다.

이 기생충은 과거에 비해 많이 감소했으나 수단, 나이지리아, 가나, 토고 등 아프리카 지역에는 최근까지도 많은 유행이 있다. 2001년 한 해 동안에만 수단에서 49,471명, 나이지리아에서 5,355명, 가나에서 4,738명의 환자가 보고되었다. 세계적으로는 약 350만 명의 감염자가 있는 것으로 추정된다. 국내에는 이 기생충의 유행이 없어 다행한 일이다. 다만, 1926년에 서역을 다녀온 승려 1명으로부터 감염이 확인되어 보고된 일이 있었다.

가늘고 긴 충체(길이 암컷 50~120 cm, 수컷 1~3 cm)가 사람의 피하조직(특히 정강이, 발목, 발등, 발가락 사이 등)에 터널을 만들어 길게 파고들어가 있으면서 만성 피부염, 피

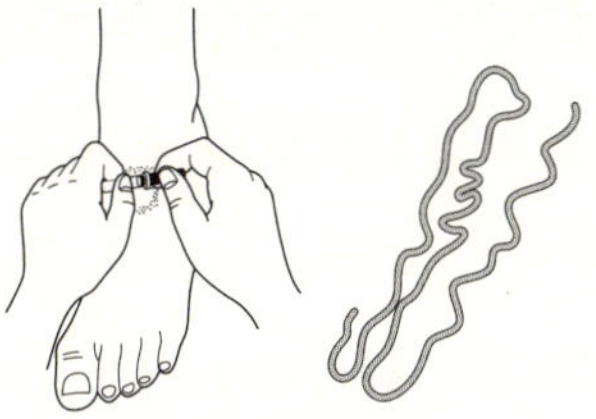

[그림 85] 발목의 메디나충 감염부위로부터 충체를 성냥개비에 감아 뽑아내고 있는 장면(왼쪽)과 충체 전체의 모습(오른쪽). 하루에 3~4 cm 정도씩 천천히 나온다. 무리해서 뽑으면 충체가 끊어져 문제가 오히려 커진다.

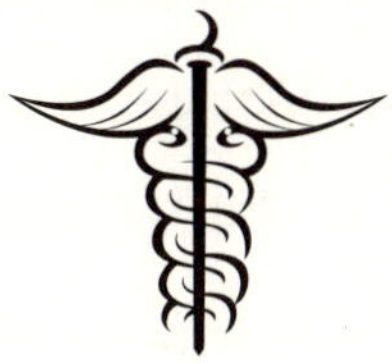

[그림 86] 의학의 상징으로 사용하고 있는 마크. 지팡이에 감긴 메디나충의 모습을 볼 수 있다.

부 궤양, 화농 등을 초래한다(그림 85). 충체가 관절 근처까지 들어간 경우에는 만성 관절염을 유발하기도 한다. 눈(안구)으로도 침입하며, 각막을 통해 기어 나오는 경우도 있다. 현재의 서양의학, 즉 'Medicine'을 상징할 때 사용하고 있는 심볼(지팡이에 흰 뱀이 휘감긴 모습)(그림 86)은 바로 이 메디나충 감염을 치료하는 행위를 나타낸 것이다. 즉 메디나충의 치료가 바로 서양의학의 근간이 되었다는 뜻이다.

피부에 병을 일으키는 것은 주로 암컷인데 암컷의 수명은 1.0~1.5년 정도로 알려져 있다. 암컷이 피부에서 유충을 생산하면 물속으로 들어가 물벼룩에 감염되고, 물벼룩에서 1개월 이상 성장하여 제3기 유충(애기벌레)이 된다. 사람은 제3기 유충이 들어 있는 물벼룩을 물과 함께 우연히 섭취함으로써 감염된다. 감염 후 암컷은 사람의 다리, 팔, 어깨, 몸통 등 물에 노출되기 쉬운 신체부위의 피하조직으로 이동한다. 유충을 방출할 준비가 되면 충체 맨 앞부분이 피부로 불룩하게 부풀어 오르면서 작은 수포와 궤양을 형성한다. 궤양부가 물과 접촉하면 충체의 입 밖으로 나와 있던 자궁관이 터지면서 활발한 운동성을 가진 유충을 물속에 대량 방출하게 된다.

인도 서부지역에서는 우물가에서 감염이 많이 일어난다고 한다. 이들 우물에는 줄이나 바가지가 따로 없으며, 물통에 물을 채우기 위해 발목이나 정강이까지 담근 채 서서 물을 채워야 한다. 이러는 동안 발목이나 다리의 피부 수포로부터 유충이 나와 물속으로 흘러들어가 물벼룩을 감염시키며, 우물 속에 있던 이미 1개월 전에 감염된 물벼룩은 물통으로 들어와 사람을 감염시키게 된다. 자연계 보유숙주로는 개, 소, 말, 늑대, 원숭이 등이 알려져 있는데 이들이 감염원 역할을 하기도 한다.

메디나충 감염증(dracunculiasis)의 치료에는 메트로니다졸(metronidazole)을 사용하는 약물요법이 유용하다. 메트로니다졸이 충체에 대한 살충작용은 물론, 염증을 완화시켜 주는 효과도 있기 때문이다. 그러나 충체 끝을 성냥개비와 같이 작은 나무막대에 말아 피부에 붙여 두어 매일 3~4 cm씩 저절로 기어 나오게 하는 고전적 치료법이 지금도 유용하게 사용되고 있다. 이 치료법은 충체에 손상을 주지 않으면서 감염 부위로부터 충체가 자연스럽게 빠져 나오도록 하는 절묘한 방법으로 성냥개비 하나와 반창고 정도만 있으면 가능하다. 이때 조심해야 할 점은 결코 힘을 주어 잡아당기지 말아야 한다는 점이다. 만일 충체가 끊어지면 자궁이 터져 많은 유충이 유리되고, 유충에 대한 알레르기 반응 때문에 심한 통증과 염증, 나아가 아나필락시스와 쇼크에 빠질 수도 있기 때문이다.

다행히도 이 메디나충의 박멸이 그리 멀지는 않은 것 같다. 만일 메디나충이 지구 상에서 박멸된다면 의학의 심볼로 사용된 "지팡이에 감긴 메디나충"과 서양의학의 역사적 관계를 설명하기가 쉽지 않게 될지도 모른다.

이슬람교 등의 종교적인 의식 도중에 하는 목욕 의식은 유충에 의한 물 오염과 물벼룩 감염을 조장하며, 유행의 고리를 끊지 못하는 원인 중 하나가 된다. 따라서 유행지에서는 우물과 샘을 단단한 시멘트 구조물로 쌓고 이 구역에 발을 담그거나 목욕을 하는 것을 일절 금해야 한다. 그러나 세례 전에 목욕 의식을 하지 않는 것은 교리를 어기는 것이므로 결코 쉬운 일이 아니다. 유행지에 목욕탕이 따로 있는 것도 아니어서 실행에는 많은 어려움이 있다고 한다.

필자와 친하게 지내는 외국 학자 중 독실한 이슬람교 신자인 Anuar A. 박사는 말레이시아 사람으로 기생충학 및 예방의학 학자이다. 그 사람으로부터 이슬람의 교리가 매우 엄격하다는 말을 듣고 놀란 일이 있다. 만일 돼지고기를 먹은 사실을 사원(교회)에서 알게 되면(손으로 목을 치는 시늉을 하면서) "이렇게 된다."라고 했다. 일본 도쿄에서 함께 회의를 마치고 점심식사를 하려고 길거리로 나와 식당을 기웃거리는데 Anuar 박사가 진열장에서 튀김요리를 계속 째려보고는 저게 돼지고기인지, 쇠고기인지, 생선인지를 주인에게 좀 물어봐 달라는 것이었다. 튀김이라 겉만 봐서는 내용이 뭔지 알 수 없기 때문이었다. 이런 일이 매년 한 차례씩, 그를 만날 때마다 반복되었다.

더욱 놀란 것은 그 친구의 초청으로 말레이시아의 쿠알라룸푸르를 방문했을 때였다. 필자에게 맥주를 권하기는 하는데 자신은 전혀 마시지 않기에 왜 안 마시느냐고 했더니 또 손으로 목을 치는 시늉을 하면서 "이렇게 된다."라고 했다. "무슨 과장을 그렇게 하느냐."라며 핀잔을 주었더니 그는 웃으면서 우선 자신의 마음이 용납하지 않고, 또 제자들이나 가족, 특히 아들이나 딸들이 자신이 술 마시는 것을 알면 결코 자기를 존경하지 않을 것이라고 대답했다. 술 한 잔 마시는 일도 이슬람교도에게 커다란 금기가 된다는 것은 무척 놀라운 일이었다.

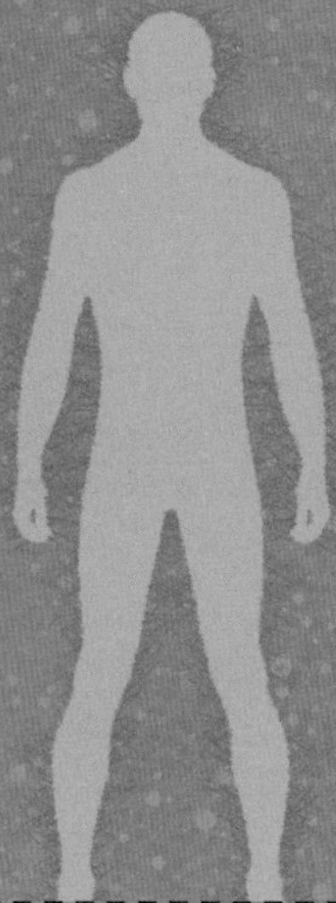

6장

친구로서의 기생충

Parasites as a friend

기생충으로 다이어트를

기생충 중에는 극도로 진화하여 사람에게 전혀 피해를 주지 않고 함께 사는 방향으로 변화해 가는 종류도 많다. 서식 장소만 사람의 몸을 빌리는 기거체(commensal)의 단계를 지나, 서로가 서로를 필요로 하는 공생체(symbiont)가 되는 것이 그들의 최종 목표인데, 이미 가까이까지 간 것들이 있다. 예를 들면 동해긴촌충(*Diphyllobothrium nihonkaiense*)이라는 조충을 들 수 있다. 이 충체는 사람에게서 영양물을 얻어먹으며 장내에 살지만 숙주에 해를 주는 병인작용을 거의 일으키지 않는다. 그러므로 비만형인 사람이 다이어트를 목적으로 이 기생충에 의도적으로 감염된다면 충체가 많은 영양물을 사용하므로 다이어트가 되고 결국은 사람과 기생충 간의 공생이 실현되는 셈은 아닐까?

사람의 기생충은 종류도 다양하지만 크기에 있어서도 천차만별이다. 동해긴촌충은 길이가 8~10 m에 달하는 초대형 기생충으로 긴 줄자처럼 생겼는데 사람의 소장에 기생하면서 영양물질을 얻어먹으며 순하게 산다. 이토록 큰 기생충이 멸종되지 않고 계속 성공적으로 남아 기생생활을 영위하고 있는 것은 그들이 극도로 진화하여 사람과 공존하는 전략이 뛰어나다는 점을 의미한다.

동해긴촌충은 연어, 송어, 농어 등을 날로 먹거나 덜 익혀 먹을 때 걸리는데,

지금도 치료를 위해 필자에게 환자들이 종종 찾아오고 있다. 얼마 전에 찾아온 한 환자는 매우 날씬하게 생긴 부인이었다. 내 연구실로 들어서자마자 투덜투덜 푸념을 했다. "아니, 선생님 이거 좀 보세요. 이게 정말 기생충이에요?"라고 말하며 꺼내 놓은 것은 길은 6~7 cm 정도 되는 촌충의 편절(토막)이었다(그림 87). "저는 생활수준도 높은 편이고, 위생상태도 좋다고 생각하는데요. 어떻게 이런 기생충이 제 몸에서 나올 수 있죠?"라고 하며 몸서리를 쳤다.

"아! 이건 위생상태가 좋아도 걸릴 수 있는 기생충이에요. 이게 어떻게 나왔지요?"라고 물어보니, 화장실에서 변을 보고 나오려는데 뭐가 대롱대롱 매달려 있어 약간 잡아당기니 끊어지더라는 설명과 함께, "동네 병원에 들고 갔더니 잘 모르겠다며 큰 병원으로 가라고 해서 큰 병원에 갔더니 거기서 또 선생님을 찾아가라고 해서 오게 되었어요."라고 말했다.

치료를 하여 충체 전체를 꼭 확인하고 싶은지 물으니 그렇게 하겠다고 해서 3~4시간에 걸쳐 충체를 분리해 내는 작업을 조교 선생에게 돕도록 부탁했다. 구충제를 복용하고 한 시간 후에 하제를 투여 받은 다음 약 한 시간 만에 큰 바

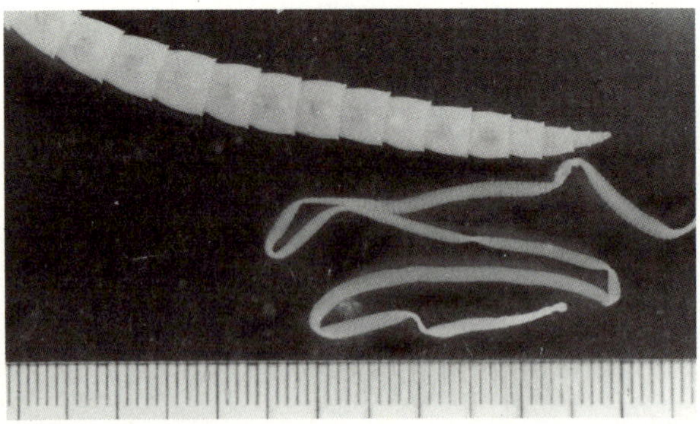

[그림 87] 동해긴촌충의 편절(말단부)과 두절(머리 부위). 편절은 가끔 끊어져 대변에 섞여 나오기도 한다. Lee et al.[2] Korean J Parasitol 1983; 21: 150–156에서 인용(승인).

가지에 가득 담긴 충체(보통은 1마리이고, 드물게 2마리가 감염되어 있다)를 들고 그 부인이 나타났다. "아휴, 이렇게 큰 기생충이 있었다니. 물 설사와 함께 '철썩'하며 나오지 뭐예요."라고 하며 다시 한 번 몸서리를 친다.

언제 무엇을 먹었는지 물었더니 여학교 동창회가 한 달에 한 번 씩 호텔 뷔페 레스토랑에서 있는데 그때 훈제 연어가 맛있어서 몇 번 먹은 기억 외에는 다른 생선회를 먹은 기억은 전혀 없다고 하였다. 훈제 연어는 스칸디나비아 국가들에서 동해긴촌충과 비슷한 광절열두조충(*Diphyllobothrium latum*)의 감염원으로 익히 잘 알려져 있다. "그동안 어디 불편하셨던 적은 없으셨나요?"라고 묻자 "아뇨. 뭐 큰 불편은 없었어요. 가끔 가볍게 설사를 한 적이 몇 번 있긴 했지만요"라고 대답했다.

동해긴촌충이나 광절열두조충은 우리나라, 일본, 유럽 전역, 북미 등지에 많이 분포하고 있다. 매우 큰 충체 크기에 비해 사람에게 특별히 고약한 문제를 일으키지 않는다는 점이 특징이다. 영양분을 빼앗아 가는 것이 가장 큰 문제인데, 특히 비타민 B_{12}를 많이 흡수하여 비타민 B_{12} 결핍성 빈혈을 일으킬 수 있다. 그러나 이런 빈혈도 숙주(사람)가 유전적 소인이 있어야만 발병하며 그것도 주로 유럽인에게서만 나타난다. 가끔 일으키는 설사는 그다지 심하지 않으며, 숙변을 제거하는 데에 오히려 도움이 되기도 한다. 치료도 매우 쉽고 간단하다.

어느 기생충학자가 "비만형인 사람에게 이 기생충을 감염시켜 다이어트 효과를 낼 수도 있지 않겠어요?"라는 기발한 아이디어를 낸 적이 있다. 실제로 일본 학자는 동해긴촌충과 사촌이나 오촌격인 무구조충(*Taenia saginata*)을 의도적으로 25년간이나 자신의 뱃속에 별 탈 없이 갖고 있었다. 그래서 필자도 그 아이디어에 동의한다. 다만, 매우 드물겠지만 예상을 뛰어넘는 부작용이 나타날 가능성이 조금은 남아 있어(담낭을 침입한다든가) 아직 약간은 조심스럽다.

기생충을 이용한 알레르기병 치료

기생충이 우리에게 입히는 피해는 영양분을 탈취한다는 점, 조직을 파괴하고 염증을 초래한다는 점, 독성물질을 분비하고 과민반응을 초래한다는 점, 심한 경우에는 암 발생을 유도하거나 암 발생을 돕는다는 점 등을 들 수 있다. 그러나 어떤 기생충들은 발열 반응, 면역조절 기능 등을 통해 사람이 갖고 있는 다른 질환을 호전시키는 매우 이로운 면도 가지고 있다.

기생충의 이런 묘한 특성을 이용하여 사람에게 인공적으로 기생충을 감염시켜 특정 질환을 치료하는 임상적 응용이 늘어나고 있다. 이런 움직임의 시작은 오래되었으나(1920년대에 난치성 뇌 매독 환자에게 발열을 일으키는 말라리아 원충을 접종하여 열에 약한 매독 균을 죽여 환자를 치료한 일이 있었음), 본격적으로 이용되고 있는 것은 극히 최근의 일이다.

2002년경 선진국에서 아토피 피부염이나 궤양성대장염, 기관지천식 등 알레르기 질환이 유행하는 원인으로 이른바 '위생관련설(hygiene hypothesis)'이라는 가설이 나오면서 부각되기 시작했는데 이 가설은 알레르기 질환의 증가가 기생충 질환의 감소(위생상태의 호전)와 깊은 연관성이 있다는 것이다.[49] 즉 기생충 감염이 많은 개발도상국에는 알레르기 질환의 빈도가 낮은 반면, 기생충 감염자가 거의 없는 선진국에서는 알레르기 질환의 빈도가 매우 높게 나타나는 현상을 설명하고자 했던 것이다. 시간이 흐를수록 이 가설은 점차 사실로 확인되고 있으며, 그러면서 알레르기 질환의 치료에 기생충을 이용할 수도 있지 않겠느냐는 주장이 제기되기 시작한 것이다.

이러한 위생관련설을 처음 제기한 사람은 1968년 Greenwood B. M. 박사로서 아프리카 나이지리아 사람에서 자가면역 질환의 하나인 류머티즘성 관절염이 매우 낮은 반면 기생충 감염은 상대적으로 매우 높은 점에 주목했다. 나아가 Greenwood 박사와 연구진은 마우스에 말라리아를 감염시키면 자가면역 질환의 빈도가 매우 낮아지는 점을 확인하게 되었다. 급기야 Strachan D. P. 박사는 1989년 건초열 또는 꽃가루병이 한 가구 내에 함께 사는 식구 수나 위생 상태에 따라 발병빈도가 크게 다르다는 점을 지적했다. 즉 식구 수가 적고 위생 환경이 양호한 집의 아이들이 꽃가루병에 더 잘 걸린다는 사실을 알게 된 것이다. 나아가 Strachan D. P. 박사는 어린 시절 기생충이나 미생물에 의한 감염을 자주 받은 일이 있는 둘째 또는 셋째 아이가 깨끗한 환경에서 자란 독자(형제가 없는 아이)나 첫 아이에 비해 꽃가루병과 같은 알레르기병의 빈도가 유의하게 낮다는 점을 부각했다. 이러한 위생관련설은 한동안 T-helper 1(Th1)과 T-helper 2(Th2) 면역의 균형 문제로 해석되기도 했으나 이러한 해석에 대해서는 지금도 찬성과 반대의 두 가지 의견이 엇갈리고 있다.

아무튼 본격적으로 기생충을 환자 치료에 이용하고 있는 곳은 미국의 아이오와 대학과 영국의 노팅엄 시립병원 등인데, 가장 먼저 사용한 기생충은 돼지편충(*Trichuris suis*), 아메리카구충(*Necator americanus*; 십이지장충의 한 종) 그리고 개구충(*Ancylostoma caninum*)이다.[50] 돼지편충은 형태 및 생활사에 있어서나 기생장소 등 여러 성질이 사람 편충과 매우 비슷하나 사람 편충보다 기생 기간이 짧고 미미한 증상만 일으키는 점에서 훨씬 온순한 종류에 속한다. 그러나 사람에게 T-helper 2(Th2)라는 면역반응을 잘 일으키는 것으로 알려져 궤양성대장염 환자나 크론병(Crohn's disease) 등 장 알레르기 환자에서 높아지는 T-helper 1(Th1)이라는 면역반응을 중화시킴으로써 대장염 증상을 완화시킨다고 주장하고 있다(그림 88). 돼지편충의 알 2,500개를 물에 타서 먹어야 하므로 처음에는 인도적 차원에서 논란이 있었으나 난치성 대장염 환자의 증상을 크게 완화시킬 수 있음이 확인되자

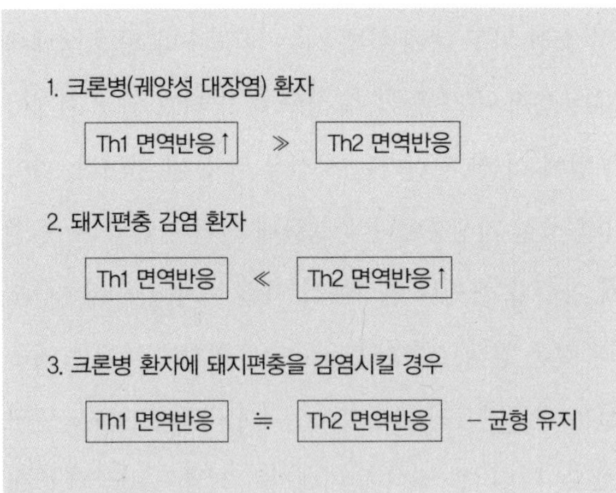

[그림 88] 돼지편충을 이용한 궤양성 대장염 치료법. Th1-Th2 면역반응을 조절하여 균형을 유지하도록 하는 것으로 알려져 있다.

차츰 논란이 수그러들었다.

아메리카구충(십이지장충)이나 개구충(개의 십이지장충)은 끈질기게 피해를 주는, 병원성이 높은 기생충에 속한다. 그럼에도 불구하고 기관지천식 환자의 치료에 이용되고 있다. 그것은 위생관련설에 나온 것처럼 장내에 구충, 회충 등 기생충을 가진 사람 또는 가진 경험이 있는 사람이 기생충을 가지지 않은 사람에 비해 천식 발생 빈도가 유의하게 낮다는 이유 때문이다. 이런 현상(장내 기생충을 가진 사람에서 천식 빈도가 낮은 현상)은 역학적 및 임상적으로 여러 차례 증명되었다. 다만, 환자 치료에는 아메리카구충을 보통 10마리만 감염시키는데(많이 감염시키면 심한 빈혈이 올 수 있음) 그 결과가 그다지 신통치 않다는 보고도 나오고 있다. 좀 더 많은 수를 감염시켜야 Th2 면역반응이 제대로 나타날 것이라는 주장이다. 이는 천식이냐 빈혈이냐 어느 쪽을 택하느냐 하는 문제로 귀결되는데 빈혈이 좀 생겨도 천식이 호전되는 편을 환자들은 더욱 선호하는 경향이 있다. 천식이 호전되면 빈혈은 구충제 투여로 쉽게 치료할 수 있다.

장내 기생충 감염이 많이 줄어든 지금 우리나라에서 새로 태어나고 있는 어린이들은 기생충에 의한 감염의 경험을 갖지 못한 채 성인으로 자라나고 있다. 그래서 이들에게는 각종 자가면역 질환과 알레르기병이 증가하고 있다. 필자가 어렸을 때 동네 노인들이 "뱃속에 기생충이 좀 있어야 잘 큰다."라고 하셔서 어떻게 말도 안 되는 말씀을 하시나 생각한 적이 있었다. 그런데 지금 다시 생각해 보니 그 말씀이 전부 틀린 말은 아니었구나 하는 생각을 하게 된다.

톡소포자충을 이용한 알츠하이머병 치료가 가능할까?

톡소포자충(*Toxoplasma gondii*)은 고양이과의 포유동물을 종숙주로 하고, 생쥐(마우스), 쥐, 닭, 돼지, 사람 등을 중간숙주로 하는 원충으로서 적혈구를 제외한 거의 모든 숙주세포에 침입할 수 있는 세포내 기생 원충의 대표적인 종이다. 특히 림프계 세포에 잘 침입하는 것으로 알려져 있으며 수지상세포와 대식세포에도 잘 침입하여 면역학적 연구를 위한 세포내 기생충 모델로서 이용되고 있는 원충이다.

톡소포자충의 발육단계는 고양이의 분변으로 배출되는 난포낭과 중간숙주의 조직(뇌 등)에 숨어 있는 포낭형인 느린분열소체(bradyzoite), 그리고 중간숙주의 조직이나 세포, 혈액 등에 퍼져 있는 영양형인 빠른분열소체(tachyzoite)로 크게 구분할 수 있으며 고양이 체내에서는 포자생식과 유성생식을 하기 위해 포자소체(sporozoite), 분열체(schizont) 및 분열소체(merozoite)의 단계를 거쳐, 자웅 생식모세포(gametocyte), 자웅 생식세포(gamete) 및 접합자(zygote) 단계를 거쳐 난포낭을 형성하게 된다. 난포낭은 고양이 분변으로 배출되어 환경 내에 뿌려진다.

이 톡소포자충에는 무수히 많은 자연계 분리주나 충주(蟲株: strain)가 알려져 있는데 이들을 병원성에 따라 대략 3가지 군으로 나누고 있다. 그 중 하나는 고도의 병원성을 가진 충주로서 RH 주(선천성 감염 어린이의 뇌에서 처음 분리한 것임)를 들 수 있으며, 또 하나는 병원성이 덜 심한 충주로서 C56 주, PLK 주가 있고, 나머지 하나는 비병원성 충주인 Me49 주를 들 수 있다. 우리나라에는 필자 연구진(서울의대 신은희 교수, 정봉광 연구원 등)과 질병관리본부의 이상은 박사가 KI-1과 KNIH-1, KNIH-2 분리주를 확립했는데 KI-1은 고도의 병원성을 가진 분리주이며, KNIH-1과 KNIH-2는 비병원성 분리주에 해당된다.

RH 주는 병원성이 너무 강한 나머지 몸무게 20~30그램 정도인 마우스에 단 몇 마리만 들어가도 마우스가 사망할 정도인데 보통 실험실에서는 10^5개 정도를 복강으로 주입한 후 4~5일 만에 마우스 복강으로부터 100배로 증식한 충체(10^7개 정도)를 회수하여 다른 마우스에 옮기는 식으로 계속 계대하여 실험실에서 영구히 보관하고 있다. 이러한 RH 주는 병원성이 약하다면 마우스가 생존할 것이며 약 2개월 후에 뇌에서 느린분열소체를 형성할 수 있지만 실제로는 마우스가 5일 만에 모두 죽으므로 이렇게 되지는 않는다.

이와는 대조적으로 Me49 주와 같은 비병원성(또는 병원성이 덜 심한) 주의 경우에는 감염 4~6주 이상 마우스가 생존하며 뇌에 느린분열소체가 생기게 되는데(그림 89) 이때 마우스를 희생시켜 뇌 조직을 분리하고 그 속에 들어 있는 느린분열소체를 새 마우스의 입을 통해 다시 감염시킬 수 있다. 이 방법으로 Me49와 같은 충주도 실험실에서 영구히 계대가 가능하다. 이 Me49 주는 마우스의 뇌에 만성 감염을 일으키지만 증상이 거의 없고 면역기능을 억제하는 것이 알려져 있다.

우리 연구진(서울의대 신은희 교수 등)은 톡소포자충 Me49 주를 감염시킨 마우스에서 뇌의 면역기능이 억제되는 데에 착안하여 혹시 뇌에 염증반응이 증가하고 아

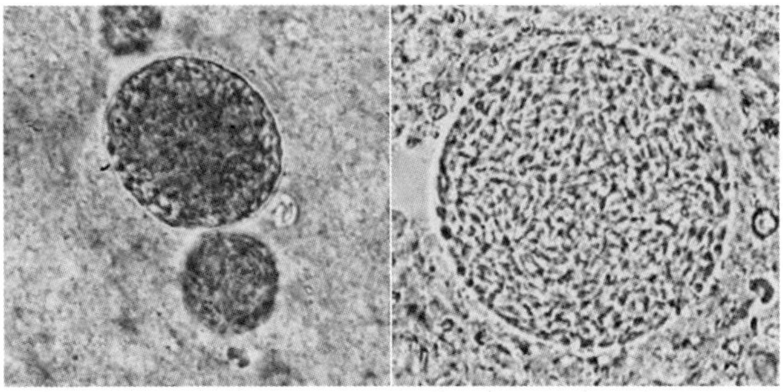

[그림 89] 마우스 뇌 조직에 형성된 톡소포자충 한국 분리주(KNIH-1 및 KNIH-2) 느린분열소체(주머니 안에 들어 있는 무수히 많은 작은 충체들)의 모습. Jung et al. 52 Korean J Parasitol 2015; 53: 259-263에서 인용(승인).

밀로이드 전구 단백(amyloid precursor protein)과 베타-세크리타제(β-secretase)가 증가되는 알츠하이머병에 대해 톡소포자충 Me49 주를 감염시켜 알츠하이머병(치매 중한 유형임)으로 진행되는 속도를 완화할 수는 없는지 관찰해 보기로 했다. 마우스에 베타-아밀로이드(β-amyloid) 등의 약물을 여러 차례 투여하여 알츠하이머병을 유발하는 방법이 있기는 하나 번거로운 일이어서 고민을 하던 중 선천적으로 알츠하이머병으로 진행하도록 되어 있는 유전자변환 마우스(transgenic mice)가 학내에 있다는 소식을 듣고(서울의대 묵인희 교수 연구실과 서유헌 교수 연구실) 그 마우스를 얻어 실험을 하기로 했다.

실험결과는 놀라웠다. 우선 유전자변환(알츠하이머 유도) 마우스에서는 신경세포의 변성이 빠른 속도로 진행되었으나 톡소포자충(Me49)을 감염시켰을 때는 이러한 신경세포 변성이 많이 지연되었다. 둘째, 유전자변환 마우스에서는 뇌조직의 피질(cortex)과 해마(hippocampus)에서 베타-아밀로이드판(β-amyloid plaque) 침착이 많이 나타났으나 톡소포자충 감염 마우스에서는 훨씬 적게 나타났다(알츠하이머 진행이 늦어졌다). 셋째, 유전자변환 마우스에서는 학습 능력과 기억 능력이 빠른 속도로 손상되었으나 톡소포자충(Me49)을 감염시켰을 때는 이러한 손상이 유의하게 지연되었다. 결국 우리는 톡소포자충(Me49 주) 감염이 알츠하이머병으로 진행되도록 유전자 조작된 마우스에서 유의하게 그 진행을 저지한다는 사실을 확인한 것이다.[51]

그 기전에 대하여 설명이 어려운 부분도 있었으나 톡소포자충이 숙주 면역기능을 낮춘다는 점을 감안하면 잘 설명이 되는 결과였다. 즉 알츠하이머병으로 유도되도록 유전자가 조작된 마우스에서는 뇌 조직에서 각종 사이토킨(cytokine) 등 염증전달 물질이 증가하면서 결국 알츠하이머병으로 진행되는 것인데 톡소포자충은 이러한 면역반응(염증전달 물질 증가 등)을 억제시켜 알츠하이머병으로 진행되는 것을 막는 것으로 해석하였다.

그러나 우리의 연구결과를 실제로 알츠하이머병 치료나 예방에 응용할 수 있을지는 아직은 미지수이다. 마우스 실험으로 얻은 결과를 사람에 적용하기 위해서는 넘어야 할 단계가 너무나 많기 때문이다. 그리고 톡소포자충이 숙주의 면역기능을 억제하므로 원치 않는 부작용이 초래될 가능성도 반드시 생각해야 한다. 또한 다른 이유로(면역억제제 복용, AIDS 감염자, 장기이식 환자 등) 면역억제 상태가 된 환자는 톡소포자충 감염으로 인해 심각한 뇌염이 발생할 수도 있으므로 각별한 주의가 필요할 것이다.

기생충을 이용한 암 치료가 가능할까?

인류에게 가장 어려운 질환은 역시 암(cancer)이다. 암은 자기 자신의 신체 일부에서 자라기 시작하지만 신체로부터 통제를 받지 않고 자기 마음대로 자라서 커다란 덩어리가 되고 이것이 결국 건강한 신체의 기능을 방해하고 장애를 일으켜 사망에 이르기까지 하는 무서운 병이다. 암의 원인은 유전적인 소인, 발암물질, 화학물질, 방사선, 미생물, 기생충, 스트레스 등등 매우 다양한 요소들을 포함하고 있다. 암의 치료는 현대의학의 최대 과제라 할 수 있는데 항암제 투여, 수술, 방사선치료, 보완대체요법 등을 들 수 있고 그 기술은 나날이 발전하고 있다. 그러나 항암제 투여, 수술, 방사선치료는 심각한 부작용을 동반하며, 보완대체요법은 그 효과가 미미한 경우가 많다. 특히 항암제는 암세포를 잘 파괴할 수 있지만 정상적인 세포에게도 심각한 손상을 주어 문제가 된다.

만일 암 치료에 기생충을 이용하는 방법이 개발된다면 어떨까? 아직은 가야 할 길이 많이 남아 있지만 최근에 급속도로 발전하고 있는 분야가 바로 이 분야이다. 1971년 톡소포자충 연구의 대가인 미국의 Remington J. S. 박사 팀은 톡소포자충(*Toxoplasma gondii*) 또는 젤리슨포자충(*Besnoitia jellisoni*)에 만성적으로 감염된 마우스는 감염되지 않은 마우스에 비해 유방암 및 다른 3가지 암 발생률이

유의하게 낮다는 것을 관찰했다. 이듬해인 1972년 이 연구팀은 유명한 학술지 Science에 이러한 항암작용이 활성화된 대식세포에 의해 나타난다는 사실을 발표하기에 이르렀다.

그 후 한동안 숨고르기를 하던 이 가설(톡소포자충의 암 억제 작용)은 1980년대에 들어서면서부터 급물살을 타게 된다. 1985년에 역시 톡소포자충 연구로 유명한 Suzuki Y. 박사팀은 Lewis 폐암에 걸린 마우스의 폐암 조직 부근에 포르말린에 고정된 톡소포자충을 주입했더니 암 덩어리가 줄어들었다는 결과를 발표했다. 이어서 이 연구팀은 같은 방법으로 실험하여 EL4 림프종(암의 일종임) 덩어리도 줄어들었음을 관찰했다. 1999년에는 Varga A. 박사팀이 항암제에 저항하는 마우스의 림프종세포와 사람의 위암세포에 톡소포자충을 직접 감염시키거나 충체 추출물을 주어 처리하면 그 저항성이 사라진다는 사실을 발표하기도 했다.

우리나라에서도 최근 이 분야에 대한 연구가 활발해졌다. 2007년 충남의대 이영하 교수팀은 Lewis 폐암을 가진 마우스가 톡소포자충 감염 후 항암작용을 나타내게 되는데 이때 T-helper 1(Th1) 면역반응이 강해지며 혈관화(vascularization 또는 angiogenesis)도 저지된다는 사실을 밝혔다. 조직의 혈관화는 암이 활동하고 주위 조직으로 퍼져나가기 위해 혈관을 많이 만드는 현상을 말하는데 이를 통해 암이 확장하고 쉽게 전이(metastasis)를 일으키게 되는 것이다. 이것을 저지한다는 것은 암을 자라지 못하도록 저지한다는 뜻이 된다.

필자와 연구팀은 1993년에 톡소포자충을 여러 가지 세포 주(cell line)에 실험적으로 감염시키고 어떤 세포 주에서 톡소포자충이 가장 잘 발육(증식)하는지 관찰했다. 톡소포자충이 잘 증식하면 충체 수가 기하급수적으로 늘어나서 그 숙주세포는 금방 파괴된다. 수많은 충체를 모두 세포 내에 담고 있기에는 한계가 있기 때문이다. 결국 감염된 숙주세포는 깨지고 마는 것이다. 매우 흥미로운 결과는 여러 세포 주 중에서 사람의 폐암 조직에서 얻은 암세포 주(암세포는 자발적으로 분열 증식을 잘 하므로 세포 주로 확립하기가 쉽다)인 A549와 PC14에서 충체 분열증식이 가장 활발했고, 숙주세포(암세포)는 모두 파괴되었다는 점이다. 즉 톡소포자충이 폐암 세포에 들어가서 활발히 분열증식하고 궁극적으로는 암세포를 파괴한다는 사실이 확인된 것이다. 이 결과는 필자의 기억 속에 강하게 남아 있으며, 언젠가는 톡소포자충의 항암작용에 대한 본격적인 연구를 할 수도 있다는 희망을 갖게 되었다.

그러던 중 일본 도쿄대학에서 박사학위를 받은 신은희 교수(현 서울의대 교수)가 귀국한 후 필자와 한 연구팀을 이루면서 차츰 그 희망이 실현되어 가고 있다. 지금까지 발표된 논문 중 두 편만 소개하기로 한다. 2010년에 발표된 논문인데 톡소포자충 용해물 항원(lysate antigen)을 BALB/c 마우스에 주사하면 근육종(sarcoma-180 tumor)에서 혈관화가 억제되는 결과를 얻은 것이다. 혈관화가 억제되는 현상은 혈관화가 왕성할 때 나타나는 CD31 마커를 측정하여 표시했는데, 분석 결과 톡소포자충 충체 항원을 주사한 마우스에서 CD31이 감소한다는 사실을 밝힌 것이다. 또 한 편의 논문은 톡소포자충 용해물 항원을 마우스의 CT-26 암 조직(대장-결장암 환자로부터 분리한 암세포 주)에 주입하면 암 덩어리가 줄어드는 것과 동시에, 암 전이를 나타내는 표지 중 하나인 TIMP-1(tissue-inhibitor of metalloprotease-1) 수치를 낮추는 등 항암 효과를 나타낸다는 사실을 밝힌 것이다(그림 90).[53]

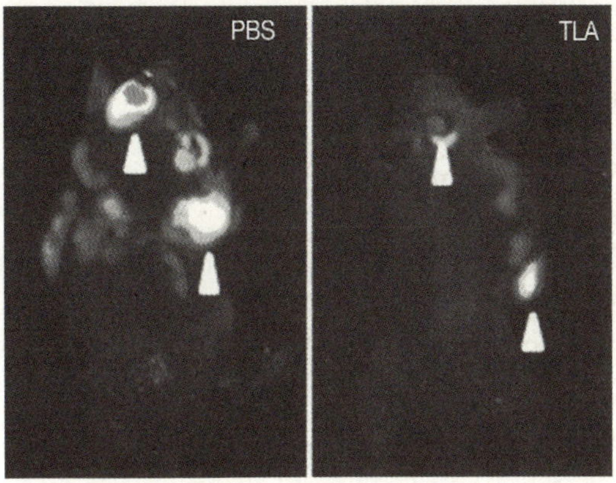

[그림 90] 톡소포자충 항원으로 처리한 마우스에서 암 전이를 저지하는 현상. 생리식염수(PBS) 주입 대조군(왼쪽)에서는 암 전이가 활발한데 비해 톡소포자충 항원(TLA) 처리군(오른쪽)에서 암 전이가 억제되었다. Pyo et al.[53] Korean J Parasitol 2014; 52: 605–612에서 인용(승인).

이 논문들은 아직 동물실험 정도의 수준으로서 사람에 적용하기 위해서는 많은 관문이 남아 있다. 여러 종류의 암에 대한 정보가 더 많이 필요하며, 숙주에 대한 부작용은 없는지, 다른 항암 요법을 능가할 만한 효과가 있는지, 다른 기생충은 항암 효과를 전혀 나타내지 않는지 등등 많은 추가 자료가 필요하다. 다만, 지금까지 발표된 논문들은 최소한 톡소포자충 항원을 주입하여 숙주의 면역반응을 끌어올림으로써(톡소포자충을 직접 감염시키면 오히려 면역억제 현상이 나타난다) 암에 대항할 수 있는 가능성을 열어 주는 것이라고 믿는다.

기생충에서 성장-촉진 호르몬 생산

기생충을 종류별로 잘게 갈아서 생화학적으로 분석해 보면 수백 또는 수천 가지의 물질로 구성되어 있음을 알게 된다. 또한 기생충이 숙주로부터 영양물질을 빼앗아 먹은 다음 내놓는 배설-분비 물질(excretory-secretory products) 중에도 갖가지 중요한 기능을 하는 것들이 포함되어 있다. 그러나 그 물질들의 성분이나 기능에 대해 우리가 알고 있는 것은 극히 일부분에 불과하다. 기생충이 배설하는 물질 중에 숙주의 성장을 촉진시키는 괴상한 물질이 알려져 있어 많은 연구자들에 의해 오랜 연구의 대상이 되고 있어 간단히 소개하고자 한다.

그 기생충은 사람에게는 스파르가눔증(sparganosis)을 일으키는 조충류인데 전 세계에 8~9종이 알려져 있다. 그들의 성충은 *Spirometra* 속에 속하며, 개, 고양이, 야생동물 등의 장내에 기생하고, 길이가 5미터를 넘는 것들도 있다. 제1 중간숙주는 물벼룩 종류이고 물벼룩 체내에서 원미충(procercoid)이 자란다. 감염된 물벼룩이 제2중간숙주인 올챙이에 먹히면 올챙이와 개구리 체내에서 충미충(plerocercoid, 일명 sparganum)(그림 91)으로 발육한다. 올챙이와 개구리를 잡아먹는 뱀, 닭, 마우스, 흰쥐, 돼지 등은 운반숙주 또는 연장숙주로서 역시 충미충을 갖고 있게 된다. 감염된 제2중간숙주 또는 운반숙주가 야생동물 등 종숙주에 먹히면

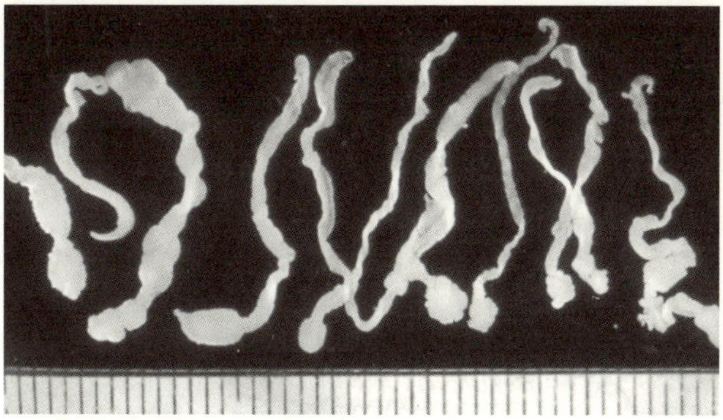

[그림 91] 뱀에서 분리한 스파르가눔 충체들. 이 충체에서 숙주의 성장을 촉진시키는 성장호르몬 유사물질이 분비된다.

종숙주의 장내에서 성충으로 자라게 된다.

사람은 제2중간숙주 또는 운반숙주(특히 뱀)를 날로 먹거나 덜 익혀 먹을 때 감염되며 성충으로 자라지는 못하고(극히 예외적으로 성충으로 자란 경우가 있기는 하다) 조직을 이행하다가 근육, 피하조직, 고환, 난소, 복벽 등에 머물면서 피하 종괴나 육아종을 만들어 여러 가지 임상적인 문제를 일으킨다. 이런 질환을 스파르가눔증이라고 한다. 사람에게 스파르가눔증을 일으키는 주요 종은 *Spirometra erinaceieuropaei*(또는 *Spirometra erinacei*; 유럽이나 아시아에 분포), *Spirometra mansoni*(유럽을 중심으로 분포), *Spirometra mansonoides*(북미 대륙에 분포), *Spirometra theileri*(아프리카에 분포), 그리고 *Spirometra decipiens*(아시아에 주로 분포)를 들 수 있다. 우리나라에서는 주로 *Spirometra erinaceieuropaei*와 *Spirometra decipiens* 두 종이 인체 감염을 일으키는 것으로 알려져 있다(충북의대 엄기선 교수와 전형규 박사).

미국의 기생충학자 Mueller J. F. 박사는 1963년에 *Spirometra mansonoides*의 이모저모를 연구하던 중 매우 흥미로운 현상을 발견했다. 실험실에서 생활사를 완성시키고자 노력하던 중 충미충(plerocercoid), 즉 스파르가눔에 감염된 마우스가 감염되지 않은 마우스에 비해 엄청나게 크고 무거워져 있다는 점을 관찰하게 된 것이다. 나아가 이런 현상이 흰쥐와 햄스터에 이르기까지 여러 포유동물 숙주에서 동일하게 나타난다는 사실을 확인했다. 숙주동물에서 체중이 크게 증가하고 피하지방이 두꺼워지는 것을 보고 Mueller 박사 연구팀은 아마도 스파르가눔 충체에서 인슐린-유사 물질(insulin-like factor)이 분비되기 때문일 것으로 추정했다. 그들은 곧이어 이 물질을 성장-촉진 호르몬 유사 물질(growth hormone-like factor) 또는 충미충 성장-촉진 물질(plerocercoid growth factor; PGF)이라 부르기 시작했다.

1973년 Mueller 박사팀(Chang T.W. 등)은 스파르가눔 충체를 시험관 내에서 배양하면서 우태아혈청(fetal calf serum)과 여러 가지 영양소를 넣어 주면 활성화된 PGF를 얻을 수 있음을 확인했다. 최근에는 radioreceptor assay(RRA) 방법으로 PGF의 순수분리까지 가능해졌는데 PGF는 분자량 27.5 kDa인 단일 단백질임이 최종 확인되었다. 또한 순수분리된 PGF의 기능을 알기 위해 여러 방법으로 분석한 결과 이 물질은 시스테인 단백분해효소(cysteine proteinase)에 가장 가깝다는 것이 밝혀졌다. 따라서 PGF는 성장-촉진뿐만 아니라 조직을 녹이고 분해하는 기능도 있다는 것이 확인된 것이다. 나아가 이 PGF를 인코딩하는 유전자의 염기서열을 분석한 결과 포유류의 단백분해효소와 40~50% 정도 일치하나 어느 동물의 것과도 완전히 일치하는 것은 없었다. 즉 PGF는 스파르가눔 충체에서만 배출되는 독특한 단백질임을 알게 된 것이다.

PGF는 북미 지역에 분포하는 *Spirometra mansonoides*에서 가장 잘 검출되나 유럽 및 아시아에 분포하는 *Spirometra erinaceieuropaei*(또는 *Spirometra erinacei*)에서도 상당량이 검출된다고 한다. 다만, 아시아에서 얻은 충체들은 북미의 것에 비해 절반 정도의 호르몬 효과만을 나타내며, 아프리카에서 얻은 *Spirometra theileri*에서는 이러한 효과가 전혀 나타나지 않는다고 한다. 또한 *Spirometra mansonoides*의 경우에도 성충이나 원미충 단계에서는 PGF 효과가 전혀 나타나지 않고 충미충(plerocercoid)에서만 PGF 분비가 관찰된다. 충미충에서도 충체 부위별로 보면 충체 표피의 바깥층과 표피하세포에서만 PGF가 검출된다.

스파르가눔 충체가 왜 PGF와 같은 물질을 분비하는지에 대해서는 아직 명확히 밝혀진 바는 없다. 그러나 숙주에게 지속적으로 이 물질을 제공함으로써 최소한 숙주를 살찌게 하고, 비만이 오게 하여 각종 질병에 쉽게 걸리게 할 것임은 분명하다. 이렇게 하여 충체 자신은 숙주 면역반응으로부터 자유롭게 되는 한편, 숙주(중간숙주)는 다른 숙주(종숙주)에 쉽게 먹히게 함으로써(중간숙주가 너무 살이 쪄서 뒤뚱뒤뚱 움직임이 둔하게 된다) 충체는 종족보존의 목적을 이룰 수 있게 되는 것이다. 다시 말해 스파르가눔에 감염된 쥐는 몸이 비대해지고 지방질이 과다한 비만으로 진행되어 천적인 고양이가 공격해 올 때 다른 쥐들이 모두 재빨리 도망가는 동안 스파르가눔에 감염된 쥐는 느리게 행동하다가 쉽게 고양이에 잡아먹히게 된다는 뜻이다.

PGF가 숙주의 성장을 촉진하는 기능과 조직을 용해하는 기능이 있으므로 다양한 목적으로 이 물질의 의학적 응용이 가능할 것이다. 우선 한 가지는 성장-촉진 호르몬이 쥐의 전립선암의 전이를 막는 효과가 있다고 하므로(1991년 Torosian과 Donoway가 발표함), PGF도 그와 비슷한 목적으로 사용될 수 있을 것이라는 희망적 가설이다. 다만, 이 가설도 동물 모델에서의 결과일 뿐이므로 사람에게 사용할 수 있는지에 대해서는 많은 추가 연구가 진행되어야 한다.

예쁜꼬마선충을 이용한 생리-의학 연구

예쁜꼬마선충(*Caenorhabditis elegans*)(그림 92)은 기생충이 아니다. 흙속에서 자유생활을 영위하는 자유생활종이기 때문이다. 이 선충은 간선충과(Rhabditidae)에 속하며, 길이가 약 1 mm 정도로 매우 작고, 주로 온대 지역의 토양 내에서 자유생활을 하고 있다. 세균을 먹고 살아가는데(bacteriovorous) 실험실 내에서는 과다 증식을 예방하기 위해 uracil 생합성이 유전적으로 저하된 대장균(*E. coli*)을 먹이로 사용한다. 습기와 적절한 온도, 대기의 산소 농도, 먹이용 세균 정도만 준비되면 실험실 내에서 쉽고 저렴하게 유지시킬 수 있는 장점이 있다.

이 선충은 1960년대 Brenner S.가 성장과 신경생리의 유전학을 연구하면서 처음 사용되기 시작했다. 그 후 예쁜꼬마선충을 이용한 생물학적 연구가 폭발적으로 진행되면서 지금은 세계적으로 수천 개의 연구모임이 형성되어 있다.

예쁜꼬마선충은 두 개의 성(sex), 즉 수컷과 자웅동체(hermaphrodite)의 두 가지 형태를 가진다. 수컷의 정자와 자웅동체 난자의 수정에 의해서는 같은 수의 수컷과 자웅동체가 생산된다. 그러나 자웅동체는 정자와 난자를 모두 생성할 수 있어 교접 과정 없이 자가 수정을 할 수 있고, 자가 수정에 의해서는 자웅동체만 생산된다. 이 자가 수정을 통해 변이 주(variant)를 쉽게 획득할 수 있다. 자웅동체

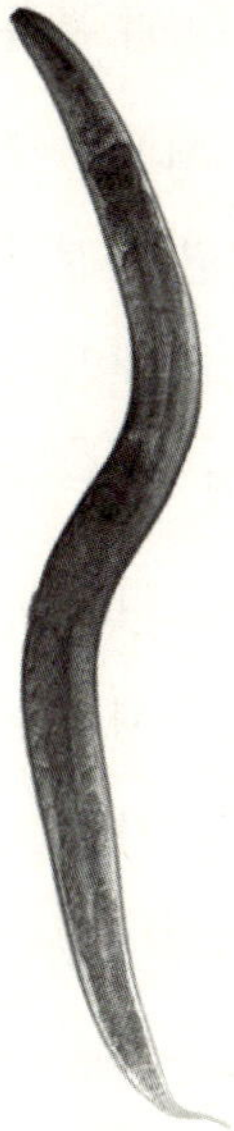

[그림 92] 예쁜꼬마선충 성충의 모습. 이 충체가 여러 학자들에게 노벨상을 안겨 주었다.

라고 해도 일단 수 생식기가 먼저 발육하여 250여 개의 정자를 만들며, 그 후에 암 생식기가 발육하기 시작하고 곧 충란이 형성(웅성선숙형 자웅동체, protandrous hermaphrodites)된다. 자웅동체에서도 생식능력은 공급되는 정자의 수에 의해 결정된다. 이러한 여러 특성 때문에 유전학적 분석을 위한 연구 재료로 많이 이용된다.

예쁜꼬마선충은 다른 선충류와 같이 탈피 과정에 의해 구분되는 4가지 유충 단계(한 번 탈피할 때마다 1기씩 발육한다)를 거쳐 성충이 된다. 전 생활사에 필요한 시간은 20℃에서 3일이 소요된다. 알에서 부화된 유충은 556개의 세포로 구성되며 성충이 되면 총 959개(자웅동체) 또는 1,031개(수컷)의 체세포와 생식기 내의 여러 생식세포로 구성된다. 자웅동체는 총 302개의 신경세포를 가지며, 수컷은 79개의 신경세포를 더 가지고 있다.

예쁜꼬마선충의 염색체는 배수(diploid)이며 5쌍의 상염색체(I, II, III, IV, V)와 한 쌍의 성염색체(X)를 가진다. 성(gender)은 염색체상에서 XX(자웅동체)와 XO(수컷)에 의해 결정된다. 수컷은 실험실 내에서 0.05% 정도로 매우 드물게 나타난다. 유전자 크기는 97 Megabase(Mb)로 사람(3,000 Mb)이나 효모(S. cerevisiae, 12 Mb)와 상당한 차이를 보이는데, 염기 중 AT의 조성은 44%이고, 약 20,000개의 단백질을 지칭하는 유전자(protein-coding gene)를 가지고 있다.

예쁜꼬마선충은 1998년에 다세포 동물로서는 처음으로 유전자 염기서열이 완전히 밝혀졌다. 이로 인하여 이 선충 모델을 이용한 생물학적 기전과 분자유전학적 특성 규명 등이 이루어졌으며, 인간을 포함한 모든 동물계 세포의 기능과 발생, 신경생리, 행동학, 약물학, 전기 생리, 유전자 발현 및 돌연변이, 분자생물학, 생화학 등 다양한 생물학적 기전 해석을 할 수 있는 발판이 마련되었다.

그 결과 놀랍게도 2002년, 2006년, 2008년에 계속해서 노벨 생리-의학상을 휩쓸게 된다. 2002년에는 영국의 Brenner S.와 Sulston J. E., 그리고 미국의 Horvitz H. R.이 공동 수상했는데 이들은 예쁜꼬마선충을 이용하여 세포의 성장과 사멸을 통한 생체 조절 기전을 밝혔으며, 이 과정 중에 세포예정사(programmed cell death)와 이에 관여하는 유전자 돌연변이를 발견했다. 나아가 세포예정사를 조절하는 유전자가 정상이면 건강하게 지내지만 이 유전자가 비정상으로 발현되면 세포 수명이 영향을 받으며 곧 질병 발생으로 직결된다는 사실을 밝혔다. 또한 2006년에 노벨 생리-의학상을 공동 수상한 미국의 Fire A. Z. 교수와 Mello C. C. 교수는 예쁜꼬마선충을 연구재료로 하여 RNA interference(RNAi)를 발견하여 인간의 각종 질병을 치료, 예방할 수 있는 길을 열었다. 이들의 업적을 조금 더 설명하면 다음과 같다. RNAi는 이중가닥 RNA(double-stranded RNA; dsRNA)가 특정 유전자(질병을 일으키는 유전자) 발현을 방해하는 현상을 말하는데, 두 사람은 예쁜꼬마선충의 근육 단백질 정보를 가지고 있는 sense mRNA와 anti-sense mRNA 두 가지를 결합시킨 이중가닥 RNA를 이 선충에 주입하면 충체의 근육 단백질 양이 오히려 감소된다는 사실을 발견한 것이다. 나아가 이 현상은 이중가닥 RNA가 근육 단백질 생성 유전자 발현을 억제했기 때문이라고 밝혔다. 즉 RNAi를 이용한다면 원하는 어떤 유전자(나쁜)를 억제할 수 있다는 것이다. 사람의 경우에는 예를 들어 혈중 콜레스테롤과 저밀도지질단백질(low-density lipoprotein; LDL)이 너무 높아 혈관 막힘의 원인이 되는 고콜레스테롤혈증 (hypercholesterlemia) 환자에게 RNAi 방법을 이용하면 LDL 입자의 생성을 막아(유전자를 차단하여) 혈관 막힘을 방지해 줄 수 있다는 것이다. 망막 변성 환자나 AIDS(후천면역결핍증후군) 환자에도 응용이 가능할 것이라고 한다.

이와 같이 예쁜꼬마선충을 연구재료로 이용하여 인간을 비롯한 모든 생물체에 적용할 수 있는 새롭고도 위대한 가설이 탄생할 수 있다. 이 선충이나 비슷한 선충(기생 선충류 포함)을 이용하면 앞으로도 노벨상에 도전할 만한 연구가 계속 가능할 것으로 본다. 그리고 우리나라에도 속히 노벨 생리-의학상 수상자가 나오기를 기대한다.

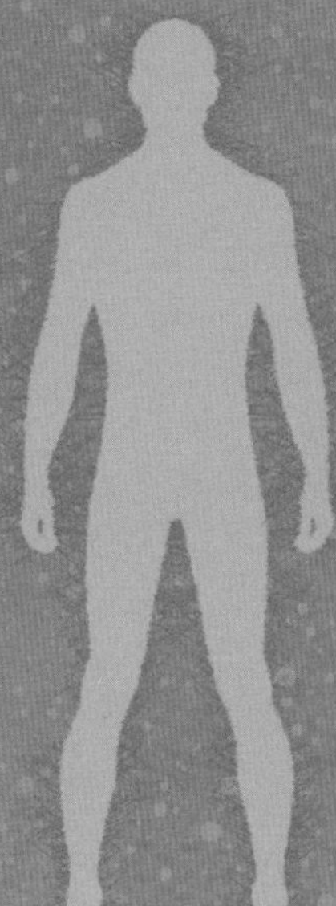

7장

기생충들의 흥미로운 생활상

Interesting life styles of parasites

회충의 가족계획

필자와 비슷한 연령의 우리나라 사람들은 "아들 딸 구별 말고 둘만 낳아 잘 기르자."라는 표어가 낯설지 않을 것이다. 그래서인지 필자도 '딸-딸'로 둘이며, 동료 교수는 '딸-아들'로 역시 둘이고, 어떤 부부는 '아들-아들'로 둘인 경우도 있다. 아들 키우는 재미와 딸 키우는 재미를 모두 가져야 한다 하여 '딸-아들'이나 '아들-딸'이면 100점이라고 하고, '아들-아들'이나 '딸-딸'이면 0점, 아니면 50점을 주기도 했다.

문제는 젊은 연령층으로 갈수록 '아들 하나', 아니면 '딸 하나', 심지어는 아기 키우기가 너무 힘들다며 아예 아기를 낳지 않는 가정이 크게 늘어나고 있다는 점이다(아예 싱글로 살아가는 젊은이들도 무척 많다). 이렇게 1부부-1자녀나 1부부-무자녀, 독신자가 증가하면 급격한 인구 감소가 초래되어 사회경제적으로 많은 문제가 발생하게 된다. 급기야는 아기를 둘 이상 낳으면 국가에서 보조금을 주는 등 출산 장려 정책이 한창이다. 그러나 중국과 같이 대단한 인구를 가진 나라에서는 팽창하는 인구를 감당하기 어려워 1부부 1자녀 낳기 운동을 대대적으로 벌여 왔다(최근에는 오히려 인구 감소를 우려하게 되었다고 한다). 인간의 이러한 가족계획은 어떤 강한 필요성 때문에 하는 것이므로, 나라마다 또 시대에 따라 다를 수밖에 없을 것이다.

흥미롭게도 기생충도 가족계획을 하는데, 그 양상이 매우 다양하다. 예를 들어 회충 암컷은 하루에 약 20만 개의 충란을 생산한다. 충체 성장기 및 폐경기를 제외하고 충란을 열심히 생산하는 3~4개월의 기간을 감안하면(회충의 수명은 약 7개월 정도이다) 평생 2억 개 정도의 충란을 낳는 셈이다. 만일 이들 중 단 5~10개만이라도 사람에게 성공적으로 전파, 감염된다면 그 마을의 주민은 급증하는 회충들 때문에 도저히 살아갈 수 없을 것이다. 그러나 자연계는 그리 단순하지만은 않다.

간단히 설명하면 회충 부부 1쌍이 평생 낳는 2억 개의 충란 중 단 2개만이 사람에게 전파되도록 허용한다. 그래야만 한 마을의 회충 유행이 평형상태를 유지하기 때문이다(회충도 살고, 사람도 사는). 만일 2억 개 중 1개만 사람에 감염된다면 그 지역에서는 곧 회충이 사라질 것이다. 회충 부부(2마리)가 자손을 한 마리만 낳는 것이므로 총체수 감소가 예상되는 것이다. 최근의 '한 자녀 낳기' 유행으로 인구 감소가 우려되는 점과 같은 맥락이다.

그러면 회충은 왜 평생 동안 2억 개나 되는 충란을 낳는 것일까? 그것은 충란이 우여곡절을 거쳐 사람에게 도달하기까지 너무나 많은 장애를 돌파해야 하기 때문이다. 가령 회충이 하루에 20만 개의 충란을 낳으면 그것들은 모두 감염자의 분변 속에 들어 있게 된다. 수세식 화장실에서 물을 내리면 20만 개의 충란 모두가 정화조로 들어가 오랜 기간 머물면서 결국 대부분이 사멸하고 만다.

그러나 야외에 나갔을 때 뒤가 급해 숲속에서 변을 한 번 보았다면 사람 감염의 가능성이 조금 생기게 된다. 비가 와서 분변이 조각조각 흩어지면서 충란들은 흙속에 박혀 사람이 한두 개라도 묻혀가기를 기다린다. 어린이가 야외에서 공을 갖고 놀다가 공이 숲으로 들어가면 공을 찾으려고 충란이 섞여 있는 흙 근처로 가게 되고 손에 흙이 묻었는데 씻지 않고 계속 놀다가 집에서 싸온 김밥을 손으로 집어먹는 순간 입 안으로 들어가게 된다. 만일 손을 완벽히 잘 씻는다면 1개의 충란도 감염될 기회가 없게 될 것이다. 이렇게 우여곡절을 겪은 결과 단 2개의 충란 만이 성공적으로 사람에게 감염되면 회충 2마리가 자손 2마리를 보존했으므로 회충의 유행은 평형상태를 유지하게 되는 것이다.

회충이 가족계획을 하는 경우는 그 지역의 위생상태가 극히 나빠 전파가 너무 활발한 경우이다. 즉 2억 개의 충란 중에서 3~4개 이상이 사람에 전파되어 온통 회충 세상으로 변한다면 그 지역에는 거의 사람이 살 수 없으며, 숙주가 없으므로 회충 자신도 생존할 방법이 없게 된다. 이런 경우 신기하게도 회충은 가족계획을 한다. 즉 하루에 20만 개를 낳던 충란 수를 이번에는 10만 개, 5만 개, 이런 식으로 줄여 나간다. 심지어는 사람 뱃속에 들어 있는 회충끼리 서로 싸움을 벌여 강한 놈이 약한 놈을 쫓아내는 방법으로 가족계획을 하기도 한다.

또한 회충이 10마리, 20마리, 100마리, 이런 식으로 너무 여러 마리가 감염되었을 경우에도 회충 한 마리가 낳는 충란 수는 감소한다. 이런 현상을 감염강도에 따른 충란 산출 억제(density-dependent constraints)라고 한다. 이와 같은 충란 산출 억제 현상은 요코가와흡충과 같은 흡충류에서도 관찰된다. 어떤 기생충은(특히 조충의 경우) 한 숙주에 여러 마리가 기생했을 때 기생충끼리 서로 합의하여(?) 각 개체의 크기를 크게 줄여서 난쟁이처럼 살아가고 충란도 적게 낳도록 하는 경우도 있다. 이런 현상을 밀집효과(crowding effect)라고 하기도 한다. 한 숙주에서 이용 가능한 영양분에 한계가 있는데 비해 기생충 개체 수가 너무 많아 어려움이 있을 때, 기생충들의 공존전략인 셈이다.

회충과 전혀 다른 방법으로 가족계획을 하는 기생충도 있다. 한 마리가 하루 20개 정도(회충의 1/10,000)의 충란만을 산출하는 이형흡충류가 그 중 하나이다. 이들이 이렇게 적은 수의 충란을 산출하고도 유행지에서 높은 유행을 계속 유지할 수 있는 것은 몇 단계의 훌륭한 생존전략을 가지고 있기 때문이다. 그 첫 단계는 가족계획을 통해 충란 산출 수를 크게 줄임으로써 사람 분변 내 충란 수를 최소화하여 사람 눈에 쉽게 띄지 않게 하는 작전이고, 다음 단계는 중간숙주(우렁이 등) 체내에 숨어 자신의 개체 수를 크게 불리는 전략이다. 즉 충란 1개가 우렁이에 감염되었을 때 마지막 단계인 유미유충이 되어 물속으로 배출될 때는 몇 차례의 증식을 거쳐 1,000여 마리가 되어 있다. 이렇게 수가 크게 증폭되므로 충란을 너무 많이 생산하면 유행도가 크게 증가하여 기생충 자신들에게도 어려움이 찾아오게 된다. 그래서 생산하는 충란 수를 줄이는 것이다. 즉 가족계획을 생존전략의 하나로 교묘하게 이용하는 것이다.

회충 암컷의 실수

회충은 암수가 따로 떨어져 있는 자웅이체(雌雄異體; gonochorism)의 대표적인 기생충이다. 다 자란 암컷은 길이 30 cm에 이르며, 수컷은 20 cm 정도로 조금 작다. 필자는 사람 뱃속에서 신나게 놀고 있는 회충들을 약을 써서 수백, 수천 마리씩 한꺼번에 몰아내기도 했고, 또 쫓겨 나온 놈들을 토막 내어 학생 실습표본으로 쓰기도 했으니, 회충들의 원수쯤 될는지도 모르겠다.

회충에게 좀 안쓰러운 마음이 드는 경우는 죽어 환자의 변으로 배출된, 한창 교미 중에 있는 회충 부부를 발견했을 때이다. 신혼여행 중이었을지도 모르는 젊은 회충 부부를 약을 써서 공격한 결과이기 때문이다. 이들 회충 부부는 몸이 서로 휘감겨 있기도 하나 생식기가 있는 부위만 잘 풀어주면 암수를 쉽게 떼어낼 수도 있다. 수컷의 꼬리는 동그랗게 말려 있고 그 끝에 교미침(spicule)이 뾰족이 튀어나와 있는 것을 볼 수 있다. 암컷은 몸체 앞부분 1/3 지점이 끈으로 졸라맨 것처럼 조여진 상태로 되어 있고 육안으로 자세히 들여다보면 배 쪽으로 암컷의 생식기가 개구되어 있는(열려 있는) 것이 보인다.

기생충의 대부분이 그러하듯 회충 부부도 수컷보다는 암컷이 부부생활에서 단연 주도권을 갖는다. 즉 회충 암컷은 사람 감염 후 약 70일이 경과하면 길이가 13 cm 정도가 되면서 몸 안에는 난소, 자궁 등 생식기가 완전히 발육한다. 그러면서 발정 상태를 나타내게 되는데, 암 생식기의 개구부가 있는 바로 그 부위가 강하게 수축된다(그림 93). 이때 근처에 수컷이 있으면 무척 다행스러운 일이다. 암컷이 수컷 꼬리의 동그랗게 말린 틈으로 기어들고자 하는 강렬한 욕구를 나타내면서 머리부터 몸체의 1/3 부분까지 그 틈으로 기어 들어간다. 수컷은 수동적으로 이에 대응하기만 한다. 암수 생식기가 서로 맞닿은 후에는 수컷의 교미침이 암컷의 개구부로 삽입되고 교미침의 앞쪽으로 정자가 주입되는 것이다.

그러나 만일 발정한 암컷 근처에 수컷이 없을 경우에는 어떻게 될까? 숙주에

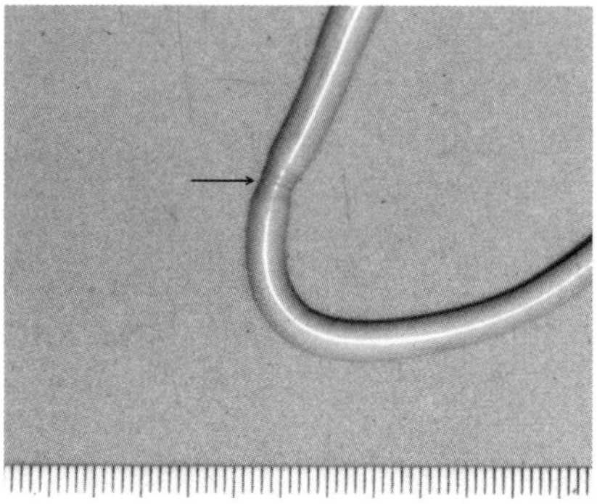

[그림 93] 회충 암컷의 발정 상태. 끈으로 조여진 것처럼 보이는 부위(화살표)의 중앙부에 생식공이 있다.

게 매우 안좋은 상황이 벌어질 수 있다. 회충 암컷이 정신없이 요동을 치면서 수컷의 말린 꼬리처럼 생긴 좁은 구멍이라면 무조건 닥치는 대로 머리를 들이민다. 이런 습성 때문에 사람의 장내에서만 살고 있던 회충이 담도, 충수돌기, 췌도 등으로 기어 들어가는 큰 사고가 발생하기도 하는데, 이는 담도 등의 입구를 마치 수컷의 말린 부위인 것으로 착각하기 때문이다.

회충이 담도, 췌도, 충수돌기 등으로 들어가면 사람은 견딜 수 없는 통증으로 당장 응급실 신세를 지게 되고 개복수술을 해야 하는 경우가 많다. 한 번 끼어 들어간 회충은 근육구조상 후진이 불가능하며 'U-턴'만 할 수 있는데 담도 등에는 그럴 만한 공간이 없기 때문에 사람 손으로 직접 꺼내주기 전에는 해결이 극히 어렵다. 구충제를 투여한다고 해도 담도에서 죽은 충체를 제거하려면 역시 사람의 손(수술)이 꼭 필요하다.

회충 암컷의 이런 습성은 그 외에도 여러 차례 입증되었는데, 버스 토큰(가운데 구멍이 나 있는 동전 모양)을 잘못 삼킨 어린이에서 회충 암컷 1마리가 토큰 구멍에 꿰어 있는 상태로 배출된 일이 있고, 반지를 잘못하여 삼킨 경우에도 회충 암컷이 반지를 몸에 낀 채로 발견되기도 했다. 위세척을 할 때 쓰는 카테터(도관) 끝 구멍에 회충이 낀 채로 잡히는 일도 있어 이를 '회충 낚시'라고 표현한 교과서도 있다.

회충도 조물주가 만든 생명체의 하나인데, 사람과 공존하는 방식으로 살기만 했더라면 그 많은 충체가 기생충학자들의 손에 의해 박멸 당하지는 않았을 것이다. 더구나 회충이 사람에게 주는 피해 중에 가장 심각한 것 중 하나인 담도, 췌도, 충수돌기 침범이 회충의 자의에 의한 것이 아니고 본능적인 발정과 교미와 연관된 기막힌 실수(?) 때문이라는 사실이 참 아이러니하다.

사람과 돼지는 사촌 간

돼지가 생물학적으로 사람과 비슷한 면이 많다는 점은 익히 잘 알려진 사실이다. 잡식성이라든가, 가내 주거성이 강하다든가, 성격이 온순하고 다른 동물을 잘 공격하지 않는다든가 하는 막연한 비교에 의한 것뿐 아니라, 장(腸)의 구조와 운동 양상, 소화효소의 성분, 각종 영양분의 대사과정에 이르기까지 사람과 비슷한 점이 너무나 많다.

그래서인지 사람들은 돼지에게 이웃사촌처럼 친근감을 느끼는 것 같다. 서유기에 나오는 저팔계도 돼지이고, 저금통에도 돼지 저금통이 많고, 돼지꿈을 꾸면 좋은 꿈, 복 꿈을 꾸었다고도 한다. 제사의례나 잔치 때에도 돼지 머리, 돼지고기가 곧잘 등장한다. 사람과 매우 가깝다고 느낀 결과가 아닐까?

미국 농무성의 기생충병연구소에서 잠깐 연구할 때의 일이다. 농무성이라 학자들 대부분이 수의사였는데, 실험실 곳곳에 돼지 그림을 그려 붙여 놓고 웃고 지내는 것을 본 일이 있다. 방실방실 웃고 있는 돼지, 새끼 돼지를 사랑의 눈길로 바라보고 있는 어미 돼지, 서로 포옹하고 있는 부부 돼지 등등. 돼지 기생충을 퇴치하는 일이 주 임무인 이들에게도 돼지는 이웃사촌이고, 복덩어리로 보이나 보다.

기생충에도 사람과 돼지에 기생하는 종류가 똑같거나 서로 근연종(가까운 종)인 경우가 많다. 유구조충과 톡소포자충은 사람과 돼지를 동시에 공격하여 공통의 숙주로 삼으며, 사람의 회충과 돼지회충은 겉보기에도 매우 흡사하여 감별이 잘 안 된다. 말라리아 매개모기인 중국얼룩날개모기도 돼지와 사람의 피를 모두 좋아한다(실은 돼지 피를 조금 더 좋아한다).

유구조충은 사람이 종숙주 역할을 하고 돼지를 중간숙주로 한다. 사람 분변에 들어 있는 충란을 돼지가 먹을 경우 유구조충에 감염되며, 사람이 돼지고기를 덜 익혀 먹을 때 다시 사람에게 감염되는 악순환이 일어나는 것이다. 돼지에게 사람 분변을 먹여 키우는 관습은 지금도 동남아, 중남미 등 세계적으로 널리 퍼져 있다. 우리나라에서도 제주도 등지에

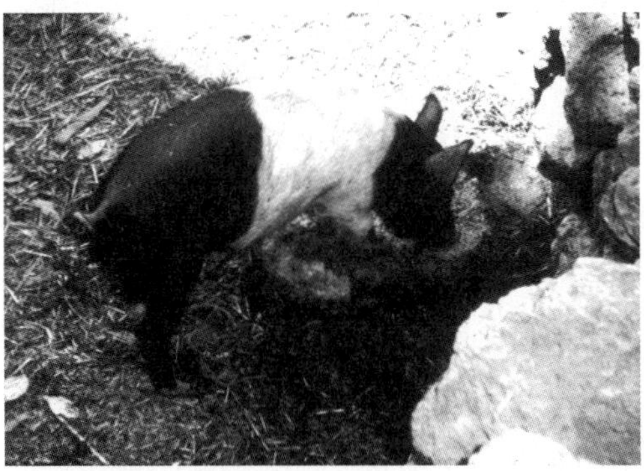

[그림 94] 제주도의 민속적인 돼지 사육 광경. 오른쪽 바위 위가 사람의 화장실이며, 바닥으로 떨어진 분변을 돼지가 먹는다. 지금은 관광용으로만 남아 있다. ChaiJY.[6] Korean J Parasitol 2013; 51: 9–17에서 인용(승인).

서 'X돼지'라고 하여 사람 분변을 먹여 키우는 일이 있었다(그림 94).

감염된 돼지 근육에서는 하얀 쌀알처럼 생긴 유구낭미충(cysticercus)이라는 유충이 발견된다. 제주도에서는 이런 돼지를 '쌀알 든 돼지'라고 부른다. 그런데 문제는 사람도 자기 자신이나 다른 사람이 배출한 충란을 먹게 될 경우 돼지와 마찬가지로 근육이나 피하조직에서 유구낭미충으로 발육한다는 점이다. 즉 사람에서도 쌀알 같은 것이 생겨 유구낭미충증(cysticercosis)을 일으키는 것이다. 돼지와 사람이 정확히 똑같은 역할을 하게 되는 셈이다. 이와는 대조적으로 소나 개, 고양이 등은 결코 이 기생충에 감염되지 않는다.

그 이유를 살펴보면 더욱 흥미롭다. 유구조충의 충란은 야구공처럼 두껍고 단단한 껍질에 의해 둘러싸여 있으며, 그 껍질은 여러 조각들로 구성되어 있고, 풀로 붙인 듯 촘촘히 붙어 있다. 그 안에는 살아 움직이는 유충이 들어 있다. 충란을 섭취한 숙주가 감염이 되고 안 되고는 껍질이 깨져서 유충이 숙주 체내에 유리되느냐 안 되느냐 하는 것이 결정적인 관건이 된다. 그런데 이 껍질이 사람이나 돼지의 위액에 의해 똑같이 잘 녹으며 그 결과 유충이 잘 유리된다. 그러나 소나 개, 고양이, 닭 등의 위액에서는 꿈쩍도 하지 않으며, 분변과 함께 그대로 외계로 배출된다. 사람과 돼지 이외에는 충란을 먹는다 해도 감염이 일어나지 않는

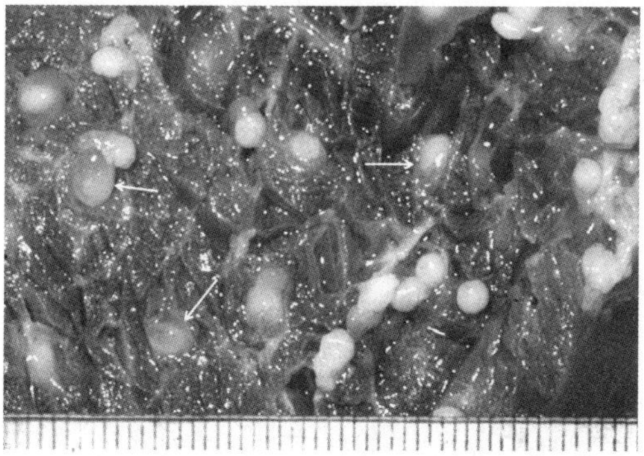

[그림 95] '쌀알 든 돼지'의 근육. 유구낭미충이 가득 들어 있다(화살표).

다는 뜻이다.

최근 우리나라에서는 감염된(쌀알 든) 돼지(그림 95)를 찾기 어렵게 되었다. 대부분 사료를 먹여 키우므로 이른바 'X돼지'가 거의 없기 때문일 것이다. 그러나 유구낭미충증 환자는 제법 있다. 오래전(20~30년 전)에 감염되어 지금에야 증상이 나타나는 일이 많기 때문이다. 그럼에도 불구하고 환자 진단에 필요한 항원(유구낭미충 충체)이 없어 애를 먹는다. 그래서 학자들은 '쌀알 든 돼지'를 구하러 중국, 필리핀, 멕시코 등을 방문하고 '쌀알'을 비싸게 구해 온다.

주혈흡충 부부의 헌신적인 사랑

기생충도 진화를 한다. 한 가지 예로 선충류에서 흡충류로, 흡충류에서 조충류로 진화한다는 설이 있다. 주혈흡충은 흡충류이지만 형태와 성질이 선충류와 흡사하다. 즉 선충류에서 흡충류로 진화해 가는 진화적 중간단계의 기생충이라고 보는 것이다.

기생충의 궁극적인 생존목표가 종족보존에 있다면, 선충류(회충 등)는 암수가 떨어져 있어 자칫 잘못하면 쉽게 멸종 위기에 처할 수 있다. 암수가 인체 내에서 서로 만나지 못한다면 생식이 전혀 불가능하기 때문이다. 다행히 암수가 될 충란 2개를 사람이 함께 먹어 준다면, 페로몬이라는 유인 물질을 내어 '나 여기 있으니 가까이 와'하여 만나고, 교미할 수 있다.

그러나 사람은 반드시 암수가 될 충란 두 개를 먹지 않는다. 기껏해야 한 개 먹는 경우가 대부분이다. 한 개 먹은 것이 수컷이라면 총각으로 늙어 죽는 것이요, 암컷이라면 생리만 계속 하다가 폐경이 되고 마는 것이다. 두 개를 먹는다고 해도 수컷만일 경우, 암컷만일 경우가 각각 25%씩이고, 암수가 짝을 이룰 확률은 50%이다. 암수라고 해도 반드시 서로 만나야만 종족보존이 가능하다.

회충은 암수가 따로 논다. 교미할 때만 잠깐 붙어 있다가 떨어진다. 종족보존을 위해서는 불리한 습성이다. 이런 이유 때문인지 우리나라에서는 회충이 거의 박멸되었다. 회충 부부가 크게 줄어들었고, 낳는 충란의 수가 엄청나게 감소했기 때문이다.

흡충류는 선충류와 달리 대부분 자웅동체(hermaphrodite)이다. 불편한데 굳이 암수가 떨어져 있을 필요가 없다 하여 한 몸에 수컷, 암컷 생식기를 다 가지고 있는 쪽으로 진화했다. 상대를 유인하는 페로몬을 낼 필요도 없고, 그저 필요하면 자기 몸에서 정자도 만들고, 난자도 만든다. 그리고 수정한 후 충란을 생산한다. 이 때문에 흡충류는 종족보존 능력이 강하다. 우리나라에서 간흡충, 요코가와흡충이 아직도 크게 기승을 부리고 있는 것은 이런 연유 때문인지도 모른다.

주혈흡충은 우리나라에 없는 기생충이지만 세계적으로는 생명력이 매우 질긴 기생충의 하나이다. 이들도 엄연한 흡충류의 하나이지만 암수가 떨어져 있는 점은 간흡충과 다르고, 오히려 선충류와 같다. 즉 암수가 될 유미유충(cercaria) 2마

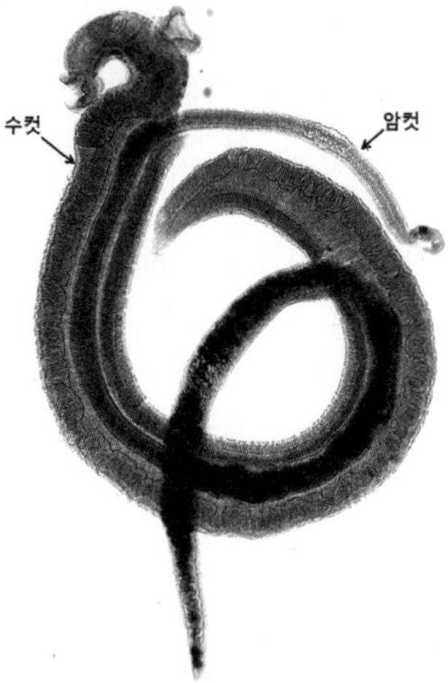

[그림 96] 주혈흡충 암수가 서로 붙어 있는 모습. 암컷은 수컷의 포자관 안에 들어가 있으며, 수컷은 암컷의 영양물 섭취를 도와주기 위해 자신의 배 쪽에는 포도당 분해효소인 포스파타제(phosphatase)를 갖지 않고 있다.

리가 인체의 피부를 뚫고 들어가야만 종족보존이 가능하며, 수컷만 기생하거나 암컷만 기생할 때에는 생식이 불가능하다. 암수가 있다고 해도 인체 내에서의 머나 먼 혈관 여행 중에 서로 만나기가 무척 어렵다. 그래서 매우 강력한 페로몬(상대를 유인하는 호르몬 같은 물질)을 생산한다.

그뿐만이 아니다. 주혈흡충은 상대가 눈앞에 나타나면 수컷이 암컷을 꼭 끌어안고 결코 놓지 않는다(그림 96). 그리고 헌신적인 사랑을 계속한다. 한 번 잃어버리면 다시 찾기가 무척 어렵기 때문이리라. 아예 수컷의 가슴, 배에는 암컷을 받아들일 수 있는 긴 홈이 생겨 있다. 이것을 포자관(抱雌管, gynecophoral canal)이라 한다. 이렇게 평생 암컷을 끌어안고 사는 주혈흡충 수컷은 기생충 중에서도 1등 애처가이다.

더욱 놀라운 것은 수컷이 암컷의 먹이마저도 철저히 양보하고, 보호해 준다는 점이다. 포도당 흡수에 관여하는 포스파타제(phosphatase) 효소가 수컷에는 포자관이 없는 등 쪽에만 분포하고 가슴이나 배에는 없는 데 비해, 암컷에는 등 쪽과 배 쪽에 모두 분포하여 마음껏 먹을 수 있도록 되어 있다. 참으로 헌신적인 사랑의 메커니즘이다.

"불가근(不可近), 불가원(不可遠)"이라고 했던가? 같이 붙어 있다 보면 고슴도치처럼 되어 서로 불편할 것이다. 주변에 있는 먹이를 먹는 것도 서로 경쟁해야 한다. 암컷은 이쪽으로 가자고 하는데, 수컷은 저쪽으로 가자고 한다. 잘못하면 몸이 떨어질 판이다. 그러나 주혈흡충 부부는 이를 극복할 수 있는 완벽한 조절기능을 가지고 있다. 종족보존을 위한 필사적인 노력이 참으로 오묘하다.

기생충, 변신술의 천재

홍역, 소아마비, 백일해, 장티푸스 같은 전염병은 백신이 개발되어 있어 예방주사를 미리 맞으면 예방이 가능하다. 그런데 말라리아, 이질, 회충, 간흡충증을 비롯한 각종 기생충 질환(역시 전염병임)에 대한 백신은 왜 없는 것일까?

예방주사를 맞으면 그 항원(병균)에 대해 특이 항체를 생산하는 림프구가 생겨난다. 이들 림프구는 그 항원을 오랫동안 기억하게 되는데, 만일 같은 항원이 또다시 몸에 들어오면 신속히 증식하여 많은 항체를 만들어내고, 항원에 대항하는 것이다.

기생충의 경우에는 예방 백신의 개발이 어려운 여러 가지 이유가 있다. 첫째는 활발한 운동성이 있어 항체의 공격을 요리조리 피해 다닐 수 있기 때문이다.

소아마비 바이러스나 장티푸스균이 식물 쪽에 가깝다면 기생충은 완전히 동물 쪽이다. 활발한 운동성이 있으므로 항체 군단이 몰려온다 해도 항체가 들어올 수 없는 비좁은 조직 속이나 비밀스런 자신만의 아지트로 신속히 피신하여 은신할 수 있다.

둘째는 엄청난 크기(부피)의 차이 때문이다. 세균이나 바이러스가 1이라 할 때 기생충 중에서 원충(protozoa)은 500~1,000배, 연충(helminth)은 10,000배 내지 수억 배의 크기를 가지고 있다. 개미와 코끼리를 비교하는 것보다도 훨씬 큰 차이이다. 그러므로 예방주사로 많은 항체 생산을 유도했다 하더라도 기생충(원충이나 연충)을 완전히 둘러싸려면 엄청나게 많은 항체 군단이 필요한데 생체 내에서 이렇게 많은 항체를 생산한다는 것은 불가능하다(시험관 내에서는 가능하다). 설사 그만한 항체 군단을 만들어내었다고 해도 코끼리 피부에 붙은 먼지 정도에 불과하며, 코끼리가 '뿌우'하고 몸을 한두 번 뒤틀기만 해도 항체 군단은 모조리 땅에 떨어져 흙에 처박히고 만다.

셋째는 항원성의 변이를 너무나 잘 일으키기 때문이다. 다시 말해 변신술의 천재라는 뜻이다. 말라리아가 인체 내에서 하는 탈바꿈만 해도 최소한 6~7회에 달한다(그림 97). 인체에 처음 침입하는 단계가 포자소체(sporozoite)인데 예방주사로 이들을 공격할 수 있는 항체 군단을 양성한다고 해도 그러는 동안 말라리아원충은 잠복분열소체(cryptomerozoite)라는 형태로 변신해 버린다. 이들은 항원성도 달라져 이미 항체 군단의 공격 대상이 아니다. 이 새로운 형태에 대한 항체를 부랴부랴 다시 생산해 보아도 원충은 간세포 내로 들어가 숨어 지내거나, 반지형(ring form)이라는 형태로 탈바꿈하여 적혈구로 들어가 버린다.

넷째는 항원을 기억하고 있으면서 항체 군단을 양성하는 림프구의 생산 자체를 방해하기 때문이다. 즉 말라리아 감염으로 인해 파괴된 적혈구의 파편이 간이나 비장에 침착하여 간비종대(간과 비장이 함께 커지는 현상)를 일으키게 되는데, 이로 인하여 비장의 기능이 크게 손상된다. 비장의 주요 기능은 림프구 생산이다.

몸집이 매우 크고, 힘도 세고, 변장술에도 능한 절도범이 경찰서 집무실 안에 감쪽같이 숨어 지내면서 경찰들의 업무를 방해하고, 급기야는 경찰관 양성소의 기능마저 마비시키는 것에 비유해 보자. 힘이 약한 경찰 수십 명이 달려들어도 포효하며 날뛰는 절도범을 체포하지 못하며, 겨우 포위망을 좁혀 들어갔을 때는 이미 범인은 안경을 끼고, 수염을 붙인 전혀 딴 사람으로 변장한 후이며, 경찰 손에 들고 있는 자신의 몽타주를 비웃으며 유유히 사라져 버리는 셈인 것이다.

기생충의 특성이 이러하므로 아무리 그들과 사활을 건 투쟁을 벌인다 해도 승

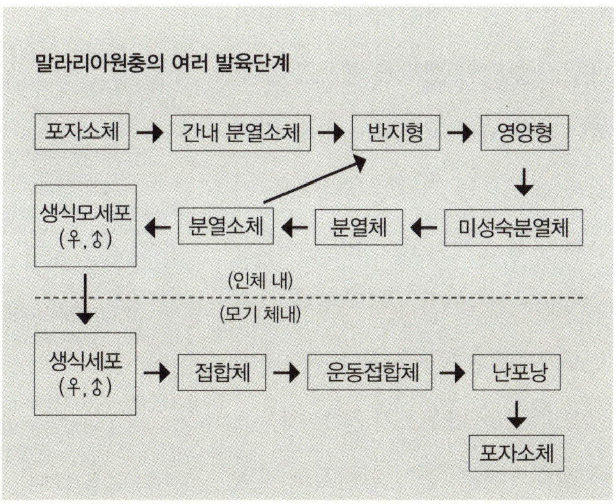

[그림 97] 말라리아의 변신. 발육단계가 계속 변해 가는데 인체에서만 해도 7~8가지의 형태로 나타난다.

부는 불을 보듯 뻔하다. 투쟁보다는 어루만지고, 달래고, 꾀어서 공존(공생)의 길로 가야 할지도 모른다.

숙주의 정신세계를 교란시키는 톡소포자충

톡소포자충이 세포내 기생 원충의 하나로서 고양이를 종숙주로 하고 마우스, 쥐, 닭, 돼지, 사람 등을 중간숙주로 한다는 것은 이미 앞 장에서 설명했다. 여기에서는 톡소포자충이 중간숙주인 마우스나 쥐의 생각과 행동을 조정하여 종숙주인 고양이에게 잘 먹히도록 유도하는 기막힌 종족보존 기능에 대해 소개하고자 한다(그림 98).

톡소포자충에 감염된 쥐의 행동 변화

- 고양이에 대한 공포반응이 없어짐
- 몸을 피하려 하는 본능적 반응이 없어짐
- 고양이 냄새를 오히려 매력적으로 느낌
- 고양이와 가까이 하려는 생각이 증가함

[그림 98] 톡소포자충이 숙주 정신세계를 교란시켜 자신의 종족보존을 쉽게 하는 기전. 감염된 쥐가 고양이를 겁내지 않도록 유도하여 고양이에 잘 먹히도록 함으로써 자신의 종족보존을 쉽게 한다.

1980~1990년대 영국에서는 톡소포자충 학자들이 톡소포자충에 실험 감염된 마우스가 정상 마우스에 비해 인지 기능이 떨어지고 자극

에 대한 반응이 늦게 나타나는 등 뇌 기능에 이상이 생긴다는 사실을 보고하기 시작했다. 그 후 세계의 많은 학자들이 이런 현상에 대해 연구에 연구를 거듭하여 새로운 사실들을 속속 밝혀내고 있다. 가장 흥미로운 점은 톡소포자충에 감염된 쥐는 여러 가지 정신이상 증세를 보이게 되는데, 특히 고양이를 전혀 무서워하지 않게 되어 고양이가 뛰어 와도 멀건히 쳐다보고만 있다가 고양이에게 쉽게 먹힌다는 사실을 알게 된 것이다. 기생충 쪽에서 볼 때는 쥐가 고양이에 먹혀야만 생활사가 잘 돌아가 종족보존이 되므로 자신의 종족보존을 위하여 숙주(쥐)의 정신과 생각, 행동을 조정한다는 것이다.

이 가설, 즉 행동조절설은 숙주-기생충 상호관계에서 매우 흥미로운 현상으로 인정되어 활발한 연구 대상이 되고 있다. Vyas A.와 연구팀은 톡소포자충에 감염된 쥐는 우선 본능적으로 가지고 있는 고양이에 대한 공포 반응이 없어지고, 천적으로부터 회피하려 하는 행동이 억제되며, 정상적인 쥐라면 고양이의 특수 호르몬을 감지하고 재빨리 도망가야 함에도 톡소포자충에 감염된 쥐는 고양이 냄새를 오히려 매력적으로 느껴 고양이 가까이로 가려 하는 현상까지 생긴다는 것을 관찰했다.[54] 나아가 2015년 Daniels B. P.와 연구팀은 톡소포자충 감염 쥐에서 학습과 기억에 관련된 뇌기능도 전반적으로 현저히 낮아진다고 보고했다.

톡소포자충의 이러한 성질은 사람의 뇌 기능에도 뚜렷한 영향을 준다는 것이 최근 활발한 연구를 통해 밝혀지고 있다. 특히 사람에서는 톡소포자충 감염이 만성화하면 겉으로는 거의 무증상으로 진행되는 것처럼 보이지만 실제로는 오랜 기간의 뇌 감염으로 인해(일생을 통해 포낭을 갖고 있게 됨) 뇌 기능의 이상이 초래된다는 것이다. 즉 정신병의 원인이 된다는 것이다. 정신병의 유형으로는 조현병(schizophrenia)과 정신지체(mental retardation)가 가장 흔하다고 한다.

최근(2015년) 말레이시아의 Sungai Buloh 병원에서는 조현병 환자 101명과 정상대조군 55명의 혈청을 뽑아 톡소포자충 감염에 대한 조사를 했는데 조현병 환자에서는 혈청 내 톡소포자충 항체 양성률이 51.5%, 충체 유전자가 32.7%에서 검출되었다. 정상 대조군에서는 항체 양성률이 18.2%, 유전자 검출률이 3.6%로 현저히 차이를 보였다고 한다. 이와 비슷한 임상 자료가 실린 수십 편의 논문이 여러 나라에서 발표되었다.

정신병을 일으키는 원인과 기전으로 가장 중요한 것은 톡소포자충이 숙주의 뇌에서 도파민이라는 물질 분비를 증가시키는 데 커다란 역할을 하기 때문으로 보고 있다. 도파민은 조현병이나 양극성 장애(bipolar disorder)를 일으키는 핵심 성분으로 잘 알려진 신경 전달 물질이다.

한편 2009년에는 톡소포자충의 모든 유전형(유전형 I, II, III이 알려져 있다)이 똑같이 정신 질환을 유발하는 것 같지는 않다는 논문이 발표된 일이 있었다. 저자인 Xiao J.와 연구팀은 톡소포자충 유전형 I(병원성이 강한 충주; virulent strain)에 감염된 엄마로부터 태어난 아이가 후에 정신질환을 앓게 될 확률이 가장 높았다고 하면서 유전형 I의 경우에만 정신 질환 유발 가능성이 있으며 유전형 II와 III(병원이 약하거나 비병원성인 충주)의 경우에는 그 가능성이 매우 낮다고 발표했다.

중간숙주인 마우스나 쥐를 정신장애 상태로 만들어 고양이를 무서워하지 않게 하여 자신의 종족보존을 하고자 하는 것은 톡소포자충의 본능적인 생존전략의 하나로 보인다. 그러나 사람의 뇌 기능을 저해시키고 정신 질환이 생기게 하는 것은 톡소포자충이 원하는 바는 아닐 것이다. 사람을 그렇게 해 봐야 자신들에게 돌아올 이득이 별반 없을 것이기 때문이다.

숙주의 행동을 조절하는 여러 기생충들

톡소포자충이 중간숙주(쥐)의 행동을 조절하여 종숙주인 고양이에 쉽게 먹히게 하는 기전은 앞에서 설명했다. 여기에서는 비슷한 기전을 발휘하는 기묘한 여러 기생충들의 예를 들어 보기로 하자(표 9).

개미를 연구하던 프랑스의 생물학자 Luc Plateaux 박사는 1972년 썩은 나무속에 사는 개미(*Leptothorax nylanderi*)들의 모습에서 이상한 점을 발견하게 된다.[55] 여왕개미와 일개미(암컷과 수컷)들은 검붉은 색깔이고 몸의 크기도 큰 반면에, 이들 무리에는 몸의 크기가 눈에 띄게 작고 색깔도 황금색인 개미들이 상당 수 섞여 있음에 주목한 것이다. 이 황금색 개미들은 특이한 색깔 때문에 눈에 쉽게 띄는 것은 물론이고 외부의 자극에도 쉽게 흩어지거나 도망가지 않고 자신들의 주위만 맴도는 특이한 습성도 가지고 있음이 관찰되었다. 처음에는 이 개미들이 다른 종인 줄로 생각하여 신종(新種; new species)으로 기록하려 했으나 면밀한 검토 후

표 9. 기생충이 숙주 행동을 조절하여 생활사가 잘 돌아가도록 유도하는 사례

기생충의 종류	행동조절의 사례
톡소포자충 *Toxoplasma gondii*	감염된 쥐가 고양이를 무서워하지 않게 되고 고양이에게 가까이 가고자 하는 성질이 생겨 고양이에 쉽게 먹히도록 함.
조충 *Anomotaenia brevis*	중간숙주인 개미의 외형을 바꾸어 종숙주인 딱따구리의 눈에 잘 띄게 하며, 개미로 하여금 외부 자극에 둔감하게 하여 쉽게 도망가지 않도록 유도함.
창형흡충 *Dicrocoelium dendriticum*	중간숙주인 개미의 뇌에 기생하여 개미를 조정함. 밤에는 풀끝에 매달리게 하여 새벽에 종숙주인 가축들이 풀을 뜯을 때 가장 먼저 먹혀 감염되도록 하고 낮에는 풀에서 내려오게 하여 그늘에서 쉬게 함으로써 말라서 죽는 것을 방지함.
쥐조충 *Hymenolepis dimunuta*	쥐조충에 감염된 바구미(쌀벌레)의 역주광성(빛을 피해 달아나는 성질)을 방해하여 종숙주인 쥐에게 쉽게 먹히도록 유도함. 동료들이 내는 페로몬에 대해서도 반응이 약해 홀로 어슬렁거리게 됨.
단방조충 *Echinococcus granulosus*	감염된 초식동물의 폐, 간 등을 침범함으로써 내장 기능이 떨어지게 하여 포식자가 나타났을 때 잘 뛰지 못하게 함. 숨이 차서 홀로 뒤쳐질 때 종숙주인 포식자에게 먹힘.
장흡충 *Euhaplorchis californiensis*	이 흡충에 감염된 캘리포니아 송사리를 수면 가까이에 부상하게 하고 비정상적인 경련동작을 하게 만들어 포식자인 조류에 쉽게 포착되고 잘 먹히도록 함.
조충 *Spirometra mansonoides*	이 조충은 감염된 중간숙주(쥐)의 체내에서 성장호르몬 유사물질을 분비하여 쥐를 뚱뚱하게 만들고 살찌게 함. 감염된 쥐는 동료 쥐에 비해 걸음이 느리고 둔하게 되어 고양이나 여우 등 종숙주에게 쉽게 먹히게 함.

결국 이들이 같은 종이라는 것을 확인했다.

그런데 흥미롭게도 황금색 개미들 모두가 *Anomotaenia brevis*라는 조충(촌충)의 유충에 감염되어 있다는 사실을 알고 깜짝 놀라게 된다. 이 촌충의 종숙주는 딱따구리이며 나무 부스러기와 개미 등을 먹고 산다. 이 촌충은 딱따구리의 소화기관에 살면서 충란을 생산하여 바깥으로 내 보낸다. 개미는 중간숙주이며 이 촌충의 유충이 개미 몸속(근육이나 피하조직 등)에 감염되어 있으면서 개미의 외형은 물론, 성질, 행동까지 모두 바꾸어 딱따구리의 눈에 쉽게 띄고 재빨리 도망가지 않도록 하여 쉽게 먹히도록 유도한다는 사실을 알게 된 것이다.

한 발 더 나아가 아예 개미의 뇌에 기생하여 개미의 성질과 행동을 조정하는 기생충도 있는데 대표적인 예가 창형흡충(*Dicrocoelium dendriticum*)이다. 이 흡충은 소, 양 등 초식동물의 담도에 기생하며, 이들 가축에게 사람의 간흡충처럼 담도염, 황달, 소화불량 등의 증세를 일으킨다. 드물지만 사람에게도 감염을 일으킨다. 이 흡충의 제1중간숙주는 육서산 패류(land snail)이며, 패류의 몸속에서 꼬리가 달린 유충, 즉 유미유충(cercaria)이 발육하여 바깥으로 나온다. 육지에 주로 사는 우렁이라서 물이 없으므로 유미유충들은 끈적끈적한 점액에 둘러싸여 보호되는데 이를 점액구(slime ball)라고 한다. 이 점액구를 개미(제2중간숙주)가 와서 먹은 후 개미의 몸에서는 피낭유충이 형성된다.

그런데 이 피낭유충은 개미의 뇌(특히 식도신경이 나오는 뿌리 사이의 함몰부위)에 주로 기생한다. 그래서 이 피낭유충들을 뇌기생충(brainworm)이라 부르기도 하는데 뇌에 기생하면서 개미의 성질과 행동을 철저히 조정하여 종숙주인 초식동물들에게 쉽게 먹히도록 하는 것이다. 이 흡충에 감염된 개미들은 저녁이 되어 온도가 낮아지고 추워져서 친구 개미들(감염이 안 된)이 모두 집으로 돌아간 후에도 계속 풀끝에 턱을 꼭 붙인 채 남아 있다가 새벽녘에 가축들이 풀을 뜯어 먹기 시작할 때 가장 먼저 풀과 함께 가축들의 입을 통해 소화관 쪽으로 들어간다는 흥미로운 사실이 독일의 몇 학자들에 의해 밝혀졌다. 그러나 만일 새벽에 가축에게 먹히지 않는다면 이 개미는 낮 동안에 뜨거워 말라 죽을 가능성이 크다. 그러면 창형흡충의 생활사도 끊기게 되는 셈이다. 그런데 신기한 것은 낮이 되면 이 감염된 개미를 정상상태로 되돌려 놓아 햇볕을 피해 풀에서 내려와 그늘에서 지내도록 해 준다. 그야말로 절묘하지 않은가?

숙주의 성질과 행동을 조정하여 종숙주(포식자)에게 쉽게 먹히도록 하여 생활사를 이어가는 기생충의 기전의 예는 이루 다 설명할 수 없을 정도로 많다. 영국의 생물학자들이 발견한 하나의 예는 쥐조충(*Hymenolepis diminuta*)에 관한 이야기이다. 쥐조충은 쥐를 종숙주로 하고 여러 종류의 곤충을 중간숙주로 하는 쥐의 장내 조충류인데 가끔 사람에도 감염을 일으킨다. 중간숙주가 되는 곤충류로는 바퀴벌레, 딱정벌레와 그 유충인 쌀벌레(바구미), 쥐벼룩, 귀뚜라미 등이 있는데 사람의 감염은 이들 곤충을 실수로 또는 우연히 먹을 때 발생한다.

영국의 Hurd H.와 Fogo S. 박사 연구진은 1991년 쥐조충을 연구하던 중 유충 감염이 중간숙주인 바구미(*Tenebrio molito*)의 성질과 행동에 변화를 초래한다는 사실을 관찰했다.[56] 쥐의 분변에 들어 있는 충란을 섭취한 바구미의 체내에서는 유낭미충(cysticercoid)이라는 유충이 형성되는데 이 유충이 자라면서 바구미의 습성을 바꾼다는 것이다. 감염된 바구미는 행동이 느려짐은 물론, 특유의 역주광성(햇빛을 피해 숨는 성질)이 없어지고, 동료들이 분비한 페로몬에 대한 반응이 느려지는 등 많은 변화가 나타나는데 이는 바구미들이 쥐에게 쉽게 먹히도록 하려는 기생충의 숙주 조정 때문이라는 사실을 발견한 것이다. 감염되지 않은 정상적인 바구미는 역주광성이 강해 빛을 피해 밀가루나 쌀 속으로 파고들어 쥐가 쌀이나 밀가루를 먹을 때 쉽게 먹히지 않는데, 감염된 바구미는 역주광성이 없어져 빛에 노출된 채 밀가루나 쌀 표면을 어슬렁어슬렁 돌아다니다가 쥐에게 쉽게 먹히도록 한다는 것이다. 동료들이 내는 페로몬은 무리를 지어 함께 숨도록 자신들의 집단 쪽으로 끌어들이려는 기전인데 여기에 대한 반응도 망가져 홀로 돌아다니다가 쥐에 쉽게 먹혀버린다는 것이다. 참 신기한 일이다.

사람에게 포충증(hydatidosis)을 일으키는 단방조충(*Echinococcus granulosus*)과 다방조충(*Echinococcus multilocularis*)은 숙주 기관과 조직의 해부학적 기능을 저지함으로써 종숙주에 쉽게 먹히도록 하는 대표적인 예이다. 이들 조충의 종숙주는 개, 늑대, 자칼, 여우, 하이에나, 퓨마, 재규어(표범) 등이며 중간숙주는 주로 초식동물로서 말, 낙타, 염소, 영양, 원숭이, 사슴, 노루, 기린 등이다. 종숙주 체내에서 이들 조충은 장내에 기생하며 분변에 충란을 배출한다. 충란은 풀을 뜯어먹는 중간숙주에게 감염되는데 중간숙주 체내에서는 포충(크기가 탁구공만한 것에서부터 축구공만한 것까지 다양하다)으로 발육하며 모든 조직에 다 발생할 수 있으나 특히, 폐, 간 등에 잘 발생한다. 폐에 잘 가는 현상은 기생충의 종족보존 목적과 관계가 깊다. 즉 폐에 커다란 덩어리가 생겨 있는 상태에서는 숨이 차기 때문에 뛰기가 힘들다. 그리고 이들 조충에 감염된 초식동물들은 포식자가 다가왔을 때 동료들이 힘차게 뛰어 달아날 때 그 무리에서 쉽게 이탈하여 홀로 뒤처지게 된다. 포식자는 맨 뒤에 비틀거리며 남아 있는 먹이를 가장 먼저 공격하기 마련이다.

이러한 현상들이 단지 기생충의 종족보존을 위한 절묘한 기전 때문인지, 적자생존에 따른 자연계의 섭리 때문인지(동물들 중 일부가 도태되어야 초원지역에서 풀이 남아 있게 된다), 또는 이 두 가지가 복합된 것인지는 앞으로도 계속 밝혀져야 할 사안이다.

맺는말

기생충들의 여러 면모를 충분히 소개하려 하였으나 제대로 잘 전달되었는지 염려스럽다. 하지만 꼭 한 가지만은 잘 전달되었으면 하는 것이 있다. 그것은 기생충의 궁극적인 목적이 숙주와의 공존에 있다는 점이다. 숙주를 크게 괴롭히면 괴롭힐수록 숙주 면역반응이나 염증반응에 의해 기생충도 괴롭힘을 당하게 된다. 만일 숙주를 죽이기까지 하면 기생충도 잠시 후면 죽고 만다. 숙주를 죽이느라 애쓴 보람은 전혀 없고 오히려 부메랑이 되어 기생충 자신이 설 땅도 먹을 양식도 없어지는 것이다.

그러므로 성공적인 기생생활의 방향은 기생생활에서 기거생활로, 기거생활에서 공서생활(공생)로 진화해 가는 것이다. 숙주로부터 영양물을 빼앗지 않고, 경쟁하지 않고, '나 살 장소만 좀 제공해 주시오.'라고 하면 숙주는 그 정도를 기생충에게 충분히 양보하고 별 불편 없이 살 수 있게 된다. 만일 숙주가 앓고 있는 어떤 병을 기생충이 완화시켜 주거나 낫게 해 준다면 그것은 금상첨화로서 둘 사이는 공생으로 가는 길이 된다. 즉 기생생활의 진화 방향은 숙주에게 해는 주지 않고 오히려 도움이 되는 존재로 점차 진화해가는 것이다. 그 중에서 가장 초보적인 단계는 기생생활을 하되 숙주에게 거의 피해를 주지 않는 단계(기거생활에 가까운)인 것이다.

어찌 보면 인간 생활에서도 교훈으로 삼을 만한 부분이 있다. 상대에게 큰 해를 주지 않고, 상대와 너무 심하게 경쟁하지는 않고, 그러면서 상대로부터 가장 많은 것을 얻어내는 방법, 이것이 성공적인 사회생활일 것이다. 회사의 노조를 예로 들어 보자. 노조는 노동자의 권익을 위해 꼭 필요한 조직이지만, 만일 노조의 장기간 파업으로 회사가 큰 손실을 입게 되어 사원들에 대한 대우조차 제대로 할 수 없을 정도가 되거나, 노조 활동이 너무 지나쳐 회사가 파산에까지 이르게 된다면, 이는 숙주를 죽게 만드는 어리석은 기생충과도 같은 것이다.

기생충을 적으로만 생각하지 말고 친구로 활용할 수도 있을 것이라는 발상의 전환이 필요하다. 갈 길은 멀지만 꾸준히 파고들어 탐구한다면 기생충을 인류복지를 위해 폭넓게 활용할 수 있는 날이 조금씩 가까워질지도 모른다.

이 책이 나올 수 있도록 여러 도움을 주신 한국과학기술한림원 출판위원회 위원님들과 운영위원회 위원님들, 그리고 사무처 관계자 여러분들께 심심한 감사를 드린다. 이 책의 출판을 맡아주신 자유아카데미 관계자 여러분들께도 감사의 말씀을 전한다.

참고문헌

1 Brown EM. Why Wagner-Jauregg won the Nobel Prize for discovering malaria therapy for General Paresis of the Insane. History Psychiat 2000; 11; 371-382.

2 Lee SH, Seo BS, Chai JY, Hong ST, Hong SJ, Cho SY. Five Cases of *Diphyllobothrium latum* Infection. Korean J Parasitol 1983; 21: 150-156.

3 Choi MH, Park WJ, Chai JY, Lee SH. Surface ultrastructure of metacercaria and adult of *Gymnophalloides seoi* (Digenea: Gymnophallidae). Korean J Parasitol 1995; 33: 289-296.

4 채종일, 홍성태, 최민호, 신은희, 배영미, 홍성종, 손운목, 유재란, 고원규, 서민, 박윤규, 한은택. 임상 기생충학(Clinical Parasitology). 서울대학교 출판문화원. 서울. 2011a, pp. 1-631.

5 Park JH, Guk SM, Kim TY, Shin EH, Lin A, Park JY, Kim JL, Hong ST, Chai JY. *Clonorchis sinensis* metacercarial infection in the pond smelt *Hypomesus olidus* and the minnow *Zacco platypus* collected from the Soyang and Daechung Lakes. Korean J Parasitol 2004; 42: 41-44.

6 Chai JY. Human taeniasis in the Republic of Korea: hidden or gone?. Korean J Parasitol 2013; 51: 9-17.

7 Seo BS. *Fibricola seoulensis* Seo, Rim and Lee, 1964 (Trematoda) and fibricoliasis in man. Seoul J Med 1990; 31: 61-96.

8 채종일, 조한익, 윤청하, 김혜경, 정봉광, 정후근, 차재구, 조선, 임혜미, 이미연. 한국형 기

생충관리 ODA 사업모델 개발. 한국국제보건의료재단(KOFIH) 및 한국건강관리협회. 서울. 2011, pp. 1-354.

9 Chai IH, Lim GI, Yoon SN, Oh WI, Kim SJ, Chai JY. Occurrence of tertian malaria in a male patient who has never been abroad. Korean J Parasitol 1994; 32: 195-200 (in Korean).

10 Sohn WM, Kim HM, Chung DI, Yee ST. The first human case of *Trichinella spiralis* infection in Korea. Korean J Parasitol 2000; 38: 111-115.

11 Meisel JL, Perera DR, Meligro C, Rubin CE. Overwhelming water diarrhea associated with a *Cryptosporidium* in an immunosuppressed patient. Gastroenterology 1976; 70: 1156-1160.

12 Nime FA, Burek JD, Page DL, Holscher MA, Yardley JH. Acute enterocolitis in a human being infected with the protozoan *Cryptosporidium*. Gastroenterology 1976; 70: 592-598.

13 Mac Kenzie WR1, Hoxie NJ, Proctor ME, Gradus MS, Blair KA, Peterson DE, Kazmierczak JJ, Addiss DG, Fox KR, Rose JB, Davis JP. A massive outbreak in Milwaukee of *Cryptosporidium* infection transmitted through the public water supply. N Engl J Med 1994; 33: 161-167.

14 Yu JR, Lee JK, Seo M, Kim SI, Sohn WM, Huh S, Choi HY, Kim TS. Prevalence of cryptosporidiosis among the villagers and domestic animals in several rural areas of Korea. Korean J Parasitol 2004; 42: 1-6.

15 Burkhart CN, Burkhart CG. Assessment of frequency, transmission, and genitourinary complications of enterobiasis (pinworms). Int J Dermatol 2005; 44: 837-840.

16 Huh S, Kook J, Chai JY, Pai KS. Infestation rate of lice in patients in a mental hospital, Seoul, Korea. Korean J Parasitol 1994; 32: 275-276.

17 Lee SH, Chai JY, Hong ST. *Gymnophalloides seoi* n. sp. (Digenea: Gymno-phallidae), the first report of human infection by a gymnophallid. J Parasitol 1993; 79: 677-680.

18 Lee SH, Choi MH, Seo M, Chai JY. Oysters, *Crassostrea gigas*, as the second intermediate

host of *Gymnophalloides seoi* (Gymnophallidae). Korean J Parasitol 1995; 33: 1-7.

19 Han ET, Guk SM, Kim JL, Jeong HJ, Kim SN, Chai JY. Detection of parasite eggs from archaeological excavations in the Republic of Korea. Mem Inst Oswaldo Cruz 2003; 98 (suppl 1): 123-126.

20 Seo M, Shin DH, Guk SM, Oh CS, Lee EJ, Shin MH, Kim KJ, Lee SD, Kim YS, Yi YS, Spigelman M, Chai JY. *Gymnophalloides seoi* eggs from the stool of a 17th century female mummy found in Hadong, Republic of Korea. J Parasitol 2008; 94: 467-472.

21 Seo BS, Rim HJ, Lee CW. Studies on the parasitic helminths of Korea I. Trematodes of rodents. Korean J Parasitol 1964; 2: 20-26.

22 Hong ST. Studies on intestinal trematodes in Korea VII. Growth, development and recovery of *Fibricola seoulensis* from experimentally infected rats and mice. Korean J Parasitol 1982; 20: 112-121.

23 Chai JY, Shin EH. *Neodiplstomum leei* n. sp. (Digenea: Neodiplostomidae) from chicks infected with metacercariae from the grass snake, *Rhabdophis tigrina*. J Parasitol 2002; 88: 1181-1186.

24 Shin EH, Kim JL, Chai JY. A new neodiplostomid (Digenea) from the intestine of chicks infected with metacercariae from the grass snake *Rhabdophis tigrina*. J Parasitol 2008; 94: 1379-1384.

25 Eom KS, Rim HJ. Morphologic descriptions of *Taenia asiatica* n. sp. Korean J Parasitol 31: 1-6.

26 Lee SH, Chai JY, Seo M, Kook J, Huh S, Ryang YS, Ahn YK. Two rare cases of *Diphyllobothrium latum* parvum type infection in Korea. Korean J Parasitol 1994; 32: 117-120.

27 Seo BS. Malayan filariasis in Korea. Korean J Parasitol 1978; 16 (suppl): 1-108.

28 Chai JY, Lee SH, Choi SY, Lee JS, Yong TS, Park KJ, Yang KA, Lee KH, Park MJ, Park HR, Kim MJ, Rim HJ. A survey of *Brugia malayi* infection on the Heugsan Islands, Korea. Korean J Parasitol 2003; 41: 69-73.

29 Lee SH, Hong ST, Chai JY, Kim WH, Kim YT, Song IS, Kim SW, Choi BI, Cross JH. A case of intestinal capillariasis in the Republic of Korea. Am J Trop Med Hyg 1993; 48: 542-546.

30 Chai JY, Seo M, Suh KS, Lee SH. An imported case of hepatic unilocular hydatid disease. Korean J Parasitol 1995; 33: 125-130.

31 Dubey JP, Beattie CP. Toxoplasmosis of animals and man. Boca Raton, Florida, USA. CRC Press. 1988, pp. 1-220.

32 Miller WC, Swygard H, Hobbs MM, Ford CA, Handcock MS, Morris M, Schmitz JL, Cohen MS, Harris KM, Udry JR. The prevalence of trichomoniasis in young adults in the United States. Sex Transm Dis 2005; 32: 593-598.

33 Chen XS, Yin YP, Liang GJ, Gong XD, Li HS, Poumerol G, Thuy N, Shi MQ, Yu YH. Sexually transmitted infections among female sex workers in Yunnan, China. AIDS Patient Care STDS 2005; 19: 853-860.

34 McLean JD, Arthur JR, Ward BJ, Gyorkos TW, Curtis MA, Kokoskin E. Common-source outbreak of acute infection due to the North American liver fluke *Metorchis conjunctus*. Lancet 1996; 347: 154-158.

35 Sohn WM, Chai JY, Lee SH. Growth and development of *Metorchis orientalis* in chicks and its adult morphology. Korean J Parasitol 1992; 30: 237-243 (in Korean).

36 Jung BK, Lee JJ, Pyo KH, Kim HJ, Jeong HG, Yoon CH, Lee SH, Shin EH, Chai JY. Detection of *Gnathostoma spinigerum* third-stage larvae in snakeheads purchased from a central part of Myanmar. Korean J Parasitol 2008; 46(4): 285-288.

37 Mas-Coma S, Bargues MD. Human liver flukes: a review. Res Rev Parasitol 1997; 57: 145-218.

38 Africa CM, de Leon W, Garcia EY. Visceral complications in intestinal heterophyidiasis of man. Acta Med Philip 1940; Monogr Ser No. 1: 1-131.

39 Chai JY, Kim J, Lee SH. Invasion of *Metagonimus yokogawai* into the submucosal layer of the small intestine of immunosuppressed mice. Korean J Parasitol 1995; 33: 313-321.

40 Dung DT, De NV, Waikagul J, Dalsgaard A, Chai JY, Sohn WM, Murrell KD. Fishborne zoonotic intestinal trematodes, Vietnam. Emerg Infect Dis 2007; 13: 1828-1833.

41 Rim HJ, Chai JY, Min DY, Cho SY, Eom KS, Hong SJ, Sohn WM, Yong TS, Deodato G, Standgaard H, Phommasack B, Yun CH, Hoang EH. Prevalence of intestinal parasite infections on a national scale among primary schoolchildren in Laos. Parasitol Res 2003; 91: 267-272.

42 Chai JY, Park JH, Han ET, Guk SM, Shin EH, Lin A, Kim JL, Sohn WM, Yong TS, Eom KS, Min DY, Hwang EH, Phommasack B, Insisiengmai B, Rim HJ. Mixed infections with *Opisthorchis viverrini* and intestinal flukes in residents of Vientiane Municipality and Saravane Province in Laos. J Helminthol 2005; 79: 283-289.

43 Chai JY, Sohn WM, Yong TS, Eom KS, Min DY, Hoang EH, Phammasack B, Insisiengmay B, Rim HJ. Echinostome flukes recovered from humans in Khammouane Province, Lao PDR. Korean J Parasitol 2012; 50: 269-272.

44 Chai JY, Yong TS, Eom KS, Min DY, Jeon HK, Kim TY, Jung BK, Sisabath L, Insisiengmay B, Phommasack B, Rim HJ. Hyperendemicity of *Haplorchis taichui* infection among riparian people in Saravane and Champasak Province, Lao PDR. Korean J Parasitol 2013; 51: 305-311.

45 Yong TS, Shin EH, Chai JY, Sohn WM, Eom KS, Lee DM, Park K, Jeong HG, Hoang

EH, Lee YH, Woo HJ, Lee JH, Kang SI, Cha JK, Lee KH, Yoon CH, Sinuon M, Socheat D. High prevalence of *Opisthorchis viverrini* infection in a riparian population in Takeo Province, Cambodia. Korean J Parasitol 2012; 50: 173-176.

46 Chai JY, Sohn WM, Na BK, De NV. *Echinostoma revolutum*: metacercariae in *Filopaludina* snails from Nam Dinh Province, Vietnam, and adults from experimental hamsters. Korean J Parasitol 2011; 49: 449-455.

47 Chai JY, Han ET, Shin EH, Park JH, Chu JP, Hirota M, Nakamura-Uchiyama F, Nawa Y. An outbreak of gnathostomiasis among Korean emigrants in Myanmar. Am J Trop Med Hyg 2003; 69: 67-73.

48 Chai JY, Seo BS, Lee SH, Hong SJ, Sohn WM. Human infections by *Heterophyes heterophyes* and *H. dispar* imported from Saudi Arabia. Korean J Parasitol 1986; 24: 82-88.

49 Meizels RM, McSorley HJ, Smyth DJ. Helminths in the hygiene hypothesis: sooner or later, Clin Exp Immunol 2014; 177: 38-46.

50 Falcone FH, Pritchard DI. Parasite role reversal: worms on trial. Trends Parasitol 2005; 21: 157-160.

51 Jung BK, Pyo KH, Shin KY, Hwang YS, Lim H, Lee SJ, Moon JH, Lee SH, Suh YH, Chai JY, Shin EH. *Toxoplasma gondii* infection in the brain inhibits neuronal degeneration and learning and memory impairments in a murine model of Alzheimer's disease. PLoS One 2012; 7: e33312.

52 Jung BK, Lee SE, Lim H, Cho J, Kim DG, Song H, Kim MJ, Shin EH, Chai JY. *Toxoplasma gondii* B1 gene detection in feces of stray cats around Seoul, Korea and genotype analysis of two laboratory-passaged isolates. Korean J Parasitol 2015; 53: 259-263.

53 Pyo KH, Jung BK, Xin CF, Lee YW, Chai JY, Shin EH. Prominent IL-12 production and tumor reduction in athymic nude mice after *Toxoplasma gondii* lysate antigen treatment.

Korean J Parasitol 2014; 52: 605-612.

54 Vyas A, Kim SK, Giacomini N, Boothroyd JC, Sapolsky RM. Behavioral changes induced by *Toxoplasma* infection of rodents are highly specific to aversion of cat odors. Proc Natl Acad Sci USA 2007; 104: 6442-6447.

55 Moore J. The behavior of parasitized animals. BioSciene 1995; 45: 89-96.

56 Hurd H, Fogo S. Changes induced by *Hymenolepis diminuta* (Cestoda) in the behaviour of the intermediate host *Tenebrio molitor* (Coleoptera). Can J Zool 1991; 69: 2291-2294.

57 Saito S, Chai JY, Kim KH, Lee SH, Rim HJ. *Metagonimus miyatai* sp. nov. (Digenea: Heterophyidae), a new intestinal trematode transmitted by freshwater fishes in Japan and Korea. Korean J Parasitol 1997; 35: 223-232.

58 Sohn WM, Han ET, Chai JY. *Acanthotrema felis* n.sp. (Digenea: Heterophyidae) from the small intestine of stray cats in the Republic of Korea. J Parasitol 2003; 89: 154-158.

59 Sohn WM, Na B, Ryang YS, Ching H, Lee SH. *Parvatrema chaii* n.sp. (Digenea: Gymnophallidae) from mice experimentally infected with metacercariae collected from surf-clam, *Mactra veneriformis*. Korean J Parasitol 2007; 45: 115-120.

60 Sohn WM, Kim DG, Jung BK, Cho J, Chai JY. *Pygidiopsis cambodiensis* n. sp. (Digenea: Heterophyidae) from experimental hamsters infected with metacercariae in mullets from Cambodia. Parasitol Res 2015. DOI 10.1007/s00436-015-4727-1.